ある日突然、慢性疲労症候群になりました。

この病気、全然「疲労」なんかじゃなかった…

ゆらり［著］

医学博士 倉恒弘彦［監修］

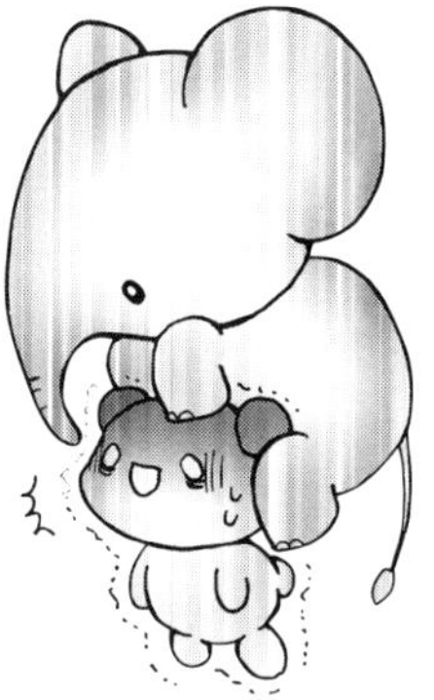

合同出版

こんにちは
くまです
みなさんは
慢性疲労症候群という病気を
ご存知ですか？
「疲れやすい人」
「疲れのとれない人」
などと誤解されますが
たんなる「慢性疲労」とは
まったく異なる病気です
1人でも多くの人に
この病気のことを
知っていただければ幸いです

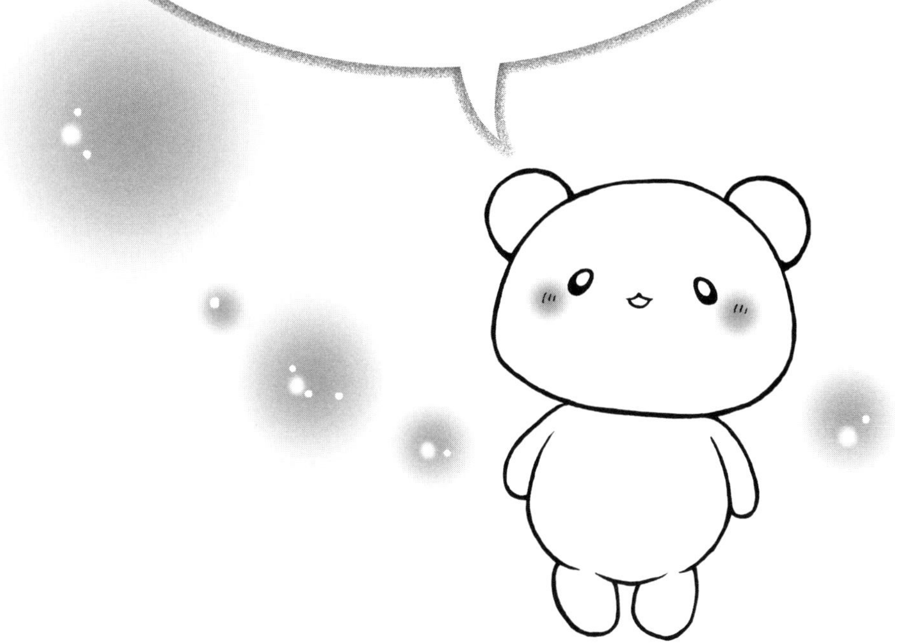

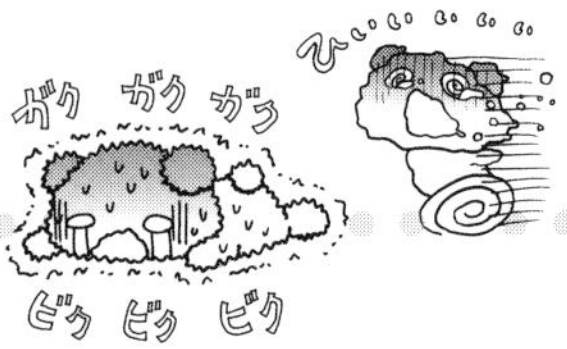

もくじ

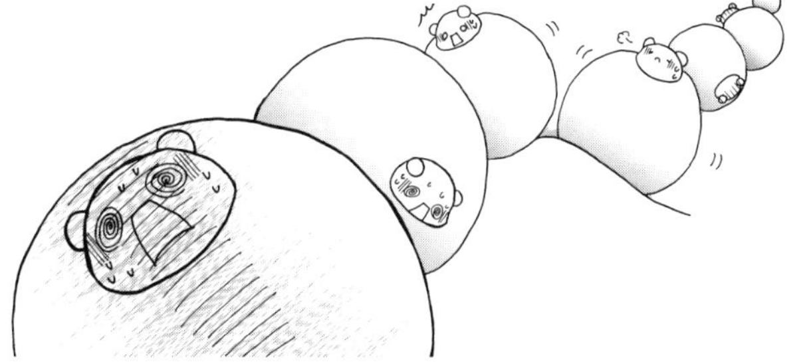

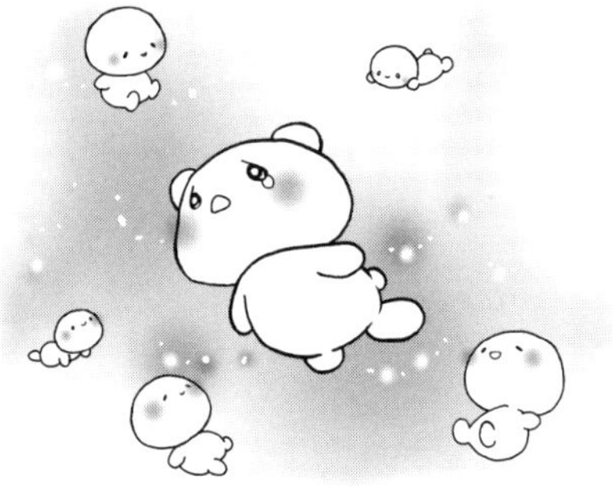

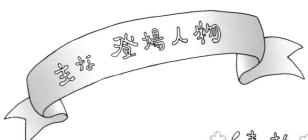

主な　登場人物

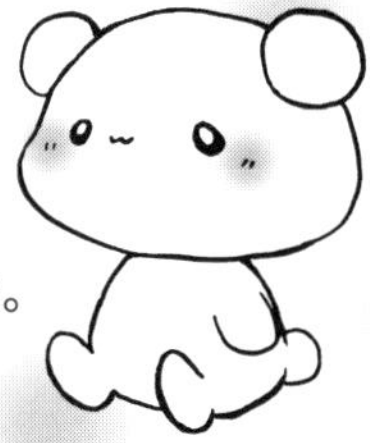

くま さん

介護福祉士を目指すが、
専門学生の時に
CFS（慢性疲労症候群）を発症。

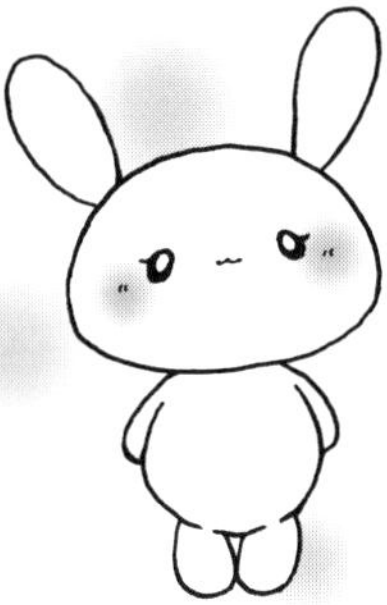

うさぎ さん

くまさんの友だち。
CFSのこと、そんなにには
わかっていないけど、
わかろうとしてくれている。

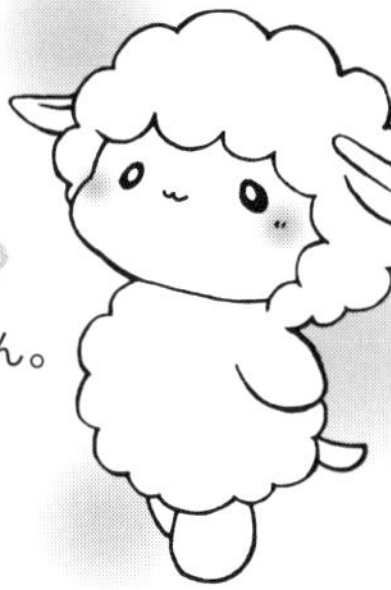

ひつじ さん

職場で出会った頼れる姉さん。
難病持ち。

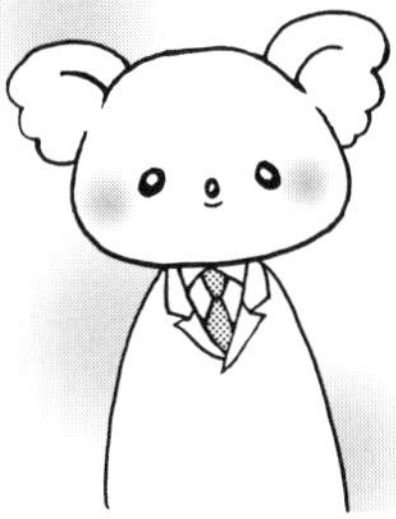

こあら 先生

CFSを診断してくださった内科の先生。

その他、いろいろでてきます

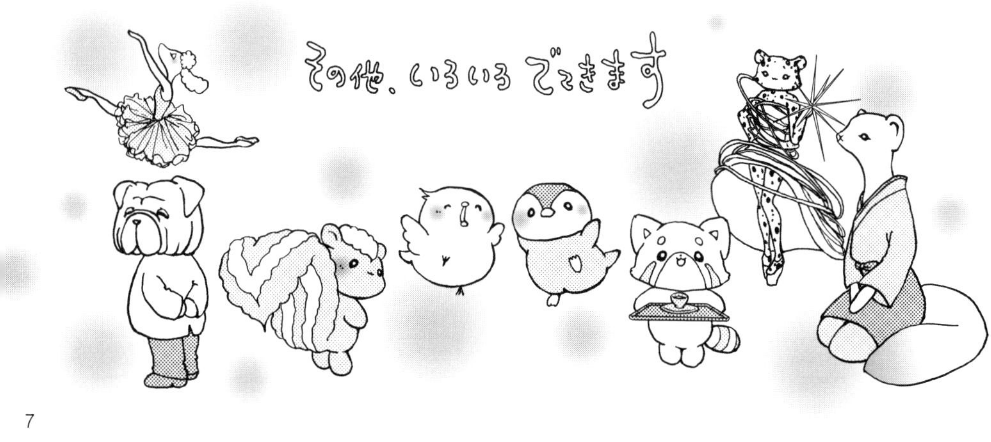

1話　発症…何が起きたの？

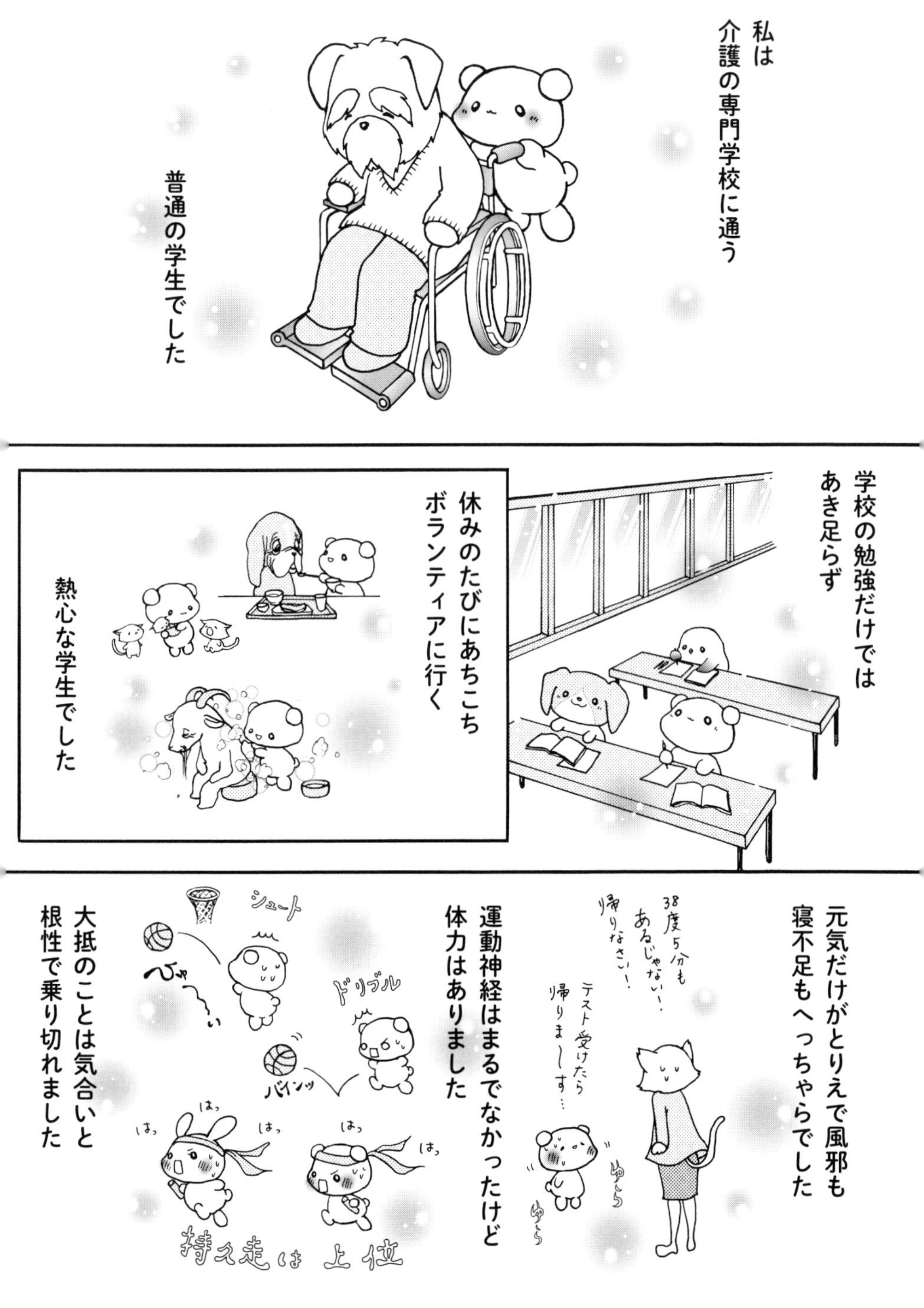

私は介護の専門学校に通う
普通の学生でした
学校の勉強だけではあき足らず
休みのたびにあちこちボランティアに行く
熱心な学生でした
元気だけがとりえで風邪も寝不足もへっちゃらでした
38度5分もあるじゃない！帰りなさい！
テスト受けたら帰りま〜す…
ゆら
ゆら
運動神経はまるでなかったけど体力はありました
シュート
ドリブル
バインッ
はっ
はっ
はっ
はっ
はっ
持久走は上位
大抵のことは気合いと根性で乗り切れました

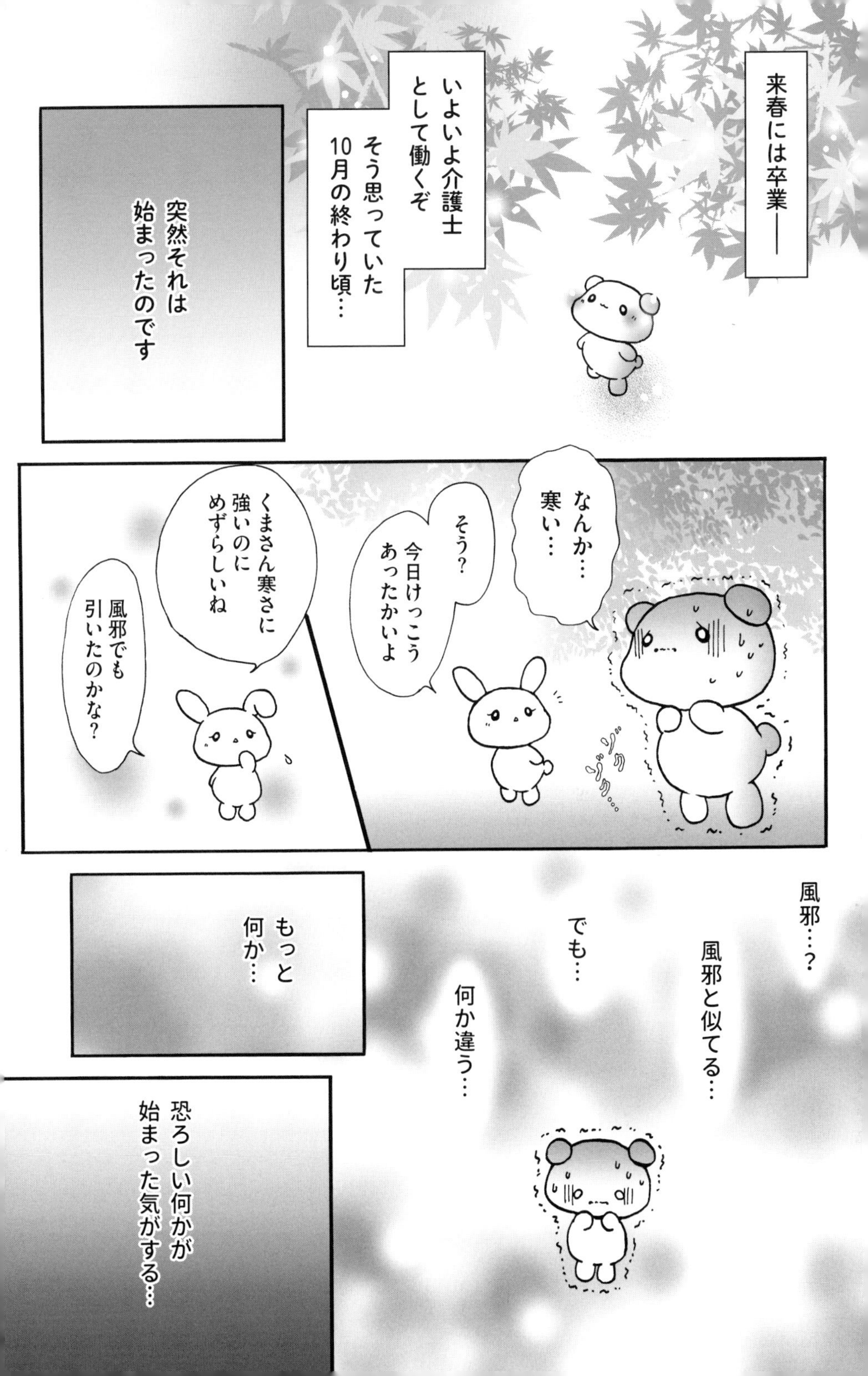

来春には卒業――
いよいよ介護士として働くぞ
そう思っていた10月の終わり頃…
突然それは始まったのです
なんか…寒い…
そう? 今日けっこうあったかいよ
くまさん寒さに強いのにめずらしいね
風邪でも引いたのかな?
ゾクゾク…
風邪…?
風邪と似てる…
でも…
何か違う…
もっと何か…
恐ろしい何かが始まった気がする…

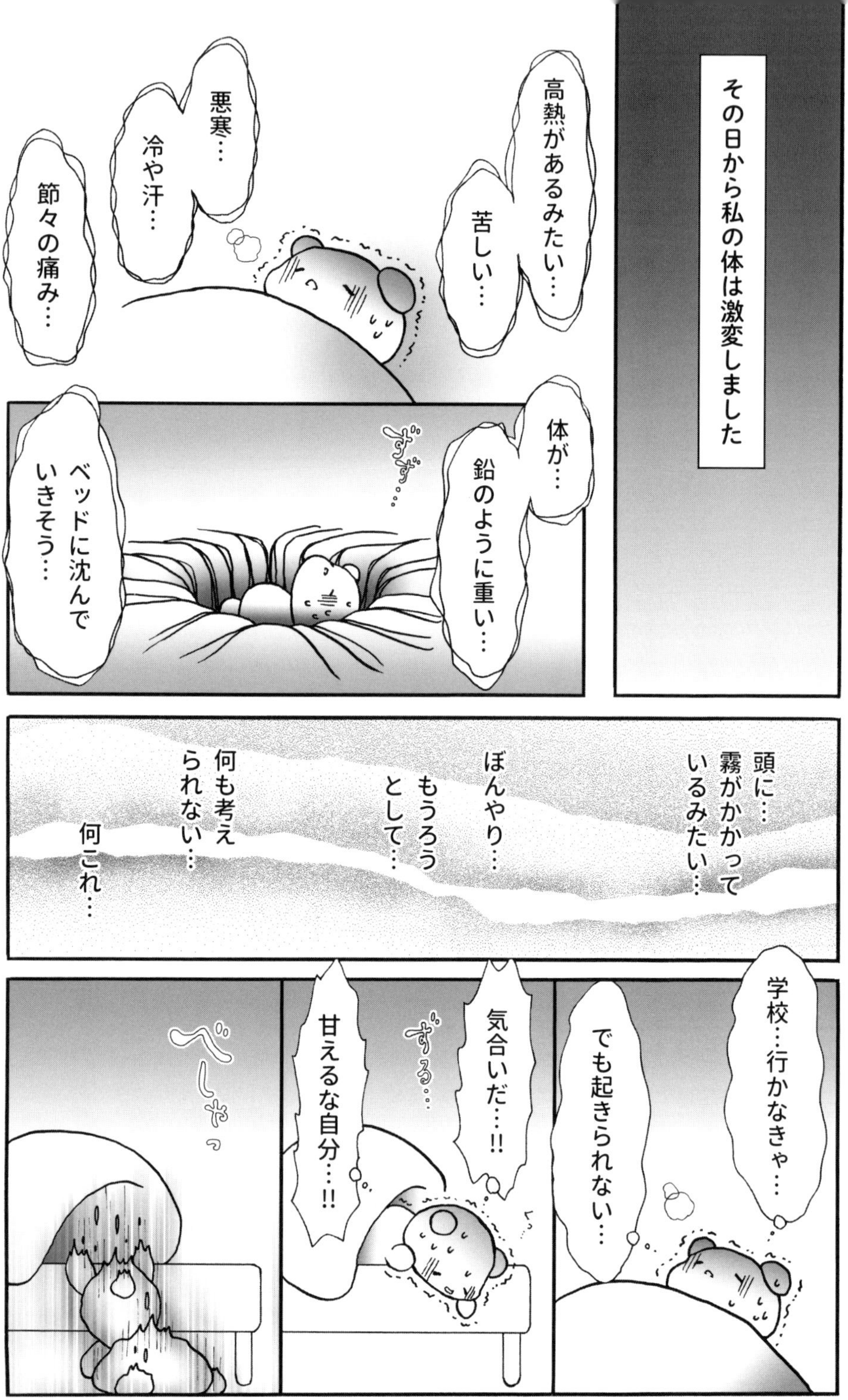
その日から私の体は激変しました
高熱があるみたい…
苦しい…
悪寒…
冷や汗…
節々の痛み…
体が…
鉛のように重い…
ずず…
ベッドに沈んでいきそう…
頭に…霧がかかっているみたい…
ぼんやり…
もうろうとして…
何も考えられない…
何これ…
学校…行かなきゃ…
でも起きられない…
気合いだ…!!
ずる…
甘えるな自分…!!
べしゃっ

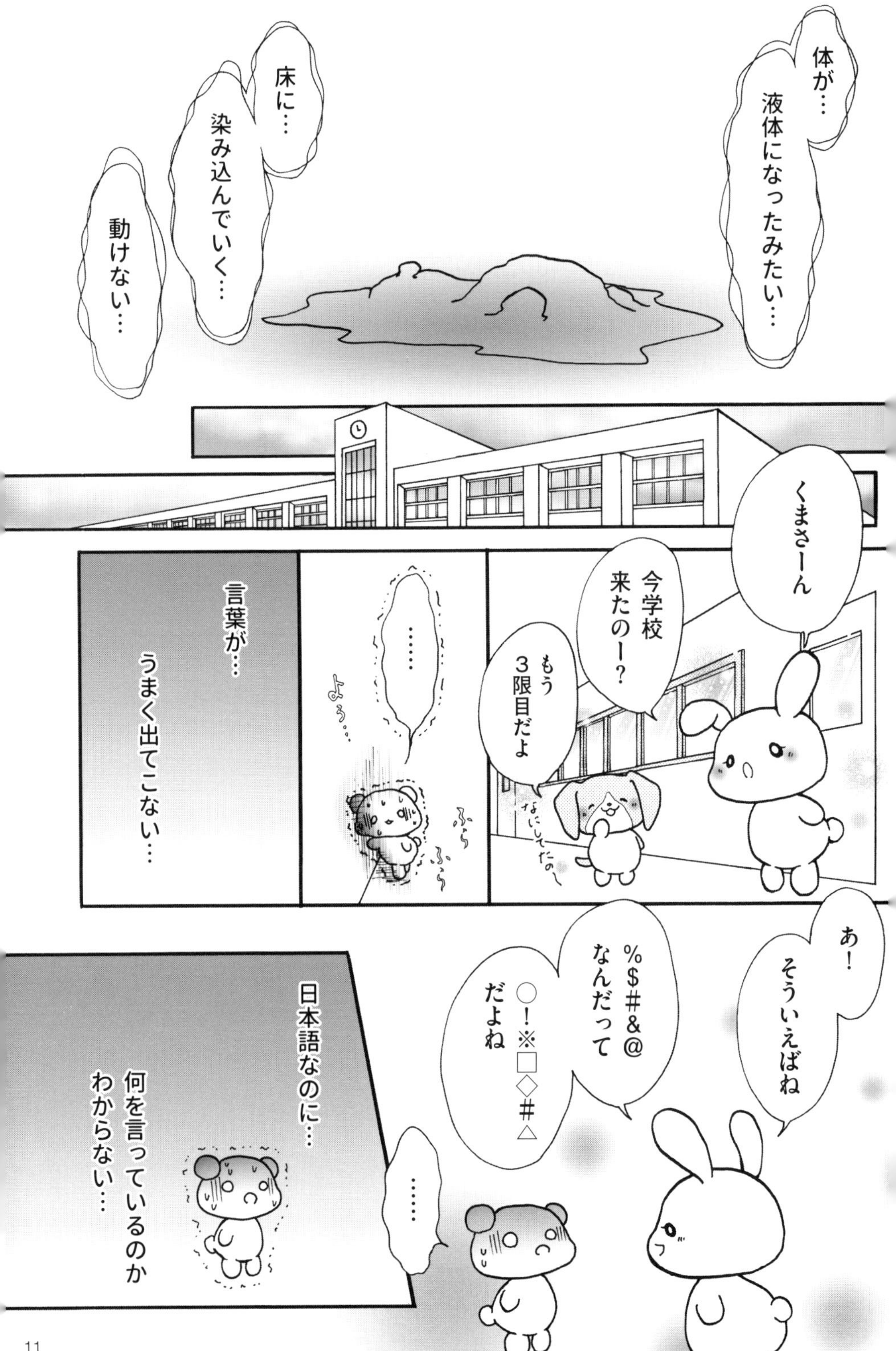

体が…
液体になったみたい…
床に…
染み込んでいく…
動けない…
くまさーん
今学校来たのー?
もう3限目だよ
なにしてたの〜
……
よろ…
ふら
ふら
言葉が…
うまく出てこない…
あ!
そういえばね
%$#&@なんだって
○!※□◇#△だよね
……
日本語なのに…
何を言っているのか
わからない…

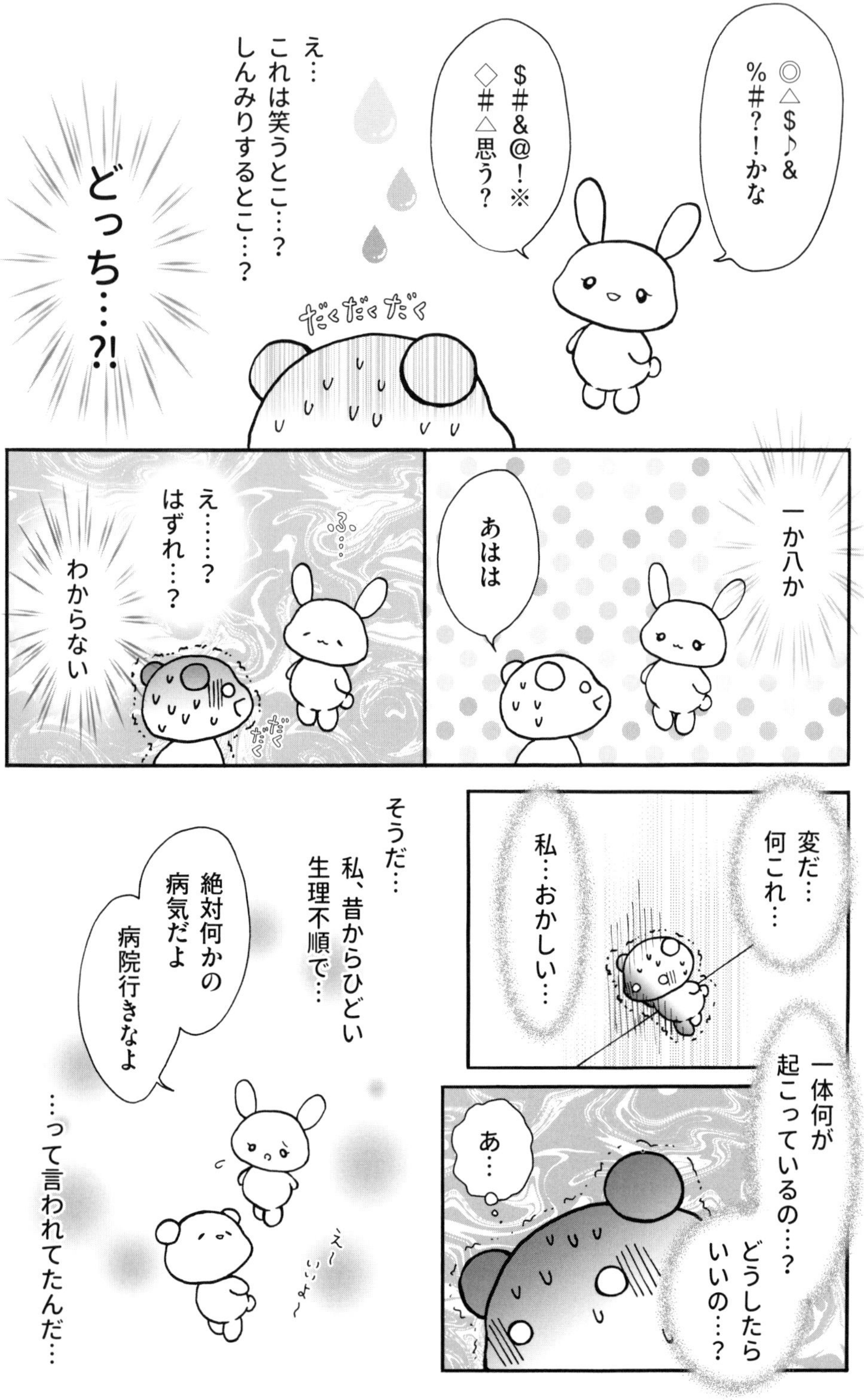
◎△$♪&
%#?!かな
$#&@!※
◇#△思う?
え…
これは笑うとこ…?
しんみりするとこ…?
だくだくだく
どっち…?!
一か八か
あはは
え……?
はずれ…?
ふ…
わからない
だくだく
変だ…
何これ…
私…おかしい…
一体何が
起こっているの…?
どうしたら
いいの…?
あ…
そうだ…
私、昔からひどい
生理不順で…
絶対何かの
病気だよ
病院行きなよ
え〜
いいよ〜
…って言われてたんだ…

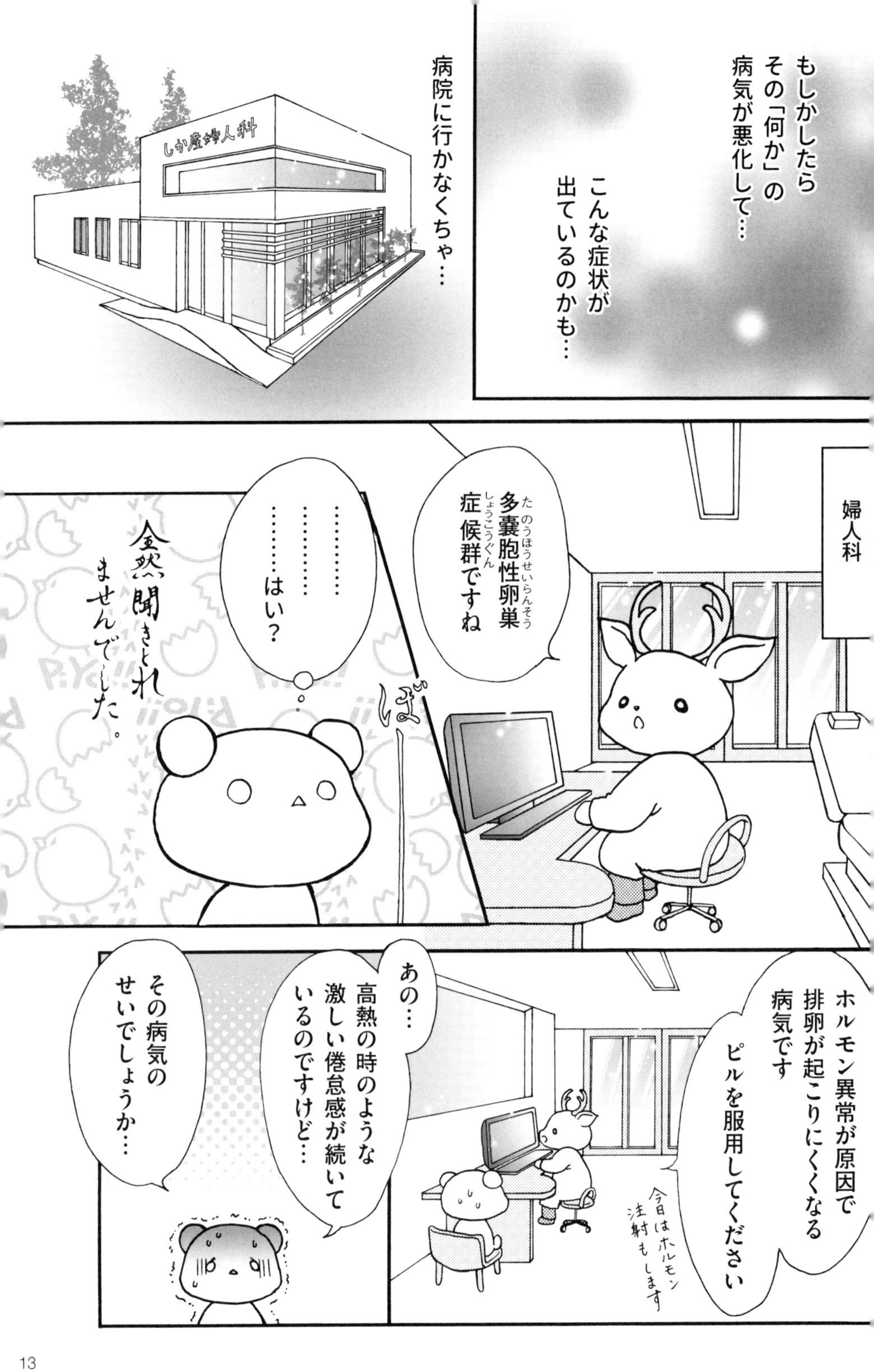
もしかしたら
その「何か」の
病気が悪化して…
こんな症状が
出ているのかも…
しか産婦人科
病院に行かなくちゃ…
婦人科
多嚢胞性卵巣《たのうほうせいらんそう》
症候群《しょうこうぐん》ですね
…………
…………
…………はい？
ぼ
全然聞きとれませんでした。
ホルモン異常が原因で
排卵が起こりにくくなる
病気です
ピルを服用してください
今日はホルモン注射もします
あの…
高熱の時のような
激しい倦怠感が続いて
いるのですけど…
その病気の
せいでしょうか…

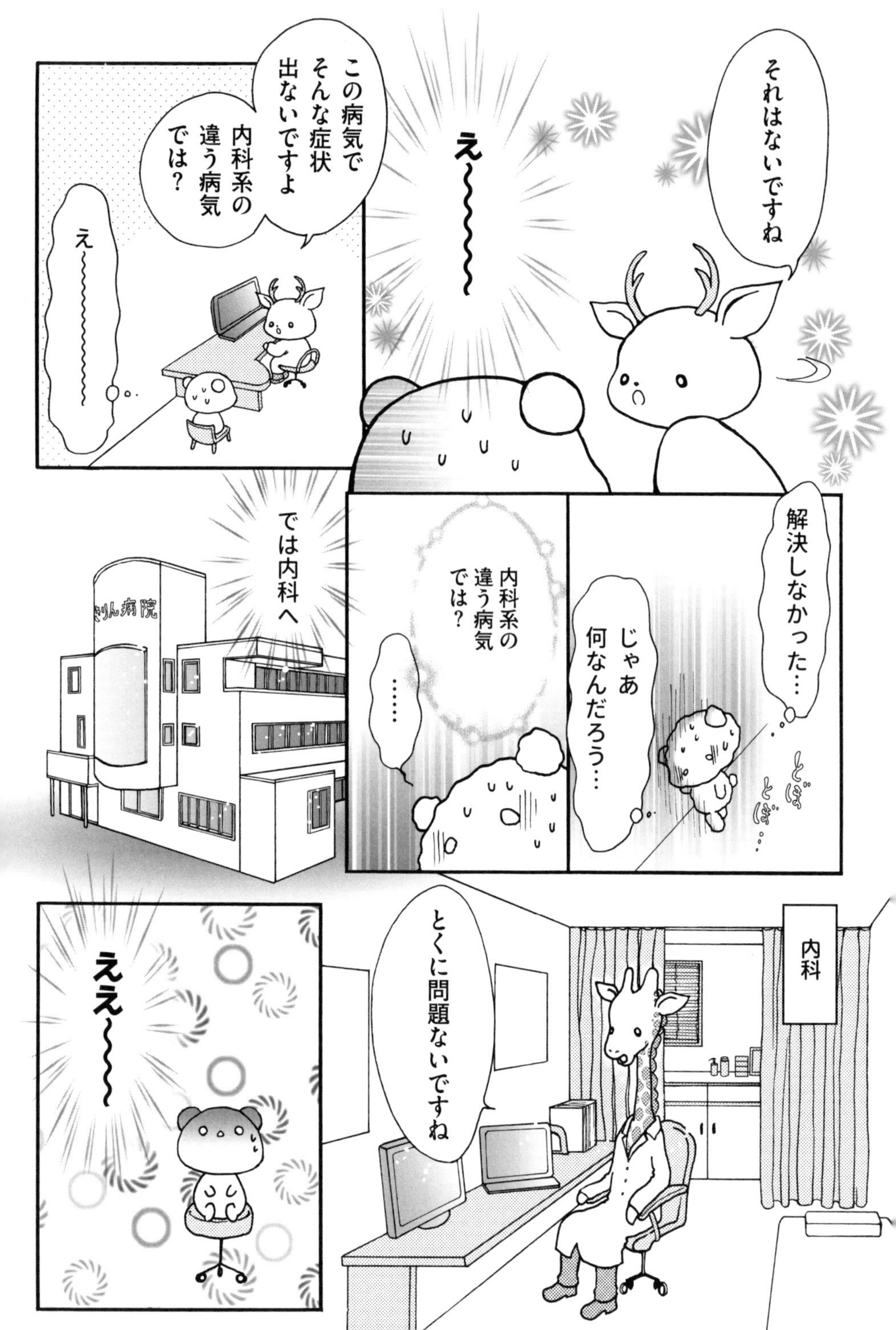
それはないですね
え〜〜〜〜
この病気でそんな症状出ないですよ
内科系の違う病気では？
え〜〜〜〜〜〜〜〜
解決しなかった…
じゃあ何なんだろう…
とぼとぼ…
内科系の違う病気では？
……
では内科へ
きりん病院
内科
とくに問題ないですね
ええ〜〜〜

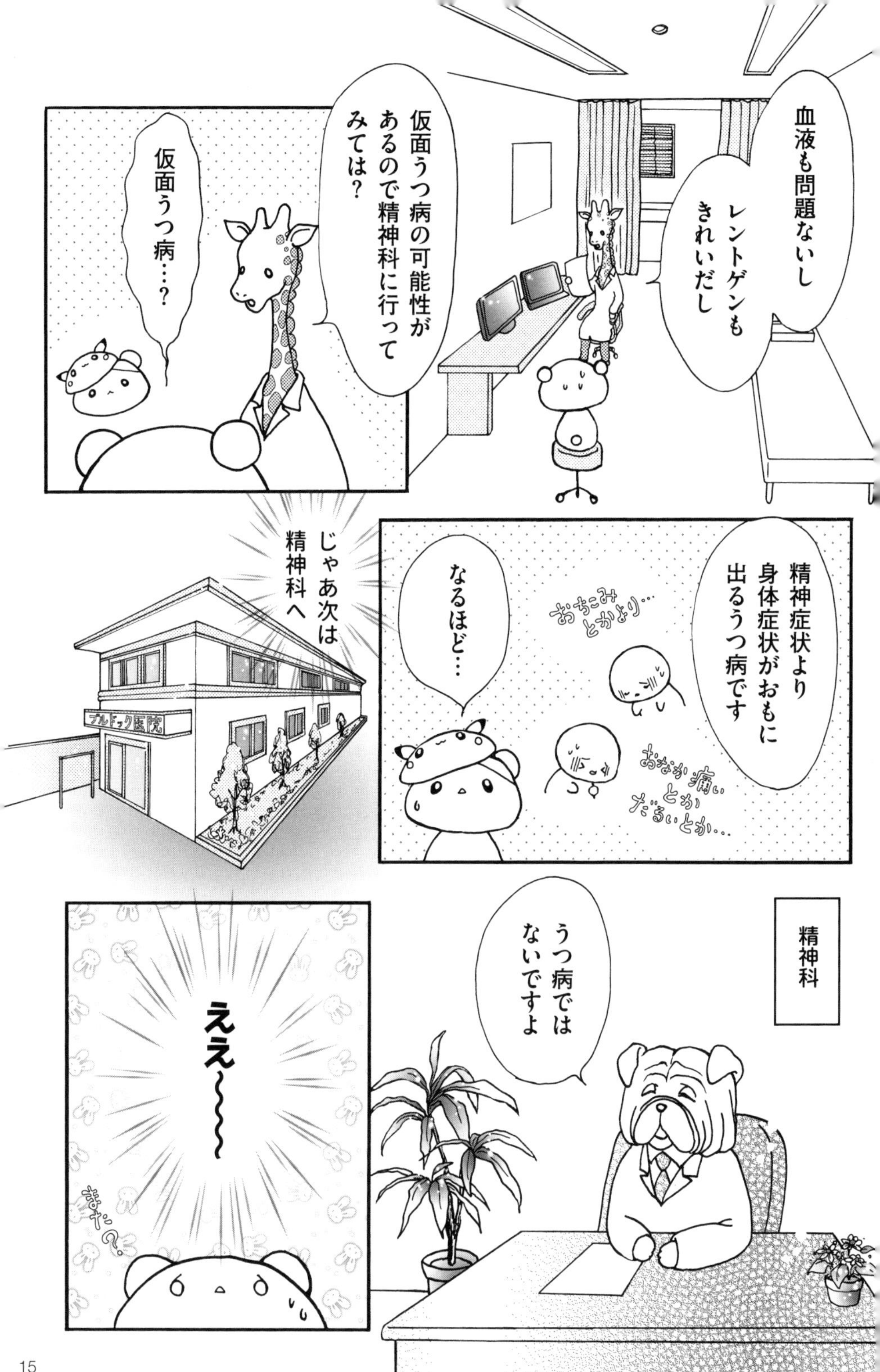

血液も問題ないし
レントゲンもきれいだし
仮面うつ病の可能性があるので精神科に行ってみては?
仮面うつ病…?
精神症状より身体症状がおもに出るうつ病です
おちこみとかより…
おなか痛いとかだるいとか…
なるほど…
じゃあ次は精神科へ
ブルドック医院
精神科
うつ病ではないですよ
ええ〜〜〜
まだ?

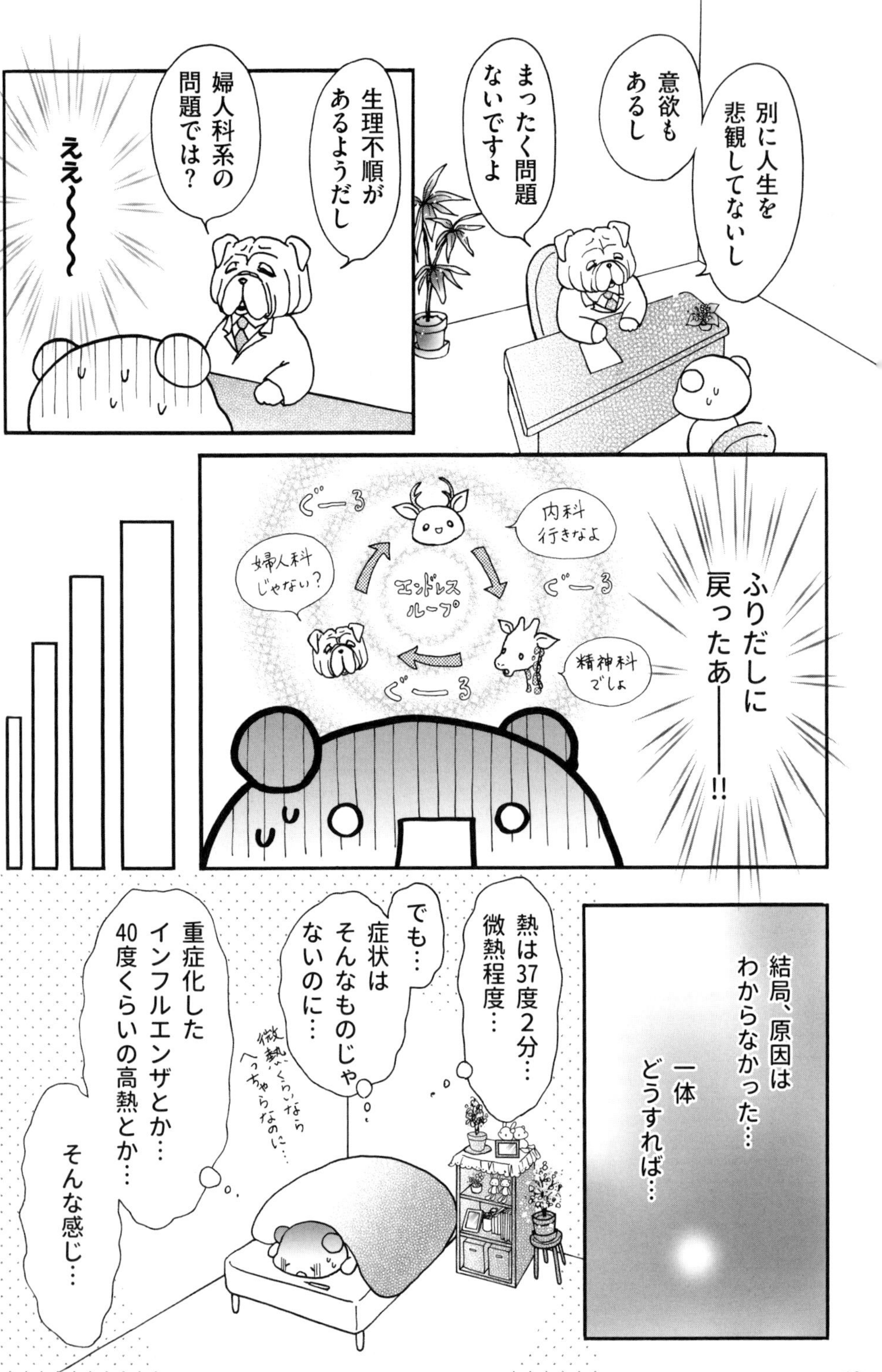
別に人生を悲観してないし
意欲もあるし
まったく問題ないですよ
生理不順があるようだし
婦人科系の問題では？
ええ〜〜〜
ふりだしに戻ったあ――!!
ぐーる
内科行きなよ
ぐーる
精神科でしょ
ぐーる
婦人科じゃない？
エンドレスループ
結局、原因はわからなかった…
一体どうすれば…
熱は37度2分…微熱程度…
でも…症状はそんなものじゃないのに…
微熱くらいならへっちゃらなのに…
重症化したインフルエンザとか…40度くらいの高熱とか…
そんな感じ…

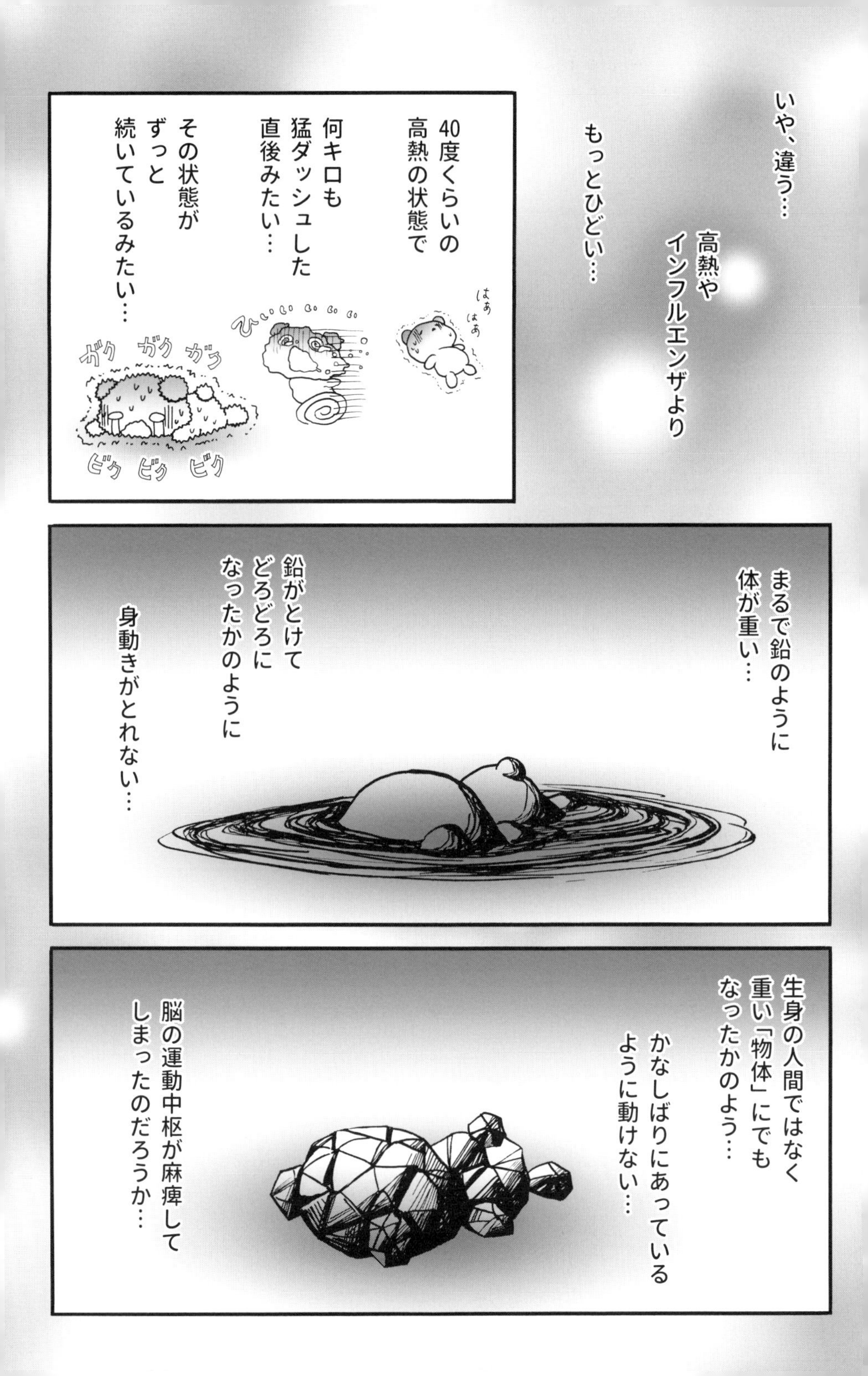
いや、違う…
高熱やインフルエンザより
もっとひどい…
40度くらいの高熱の状態で
何キロも猛ダッシュした直後みたい…
その状態がずっと続いているみたい…
はあはあ
ひぃぃぃぃ
ガクガクガク
ビクビクビク
まるで鉛のように体が重い…
鉛がとけてどろどろになったかのように
身動きがとれない…
生身の人間ではなく重い「物体」にでもなったかのよう…
かなしばりにあっているように動けない…
脳の運動中枢が麻痺してしまったのだろうか…

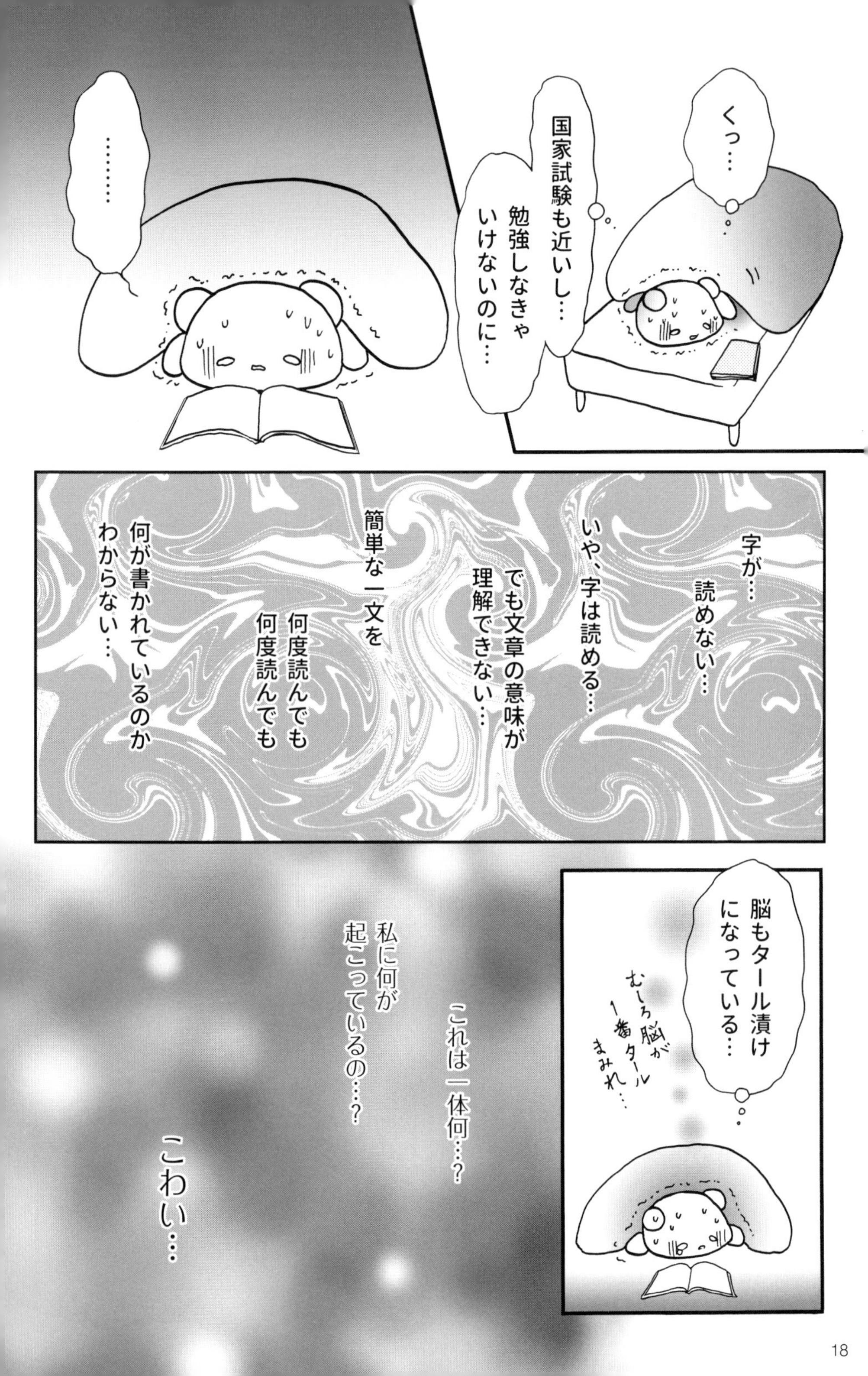
くっ……
国家試験も近いし…勉強しなきゃいけないのに…
……
字が…読めない…
いや、字は読める…
でも文章の意味が理解できない…
簡単な一文を何度読んでも何度読んでも
何が書かれているのかわからない…
脳もタール漬けになっている…
むしろ脳が1番タールまみれ…
これは一体何…？
私に何が起こっているの…？
こわい…

CFS＊の体感❶

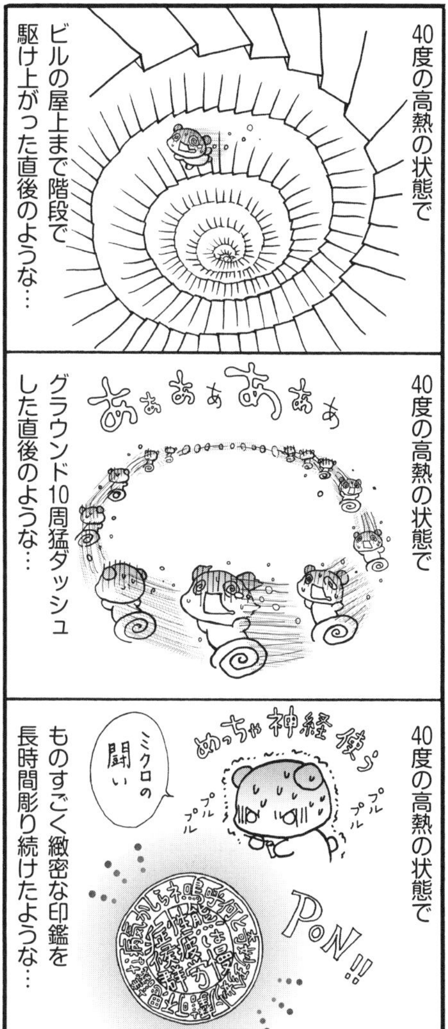

CFSの体感❷

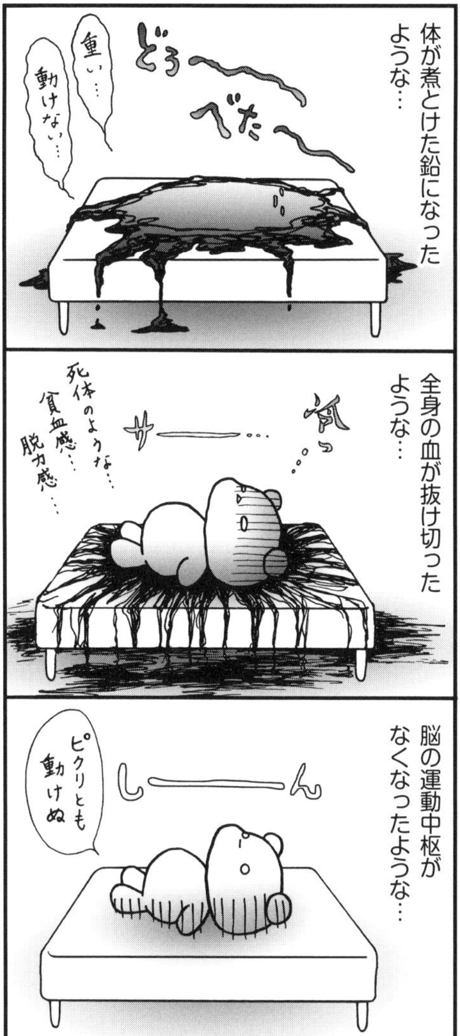

＊CFSとは慢性疲労症候群の略称です

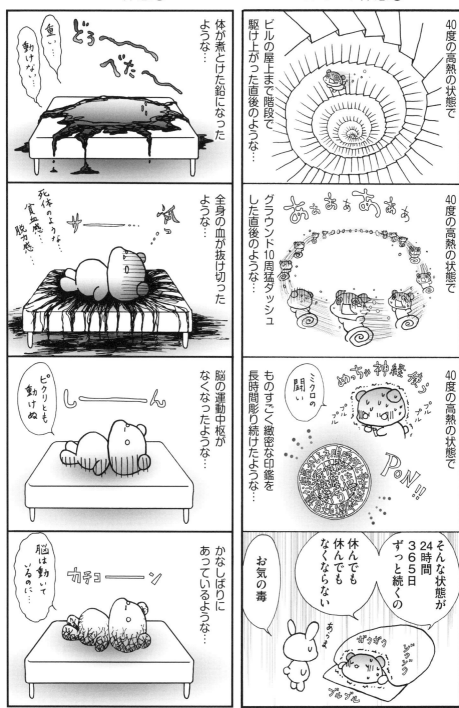

CFS の体感❸

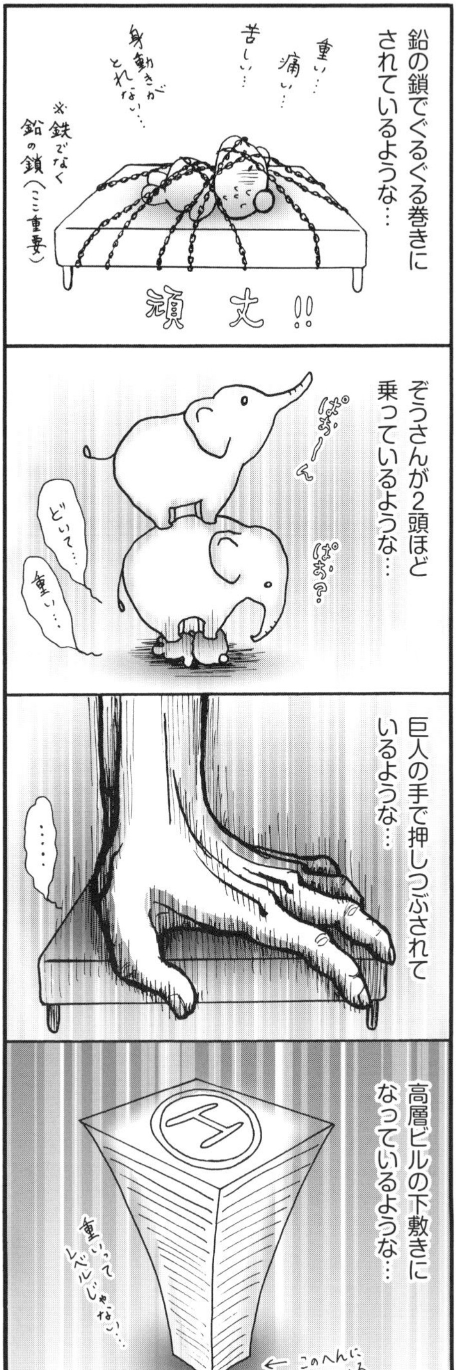
鉛の鎖でぐるぐる巻きにされているような…
重い…
痛い…
苦しい…
身動きがとれない…
※鉄でなく鉛の鎖（ここ重要）
頑丈!!
ぞうさんが2頭ほど乗っているような…
ぱおーん
ぱお?
どいて…
重い…
巨人の手で押しつぶされているような…
……
高層ビルの下敷きになっているような…
重いってレベルじゃない…
← このへんにいる

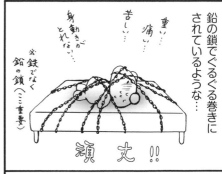

CFS の体感❹

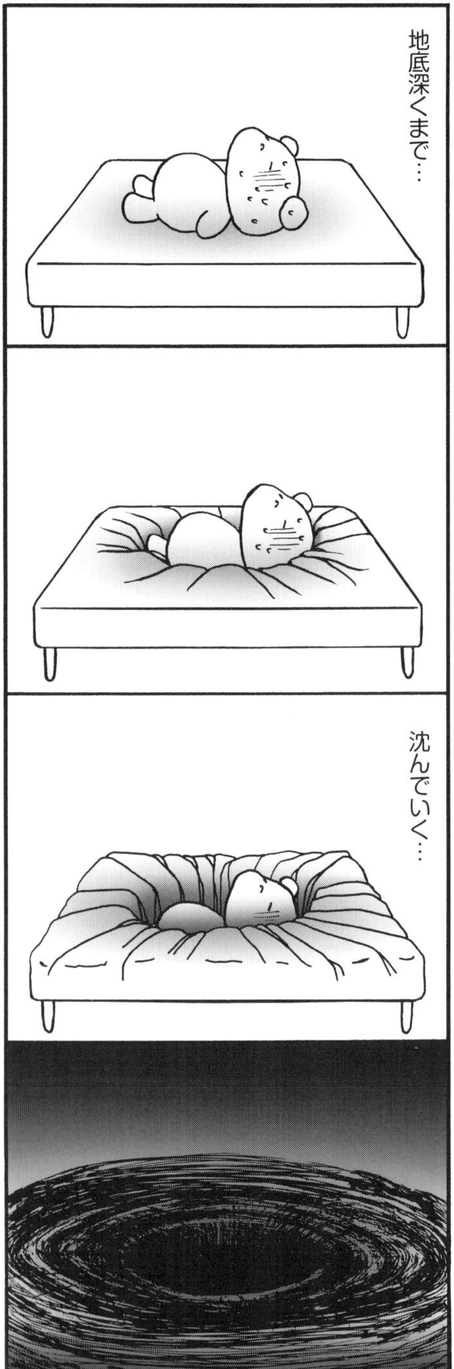
地底深くまで…
沈んでいく…

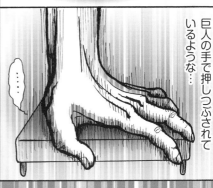

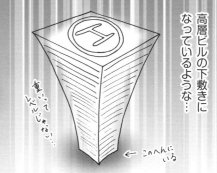

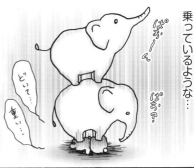

2話　気合いじゃどうにもならない

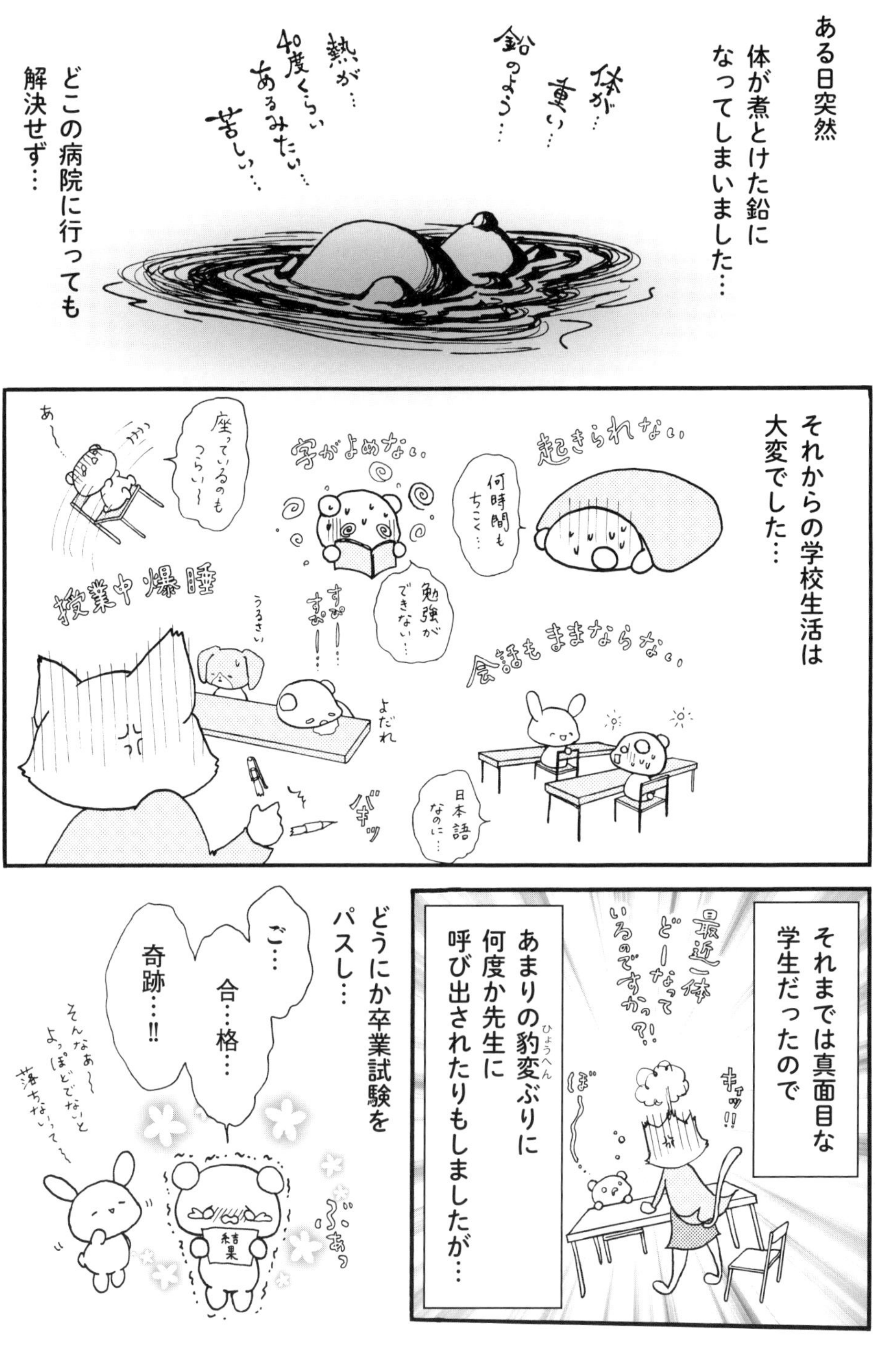

ある日突然
体が煮とけた鉛に
なってしまいました…
体が… 重い… 鉛のよう…
熱が… 40度くらい あるみたい… 苦しい…
どこの病院に行っても
解決せず…
それからの学校生活は
大変でした…
起きられない
何時間も ちこく…
字がよめない
勉強が できない…
座っているのも つらい~
あ~…
授業中爆睡
すぴー すぴー
うるさい
よだれ
バキッ
会話も ままならない
日本語 なのに…
それまでは真面目な
学生だったので
あまりの豹変《ひょうへん》ぶりに
何度か先生に
呼び出されたりもしましたが…
最近一体 どーなって いるのですかっ?!!
キィッ!!
ぼ~…
どうにか卒業試験を
パスし…
ご… 合…格… 奇跡…!!
そんなあ~ よっぽどでないと 落ちないって~
ぶあっ
結果

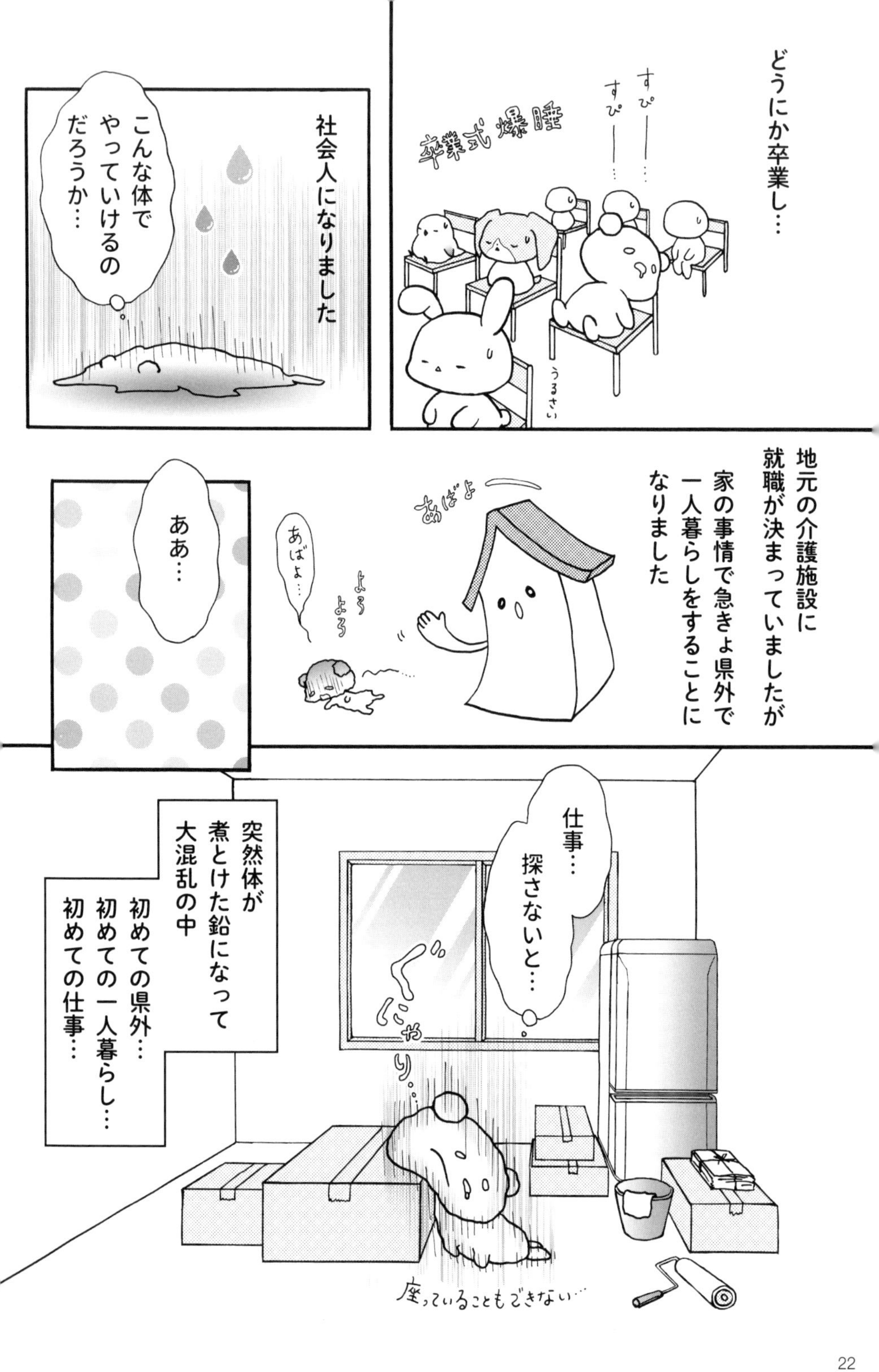
どうにか卒業し…
すぴーー…
すぴーー…
卒業式爆睡
うるさい
社会人になりました
こんな体でやっていけるのだろうか…
地元の介護施設に就職が決まっていましたが家の事情で急きょ県外で一人暮らしをすることになりました
あばよー
あばよ…
よろよろ
ああ…
仕事…
探さないと…
突然体が煮とけた鉛になって大混乱の中
初めての県外…
初めての一人暮らし…
初めての仕事…
ぐにゃり…
座っていることもできない…

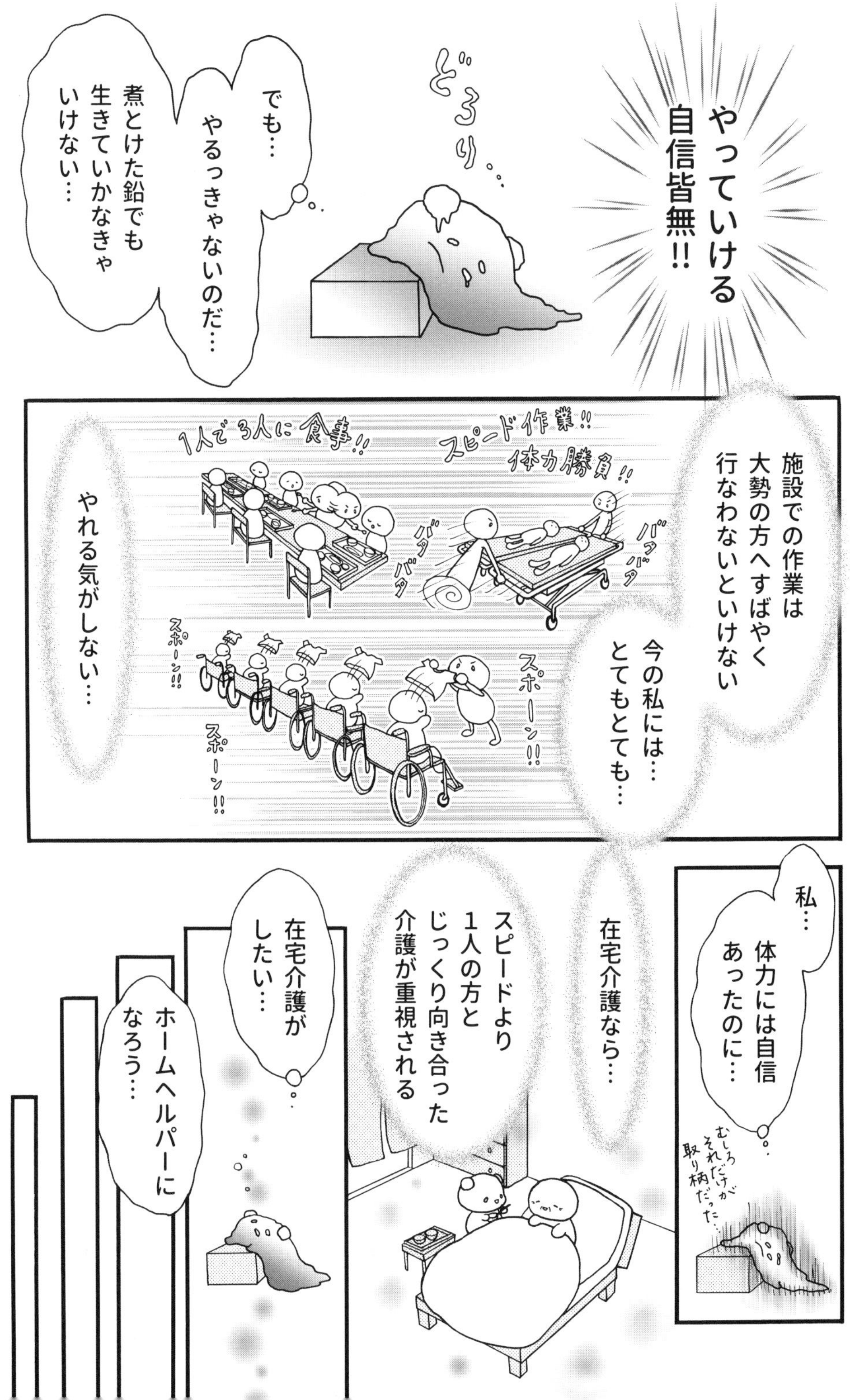
やっていける自信皆無!!
どろり…
でも…
やるっきゃないのだ…
煮とけた鉛でも生きていかなきゃいけない…
施設での作業は大勢の方へすばやく行なわないといけない
今の私にはとてもとても…
スピード作業!!
体力勝負!!
バタバタ
バタバタ
1人で3人に食事!!
スポーン!!
スポーン!!
スポーン!!
やれる気がしない…
私…
体力には自信あったのに…
むしろそれだけが取り柄だった…
在宅介護なら…
スピードより1人の方とじっくり向き合った介護が重視される
在宅介護がしたい…
ホームヘルパーになろう…

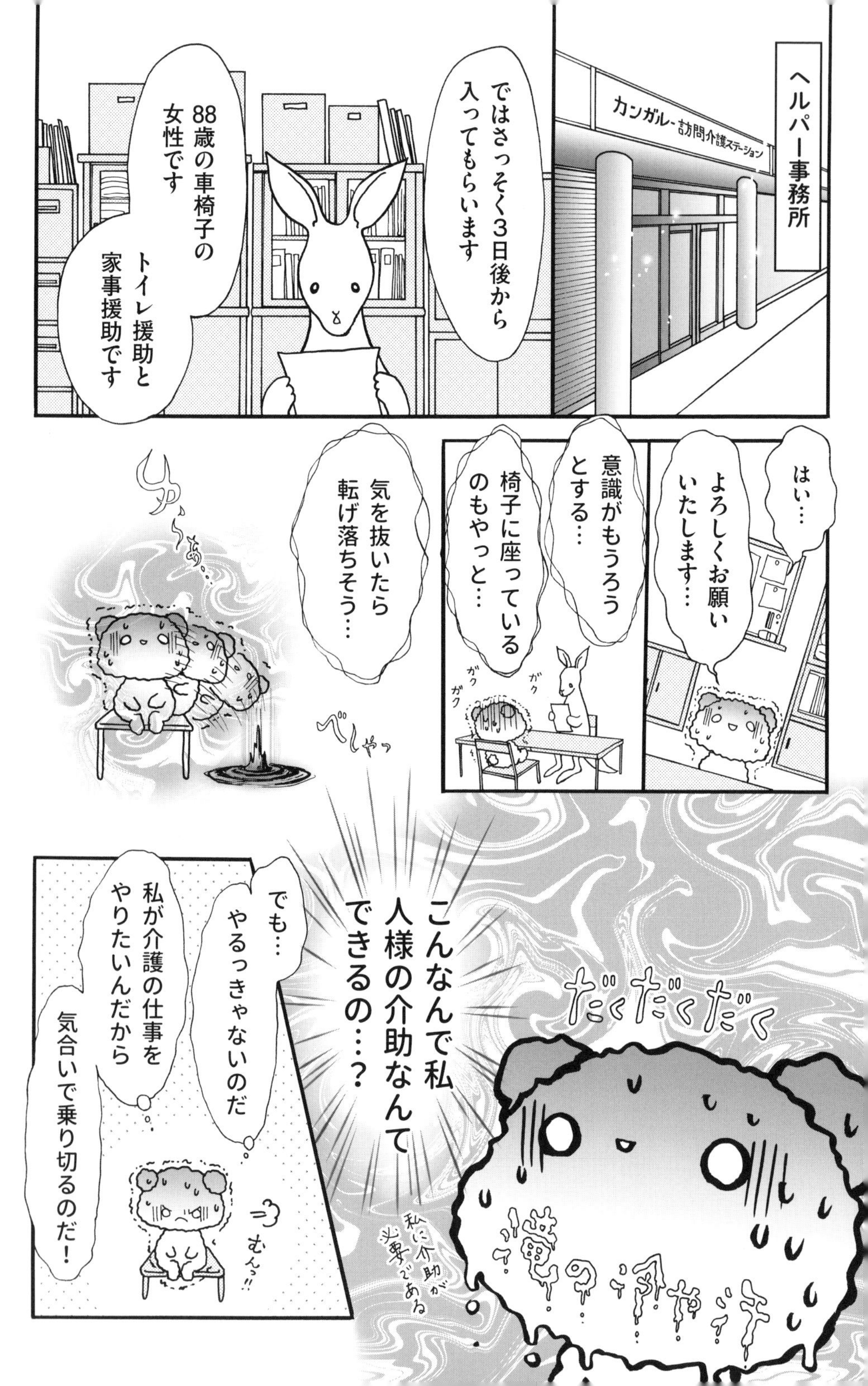
ヘルパー事務所
カンガルー訪問介護ステーション
ではさっそく3日後から入ってもらいます
88歳の車椅子の女性です
トイレ援助と家事援助です
はい…
よろしくお願いいたします…
意識がもうろうとする…
椅子に座っているのもやっと…
ガク ガク ガク
気を抜いたら転げ落ちそう…
べしゃっ
こんなんで私人様の介助なんてできるの…？
だくだくだく
滝の汗
私に介助が必要である
でも…やるっきゃないのだ
私が介護の仕事をやりたいんだから
気合いで乗り切るのだ！
むんっ!!

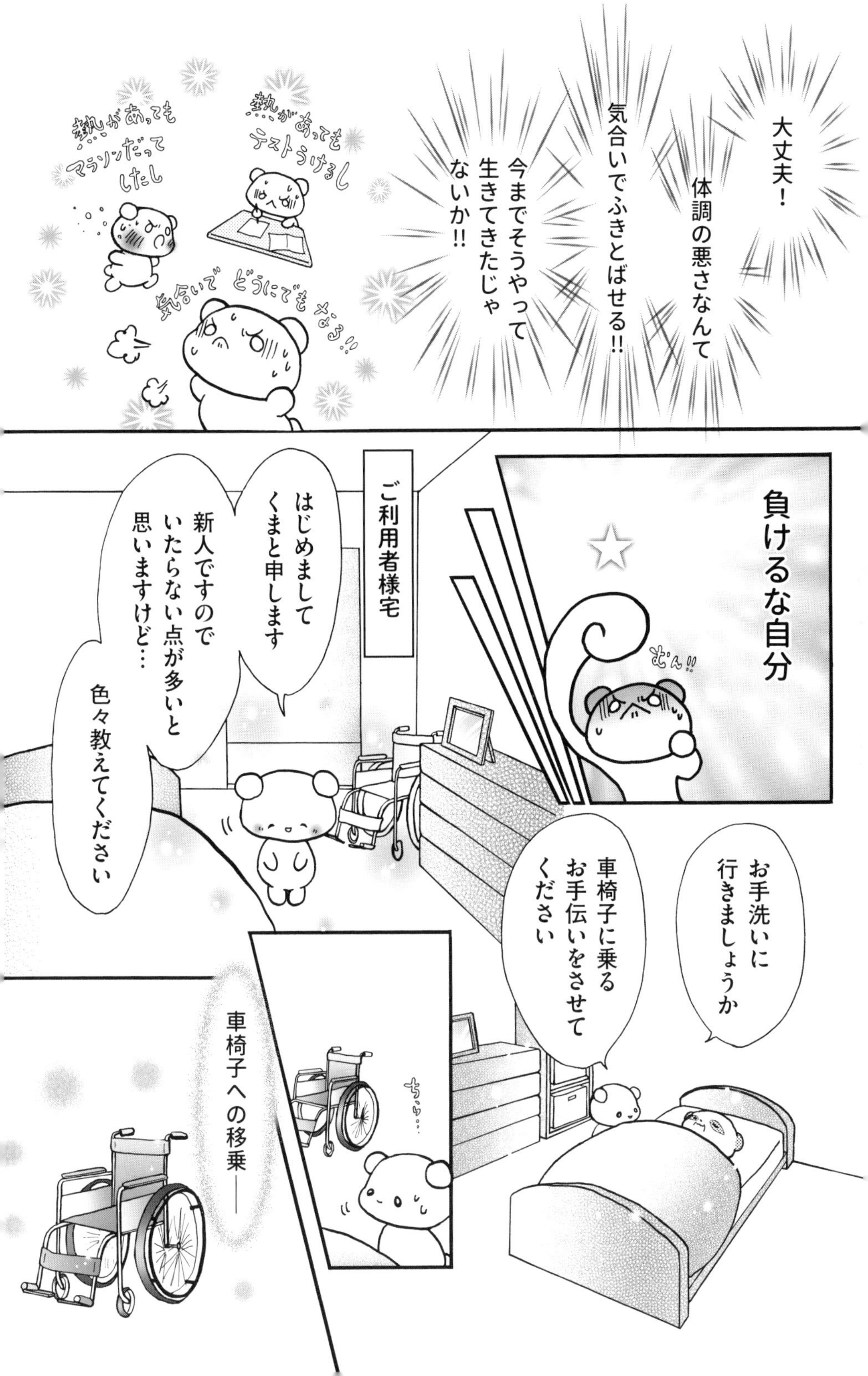
大丈夫！
体調の悪さなんて
気合いでふきとばせる!!
今までそうやって生きてきたじゃないか!!
熱があってもテストうけるし
熱があってもマラソンだってしたし
気合いでどうにでもなる!!
負けるな自分
むん!!
ご利用者様宅
はじめまして くまと申します
新人ですので いたらない点が多いと 思いますけど…
色々教えてください
お手洗いに行きましょうか
車椅子に乗るお手伝いをさせてください
ちら…
車椅子への移乗——

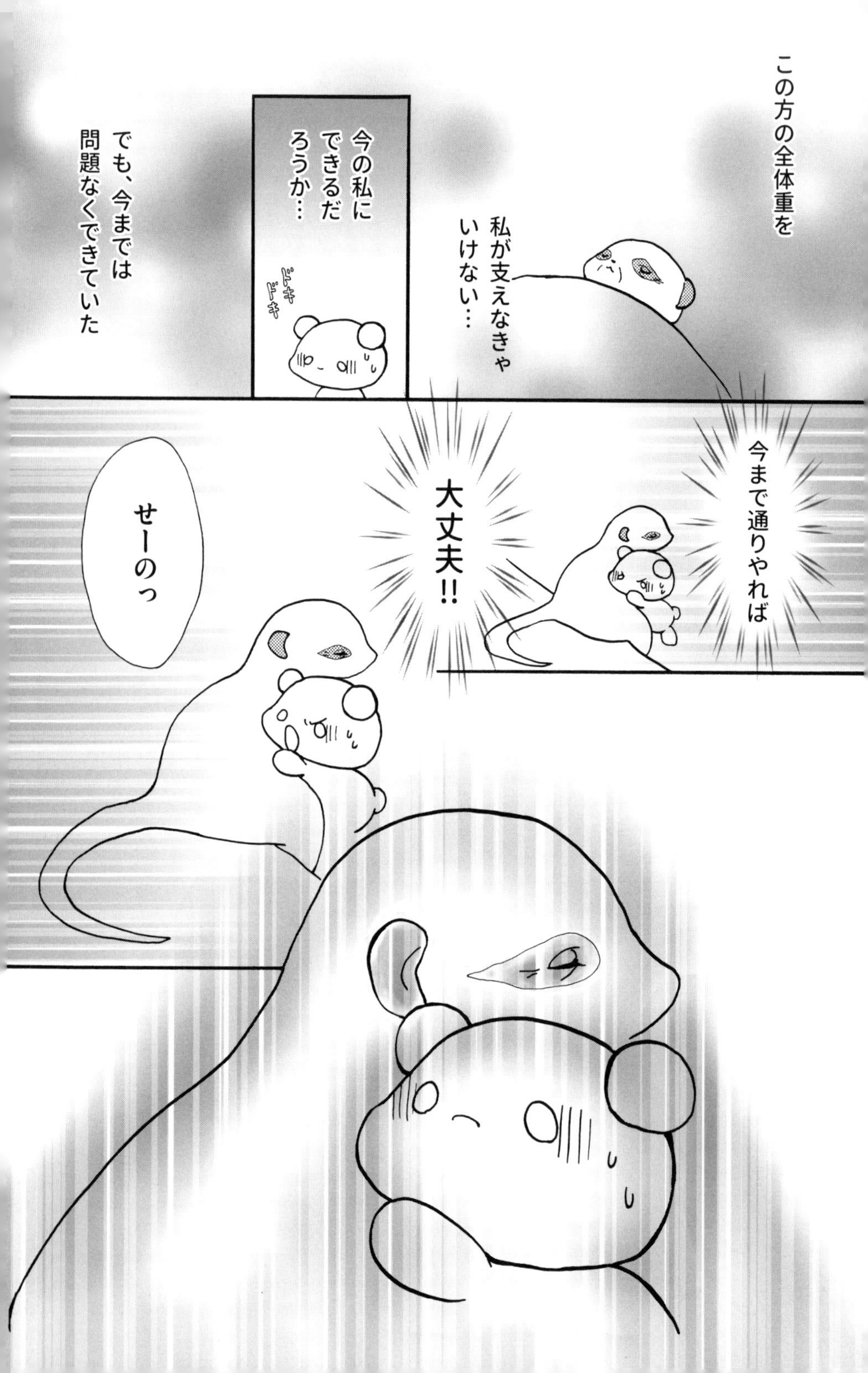
この方の全体重を
私が支えなきゃいけない…
今の私にできるだろうか…
ドキドキ
でも、今までは問題なくできていた
今まで通りやれば
大丈夫!!
せーのっ

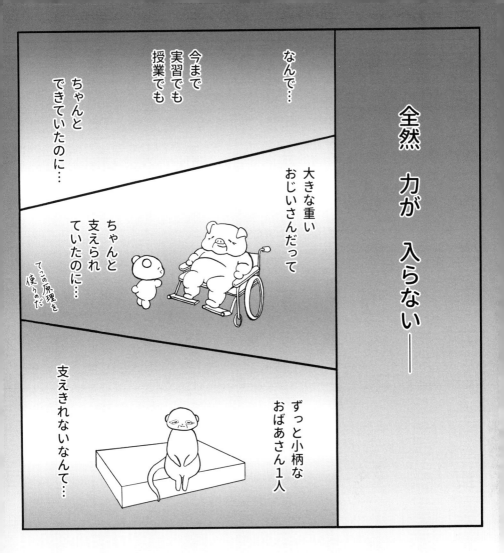

私の体…

本当に変わってしまっている…

自分の体ではないみたい…

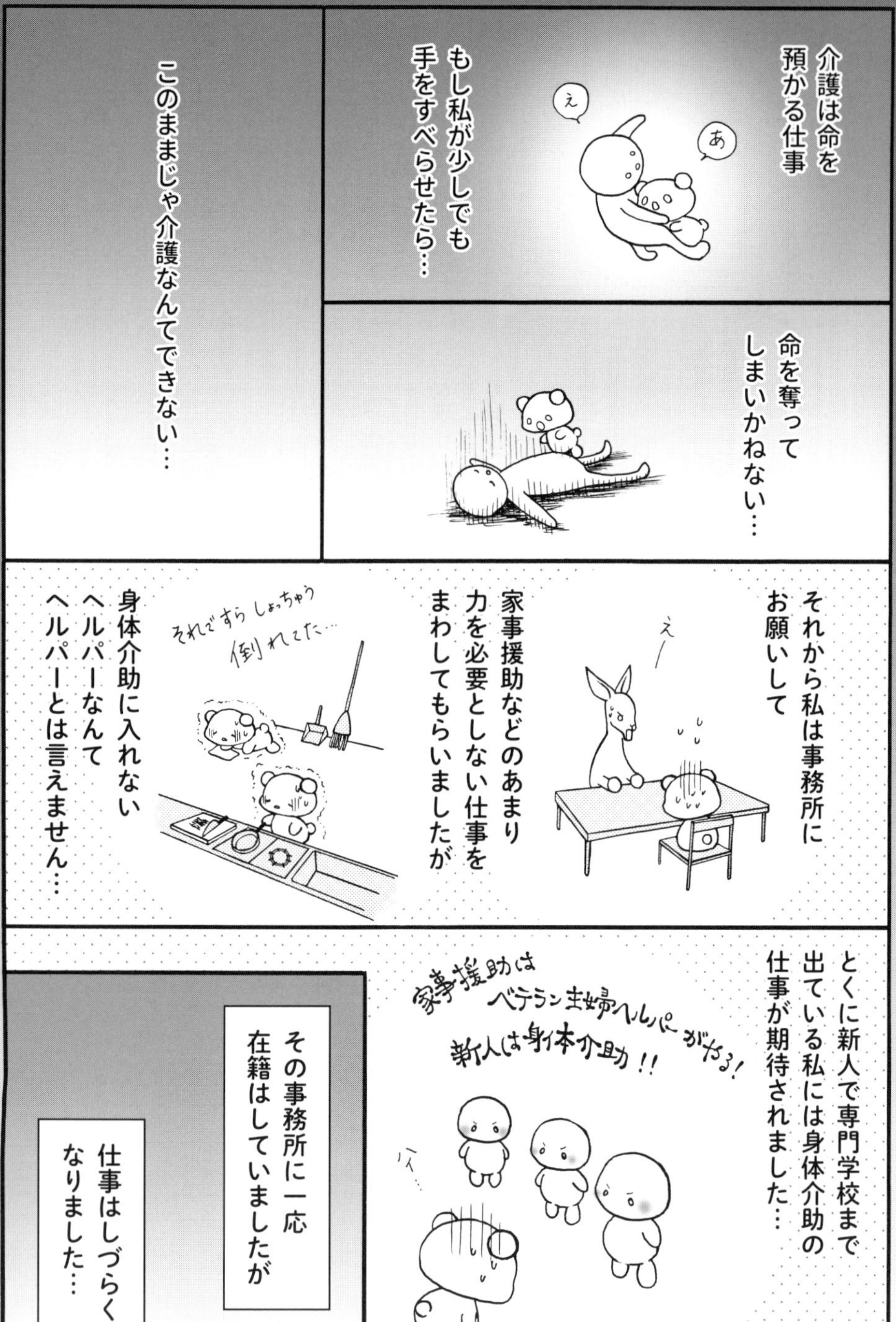

介護は命を預かる仕事
え
あ
もし私が少しでも手をすべらせたら…
命を奪ってしまいかねない…
このままじゃ介護なんてできない…
それから私は事務所にお願いして
えー
家事援助などのあまり力を必要としない仕事をまわしてもらいましたが
それですらしょっちゅう倒れてた…
身体介助に入れないヘルパーなんてヘルパーとは言えません…
とくに新人で専門学校まで出ている私には身体介助の仕事が期待されました…
家事援助はベテラン主婦ヘルパーがやる!
新人は身体介助!!
ハイ…
他の事務所はわからないけどここはそうだった
その事務所に一応在籍はしていましたが
仕事はしづらくなりました…

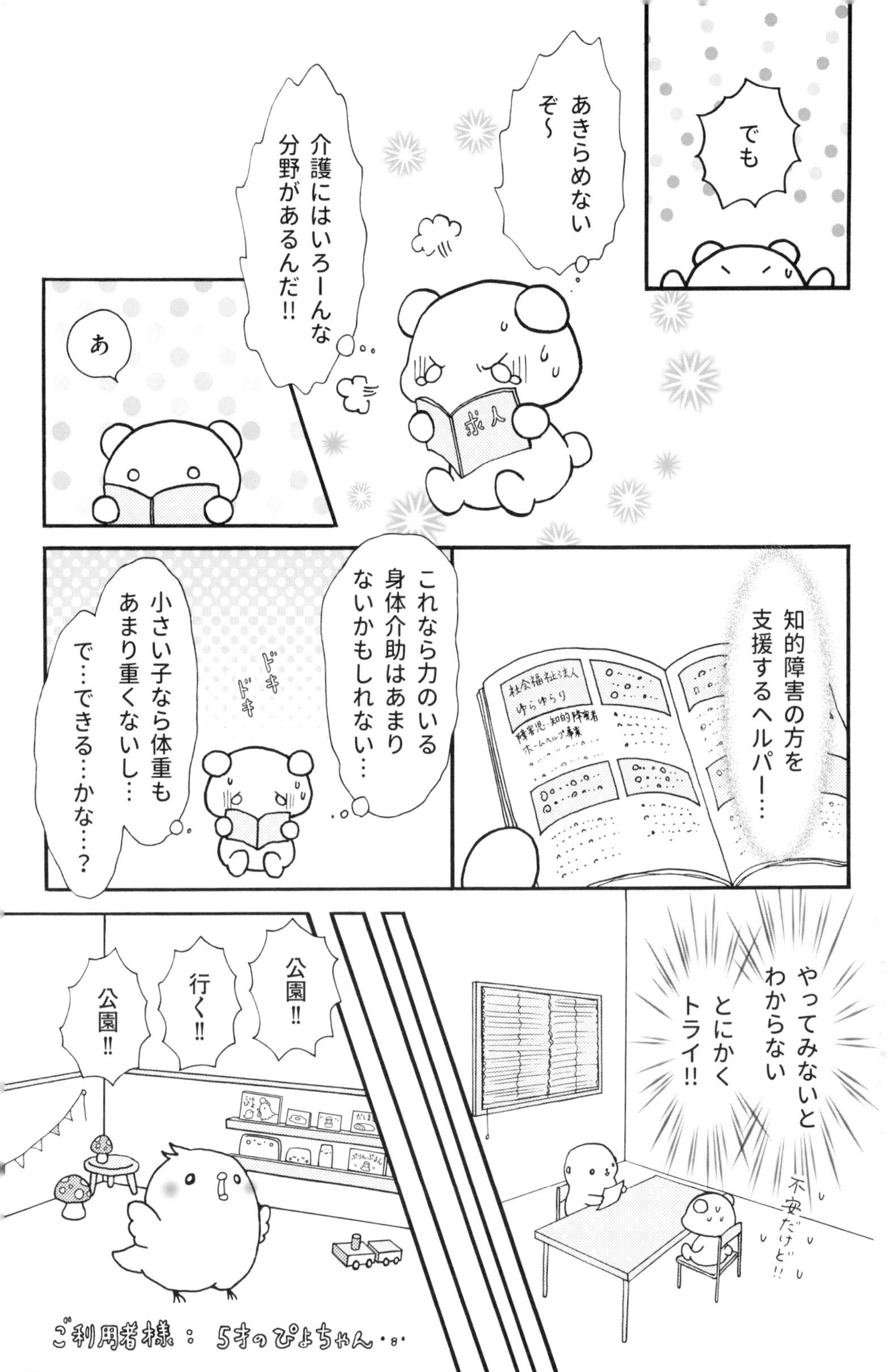
でも
あきらめないぞ〜
介護にはいろーんな分野があるんだ!!
求人
あ
知的障害の方を支援するヘルパー…
社会福祉法人 ゆらゆらり
障害児、知的障害者 ホームヘルプ事業
これなら力のいる身体介助はあまりないかもしれない…
ドキドキ
小さい子なら体重もあまり重くないし…
で…できる…かな…？
やってみないとわからない
とにかくトライ!!
不安だけど!!
公園!!
行く!!
公園!!
ご利用者様：5才のぴよちゃん

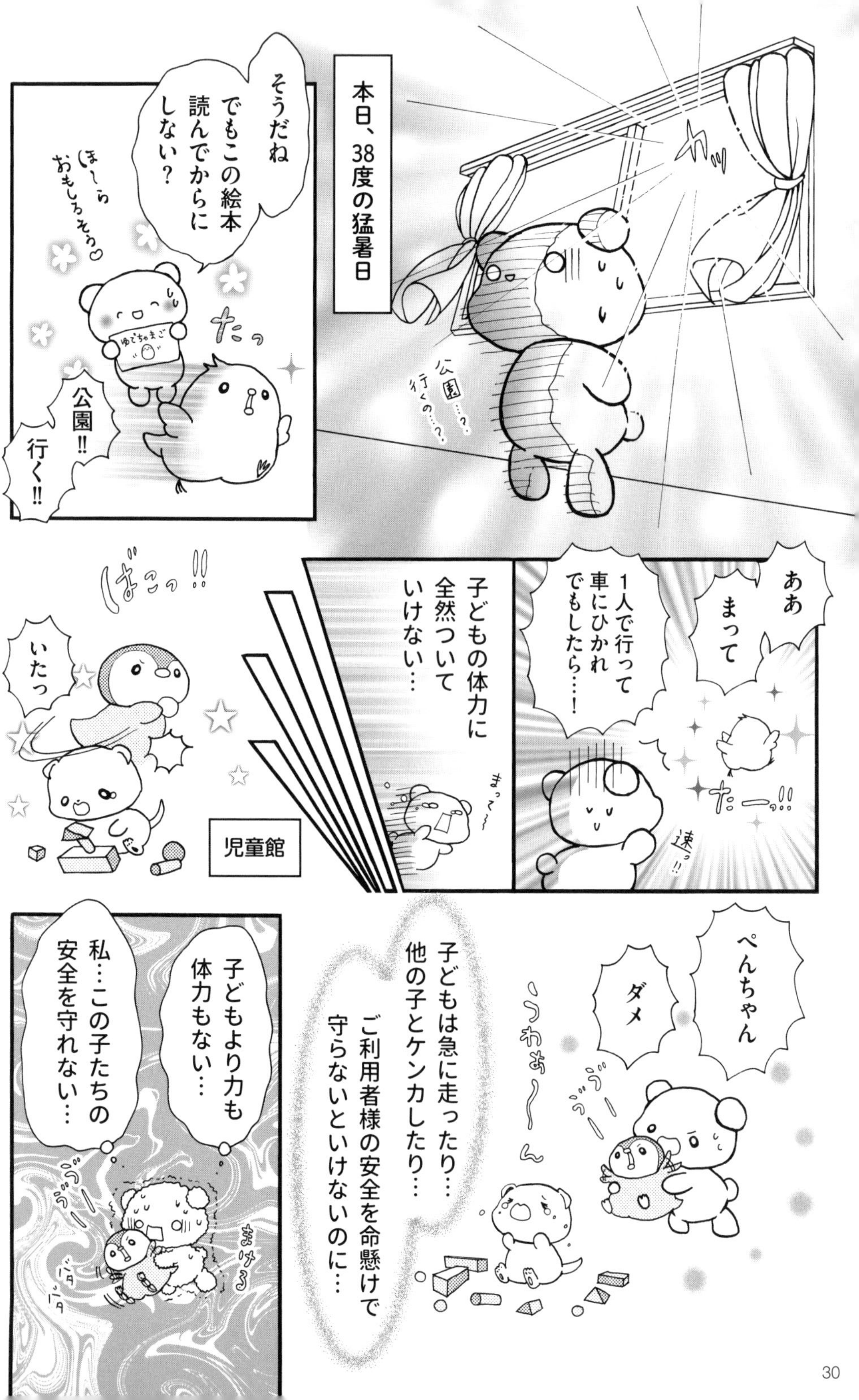
本日、38度の猛暑日
カッ
公園…？行くの…？
そうだね
でもこの絵本
読んでからにしない？
ほ〜ら
おもしろそう♡
ゆでちゃまご
たっ
公園!!
行く!!
ああ
まって
1人で行って
車にひかれ
でもしたら…！
たーっ!!
速っ!!
子どもの体力に
全然ついて
いけない…
まって〜
ばこっ!!
いたっ
児童館
ぺんちゃん
ダメ
うわぁ〜ん
うー
子どもは急に走ったり…
他の子とケンカしたり…
ご利用者様の安全を命懸けで
守らないといけないのに…
子どもより力も
体力もない…
私…この子たちの
安全を守れない…
まける
うー
バタ
バタ

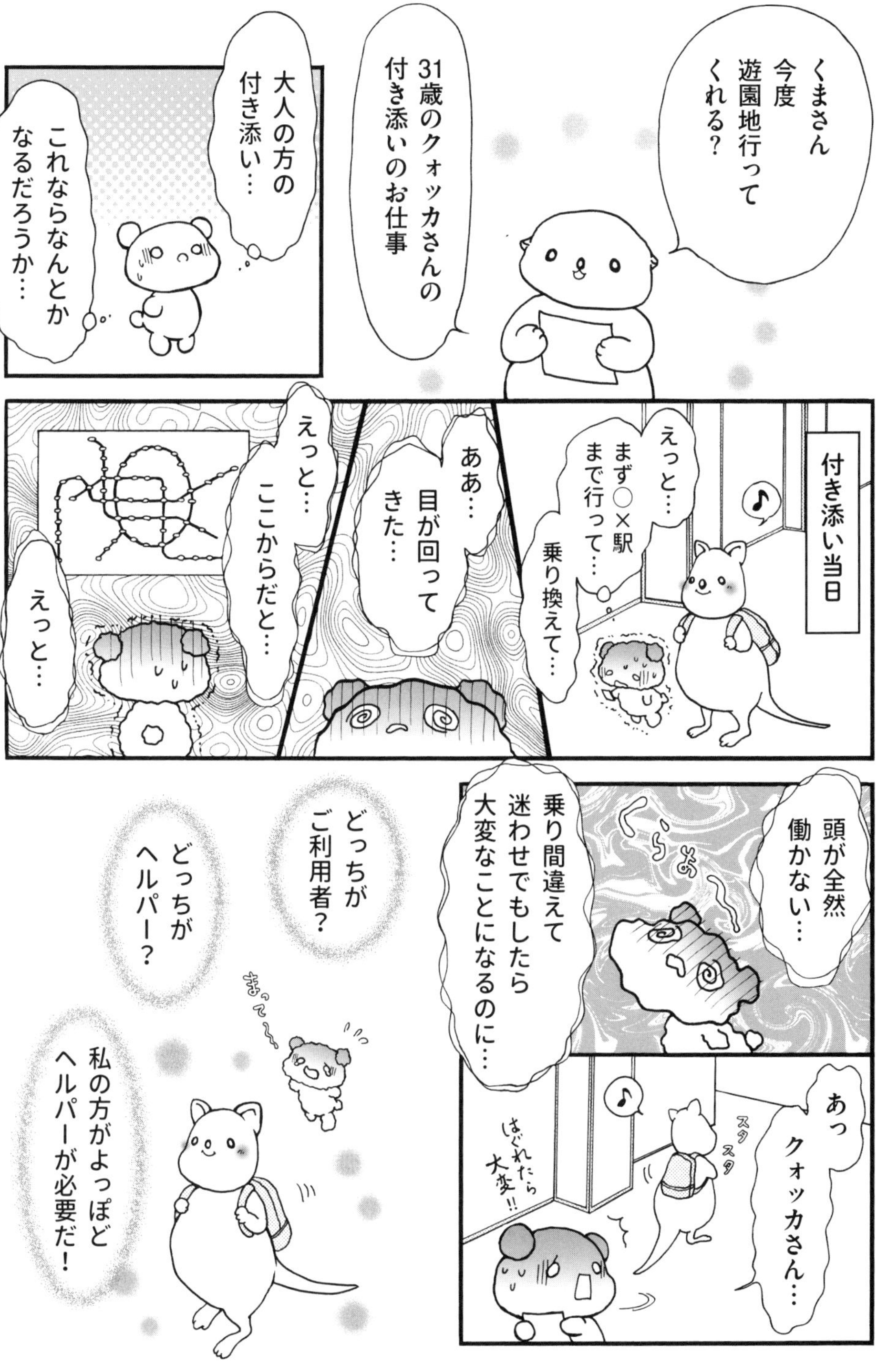

くまさん
今度
遊園地行って
くれる?
31歳のクォッカさんの
付き添いのお仕事
大人の方の
付き添い…
これならなんとか
なるだろうか…
付き添い当日
えっと…
まず○×駅
まで行って…
乗り換えて…
ああ…
目が回って
きた…
えっと…
ここからだと…
えっと…
頭が全然
働かない…
ぐらぁ〜
乗り間違えて
迷わせでもしたら
大変なことになるのに…
あっ
クォッカさん…
スタ
スタ
はぐれたら
大変!!
どっちが
ご利用者?
どっちが
ヘルパー?
まって〜
私の方がよっぽど
ヘルパーが必要だ!

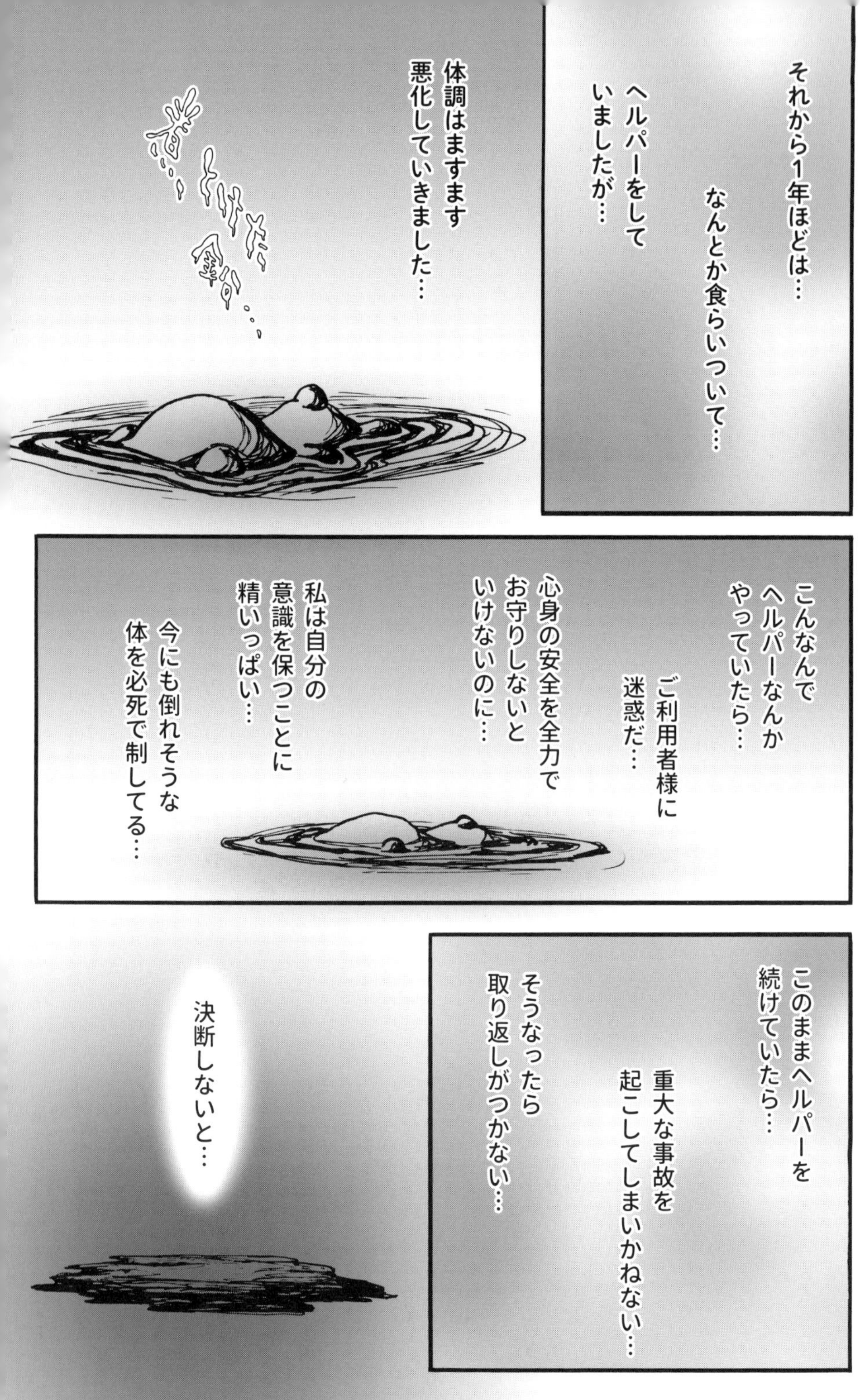
それから1年ほどは…
なんとか食らいついて…
ヘルパーをしていましたが…
体調はますます悪化していきました…
こんなんでヘルパーなんかやっていたら…
ご利用者様に迷惑だ…
心身の安全を全力でお守りしないといけないのに…
私は自分の意識を保つことに精いっぱい…
今にも倒れそうな体を必死で制してる…
このままヘルパーを続けていたら…
重大な事故を起こしてしまいかねない…
そうなったら取り返しがつかない…
決断しないと…

ブレイン・フォグ

いろんな疲労

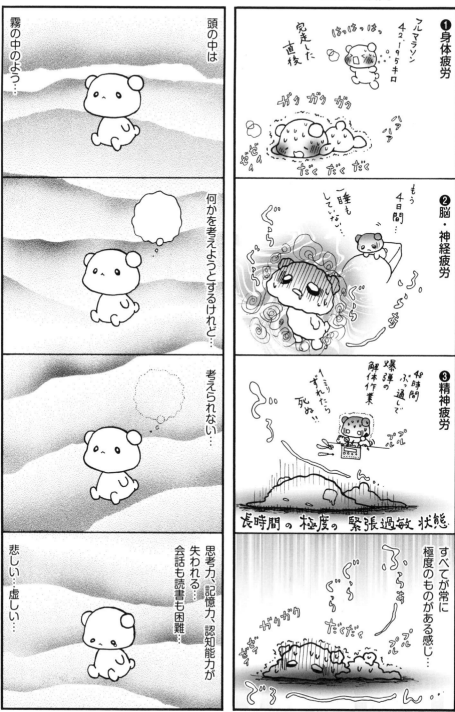

会話ができない

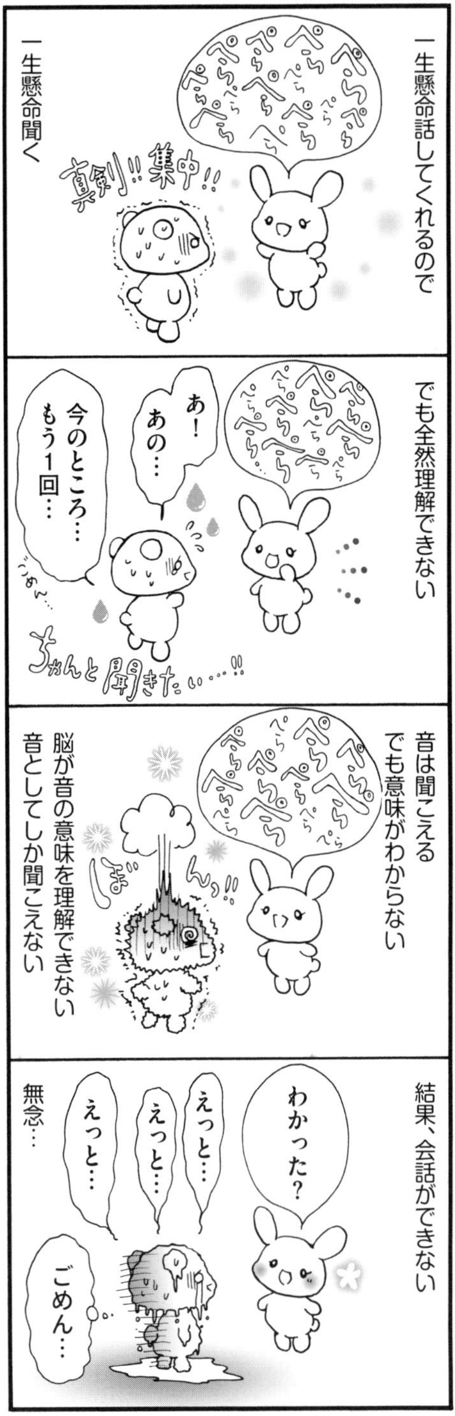
一生懸命話してくれるので
ぺらぺらぺらぺら
真剣!! 集中!!
一生懸命聞く
でも全然理解できない
あ！
あの…
今のところ…
もう1回…
ごめん…
ちゃんと聞きたい…!!
音は聞こえる
でも意味がわからない
ぼんっ!!
脳が音の意味を理解できない
音としてしか聞こえない
結果、会話ができない
わかった?
えっと…
えっと…
えっと…
ごめん…
無念…

感覚過敏

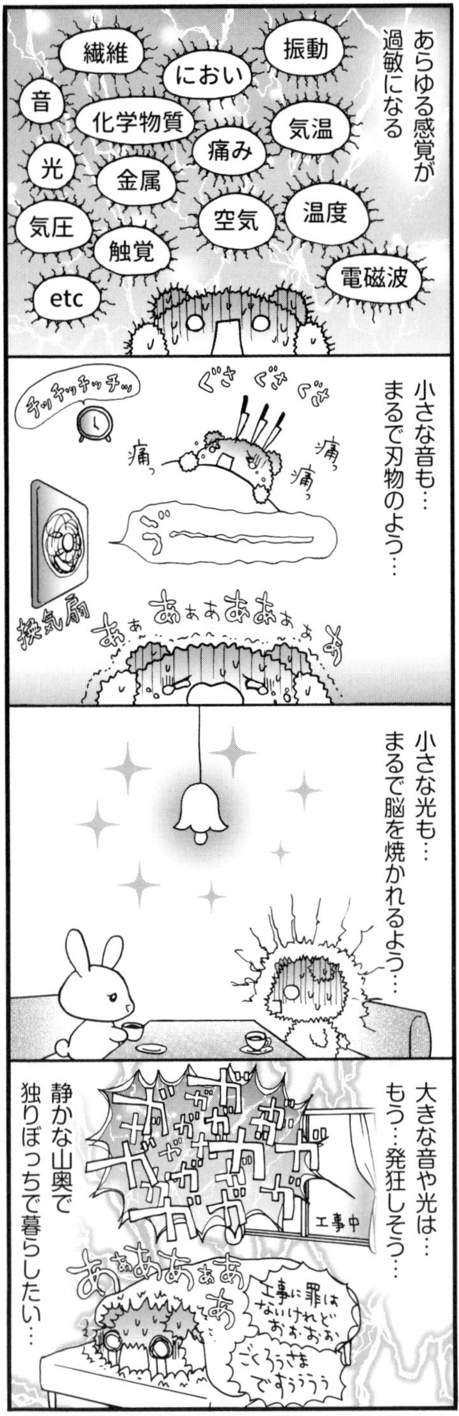

夜も電気つけられなくて 部屋 ま〜っ暗

3話　悔しいよ

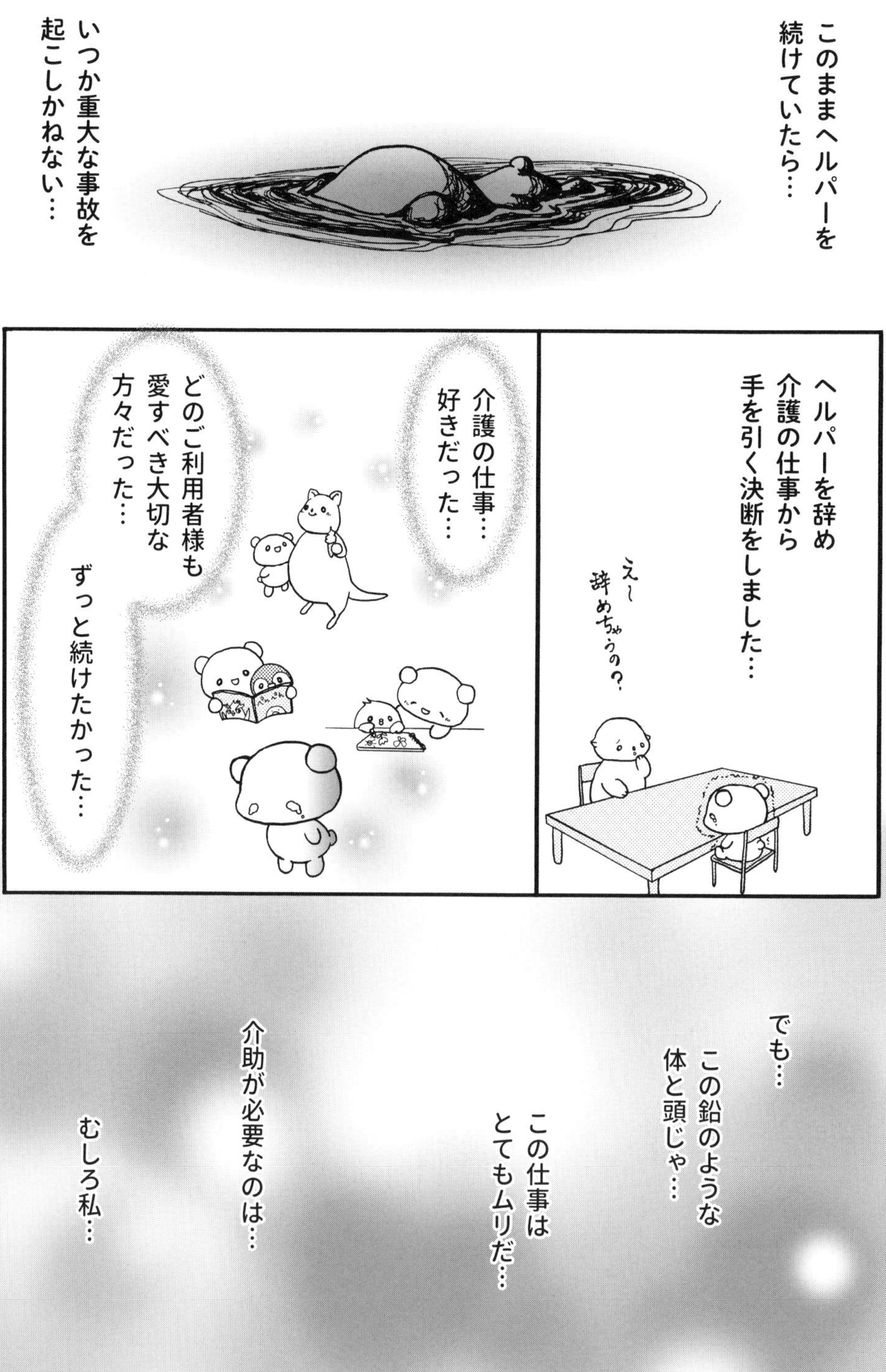

このままヘルパーを続けていたら…
いつか重大な事故を起こしかねない…
ヘルパーを辞め介護の仕事から手を引く決断をしました…
えー辞めちゃうの？
介護の仕事…好きだった…
どのご利用者様も愛すべき大切な方々だった…
ずっと続けたかった…
でも…
この鉛のような体と頭じゃ…
この仕事はとてもムリだ…
介助が必要なのは…
むしろ私…

ヘルパーをしていた時はずっと不眠だったのですが…
一睡もできず朝…
チュンチュン
う…そ…
もう夕方…？
今日こそ仕事探しに行かなきゃいけなかったのに…
くらくら
寝てるだけで1日終わっちゃった…
辞めたとたんひどい過眠になりました…
ぐ
ごはんも…食べて…
な…
い…
ガくっ
ぐ
あらがえない気を失うような眠り…
いいっ…かげんにしろ…自分…
悔し涙
何もできない日々が1カ月ほど続きました…

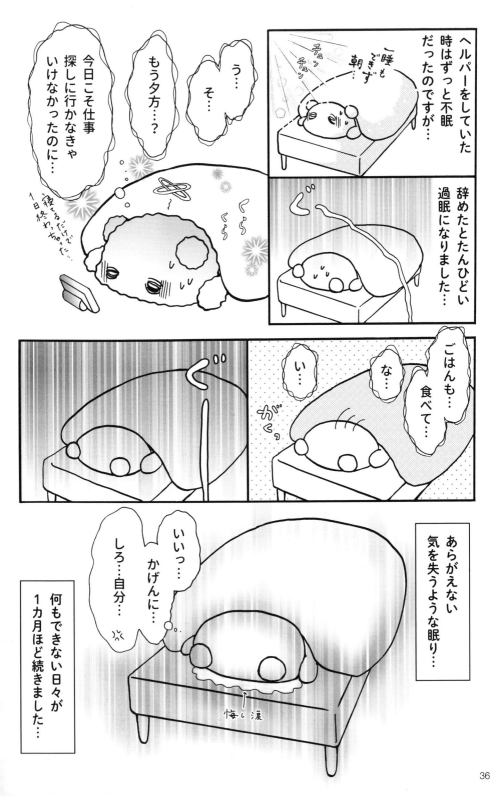

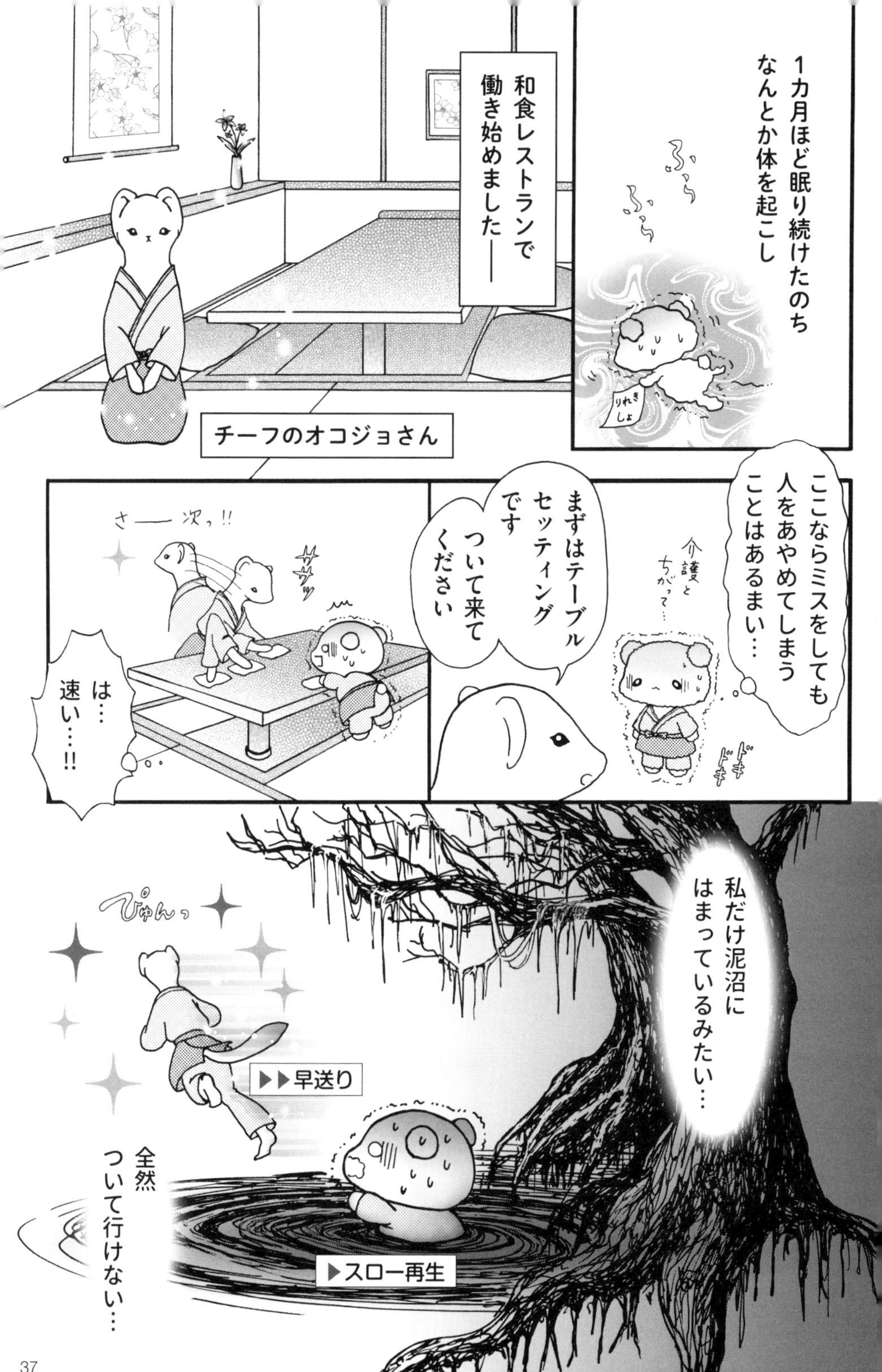
1カ月ほど眠り続けたのち
なんとか体を起こし
ふらふら
りれきしょ
和食レストランで働き始めました――
チーフのオコジョさん
ここならミスをしても人をあやめてしまうことはあるまい…
介護とちがって…
ドキドキ
まずはテーブルセッティングです
ついて来てください
さ――次っ!!
ササッ
は…速い…!!
私だけ泥沼にはまっているみたい…
ぴゅんっ
▶▶早送り
▶スロー再生
全然ついて行けない…

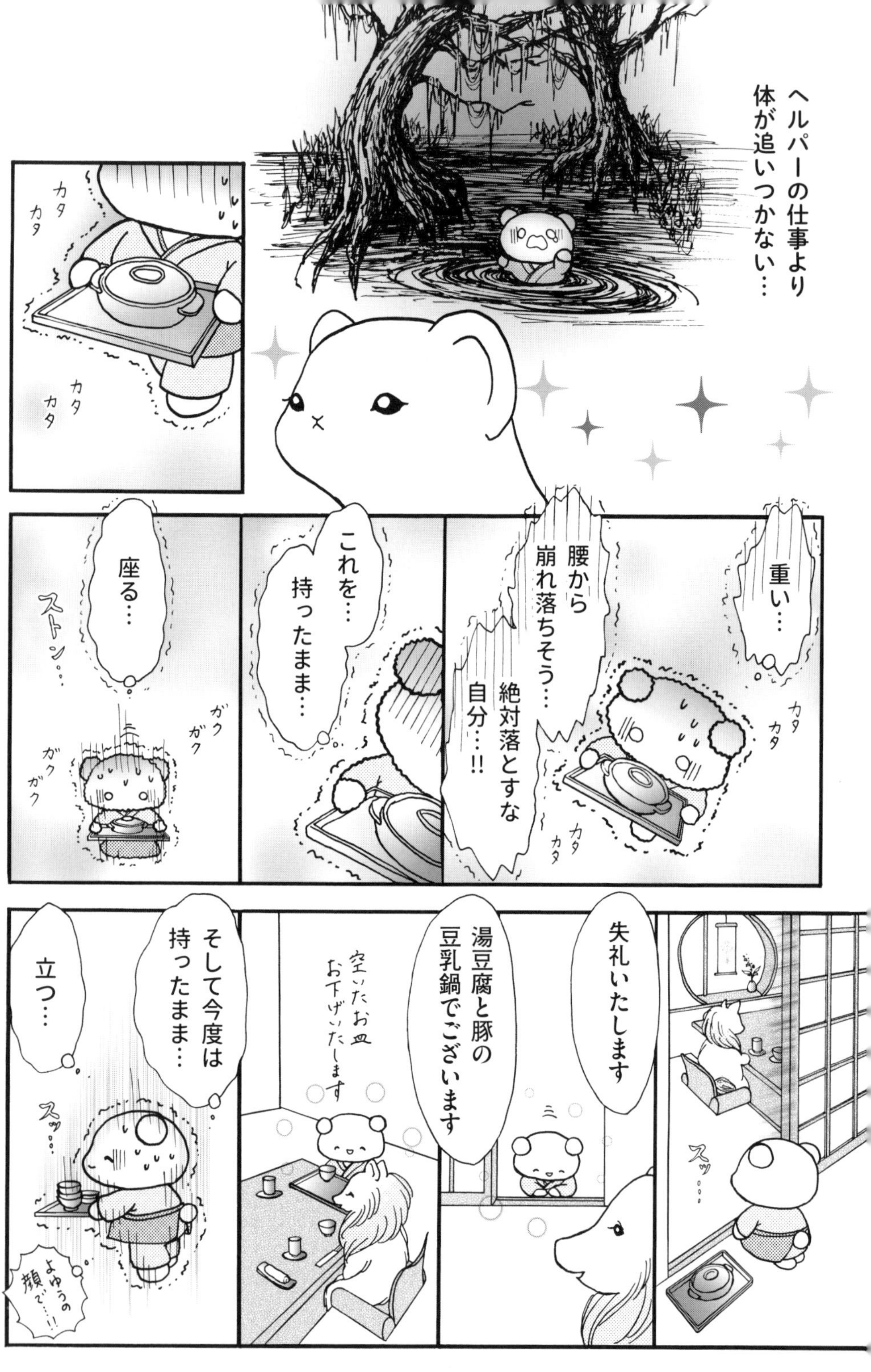
ヘルパーの仕事より
体が追いつかない…
カタカタ
カタカタ
重い…
カタカタ
腰から崩れ落ちそう…
絶対落とすな自分…!!
カタカタ
これを…持ったまま…
座る…
ストン…
ガクガク
ガクガク
スッ…
失礼いたします
湯豆腐と豚の豆乳鍋でございます
空いたお皿お下げいたします
そして今度は持ったまま…
立つ…
スッ…
よゆうの顔で…!!

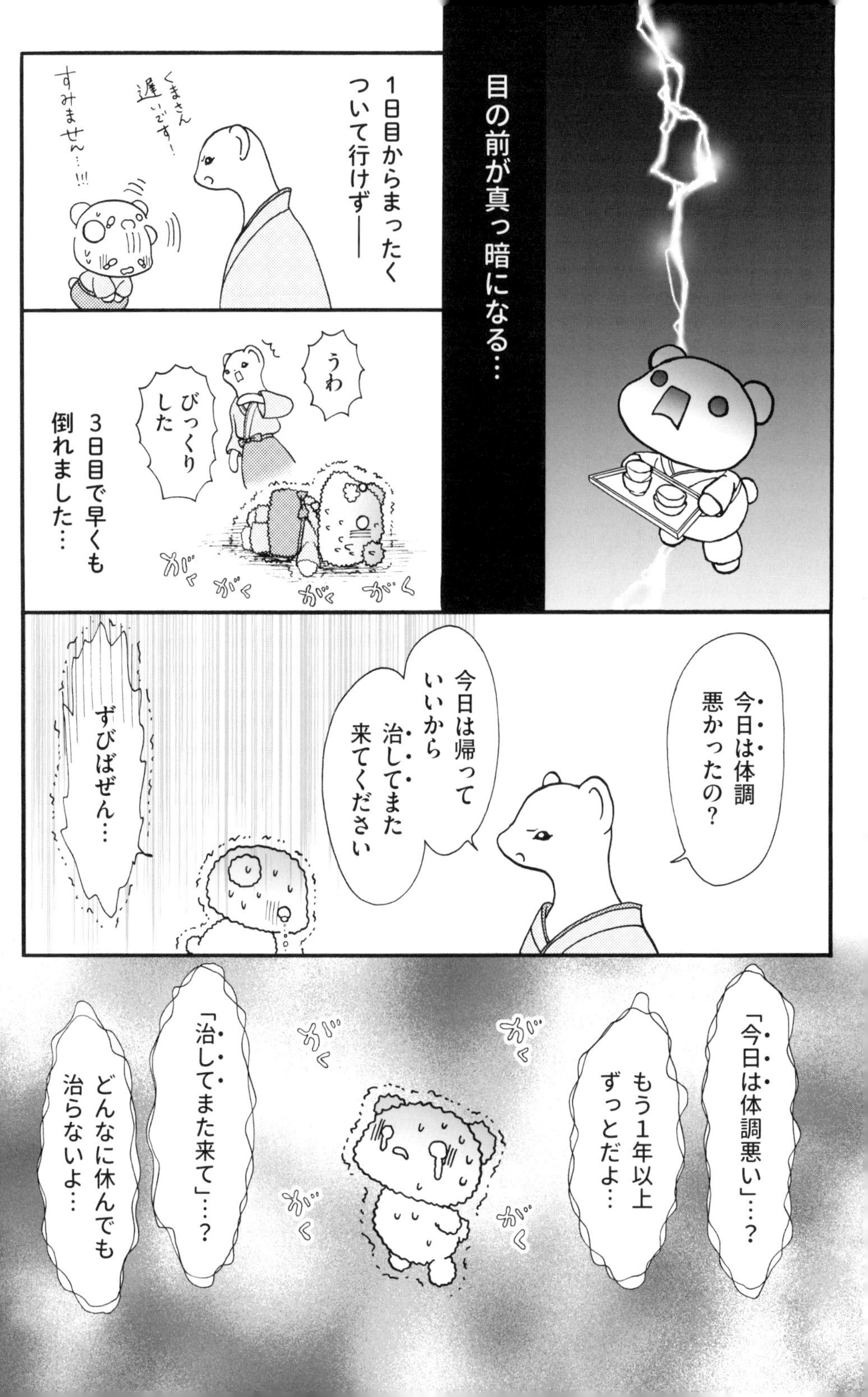
目の前が真っ暗になる…
1日目からまったくついて行けず——
くまさん遅いです！
すみません…!!!
うわ
びっくりした
3日目で早くも倒れました…
がく がく がく がく
今日は体調悪かったの？
今日は帰っていいから治してまた来てください
ずびばぜん…
「今日は体調悪い」…？
もう1年以上ずっとだよ…
がく がく がく がく
「治してまた来て」…？
どんなに休んでも治らないよ…

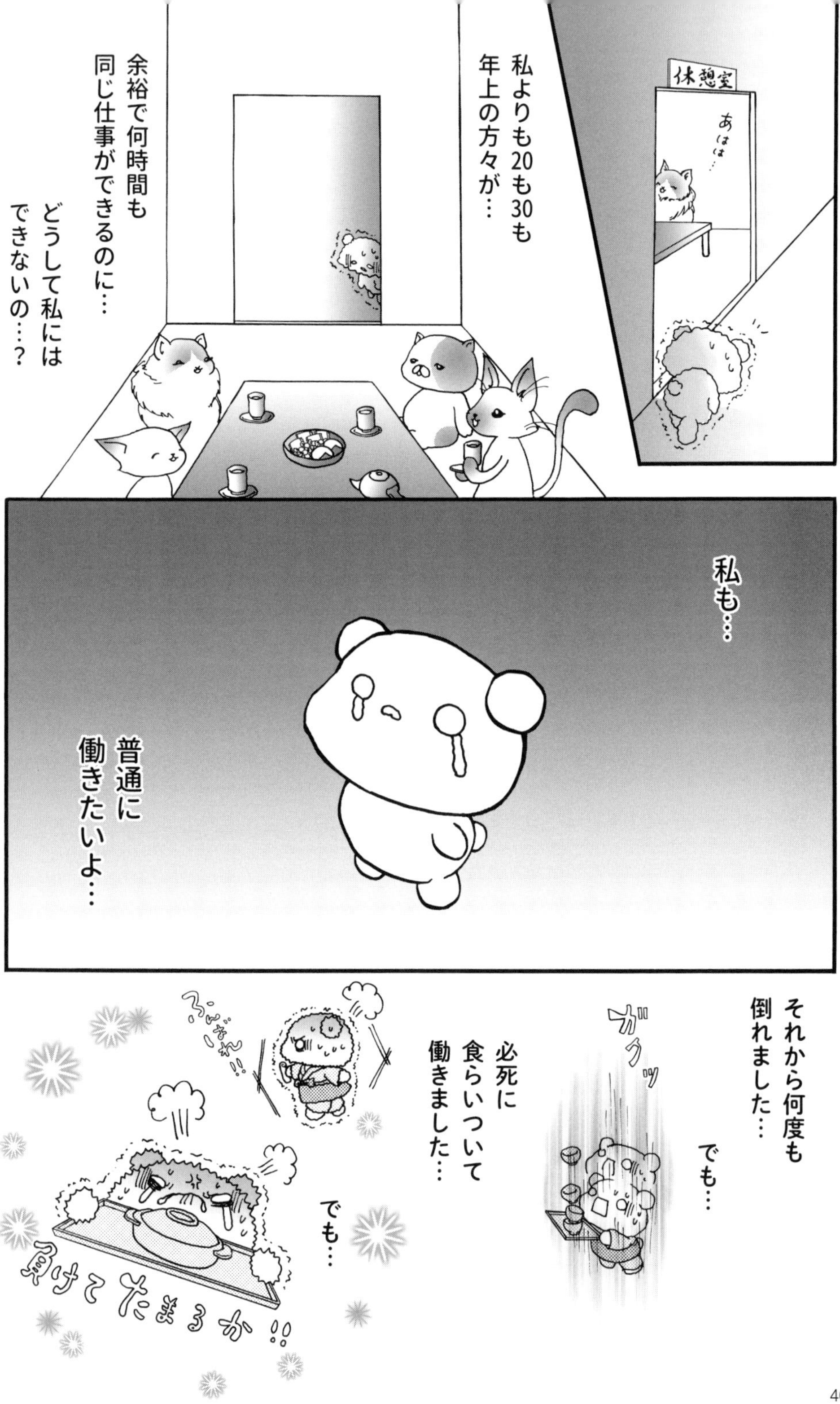
休憩室
あはは…
私よりも20も30も年上の方々が…
余裕で何時間も同じ仕事ができるのに…
どうして私にはできないの…？
私も…
普通に働きたいよ…
それから何度も倒れました…
ガクッ
でも…
必死に食らいついて働きました…
でも…
負けてたまるか!!

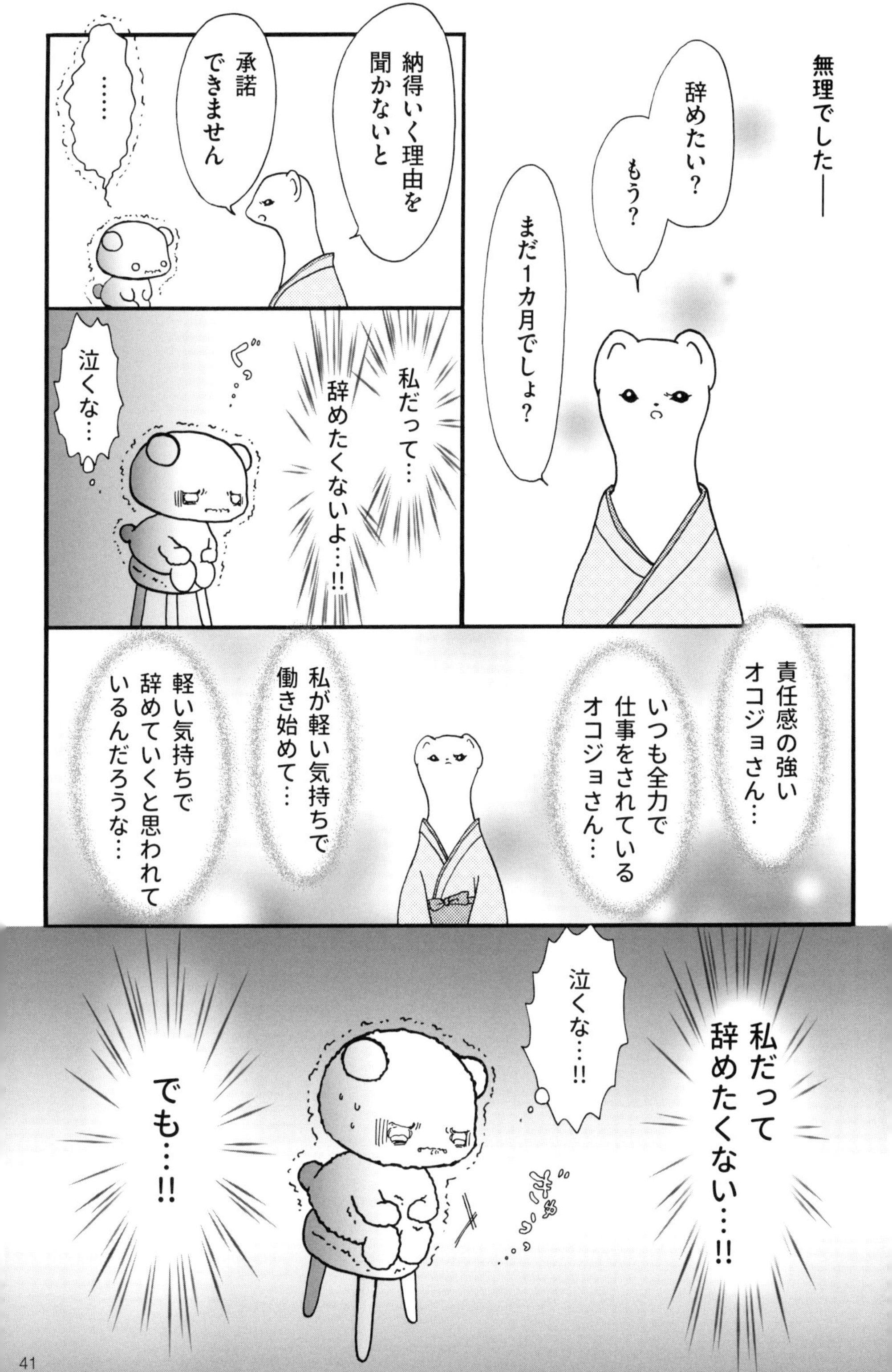
無理でした——
辞めたい？　もう？
まだ1カ月でしょ？
納得いく理由を聞かないと
承諾できません
……
私だって…辞めたくないよ…!!
泣くな…
責任感の強いオコジョさん…
いつも全力で仕事をされているオコジョさん…
私が軽い気持ちで働き始めて…
軽い気持ちで辞めていくと思われているんだろうな…
私だって辞めたくない…!!
泣くな…!!
でも…!!

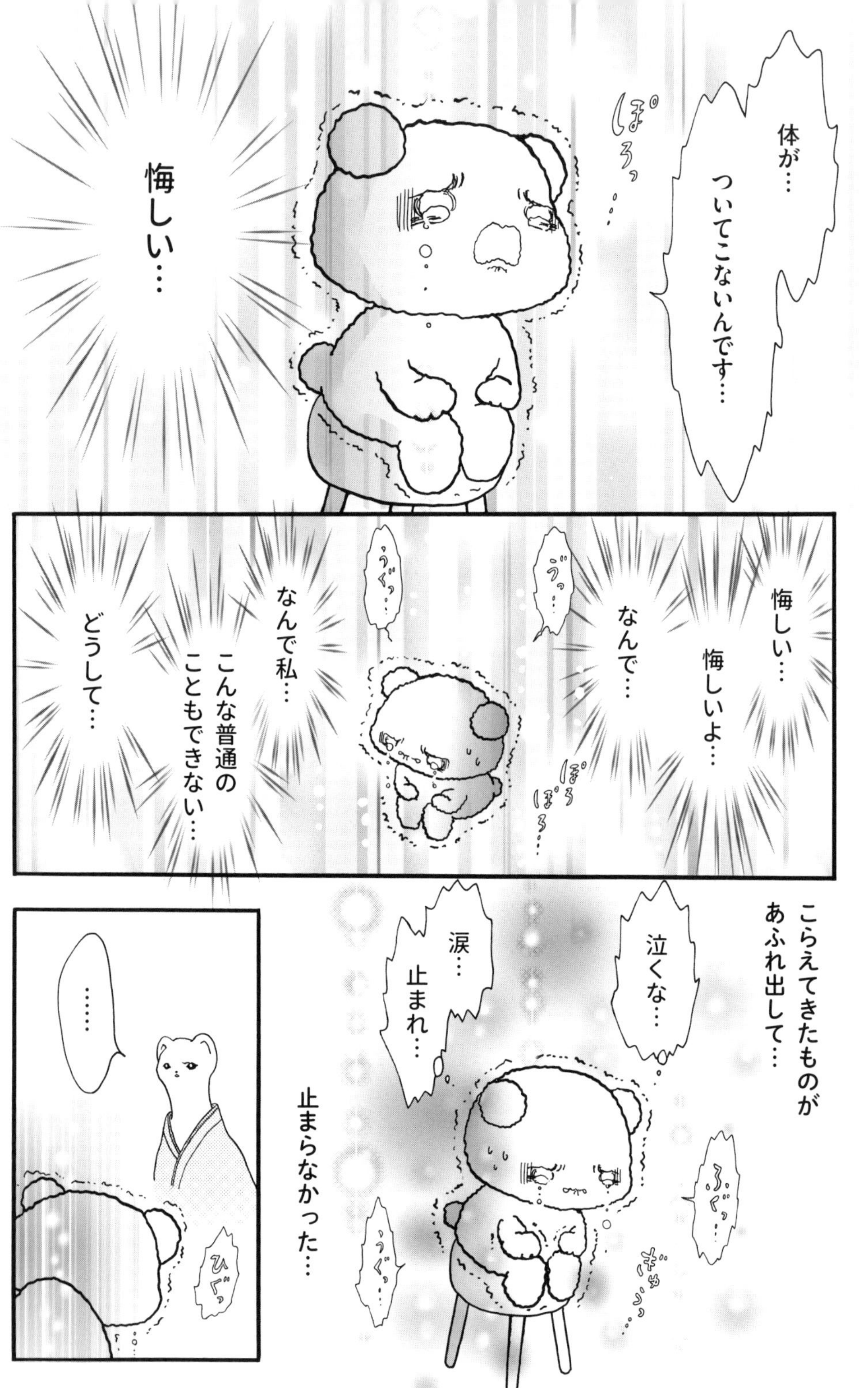
体が…
ついてこないんです…
ぽろっ…
悔しい…
悔しい…
悔しいよ…
なんで…
うっ…
ぽろぽろ…
うぐっ…
なんで私…
こんな普通の
こともできない…
どうして…
こらえてきたものが
あふれ出して…
泣くな…
涙…
止まれ…
ふぐっ…
ぎゅっっ…
うぐっ…
止まらなかった…
……
ひぐっ

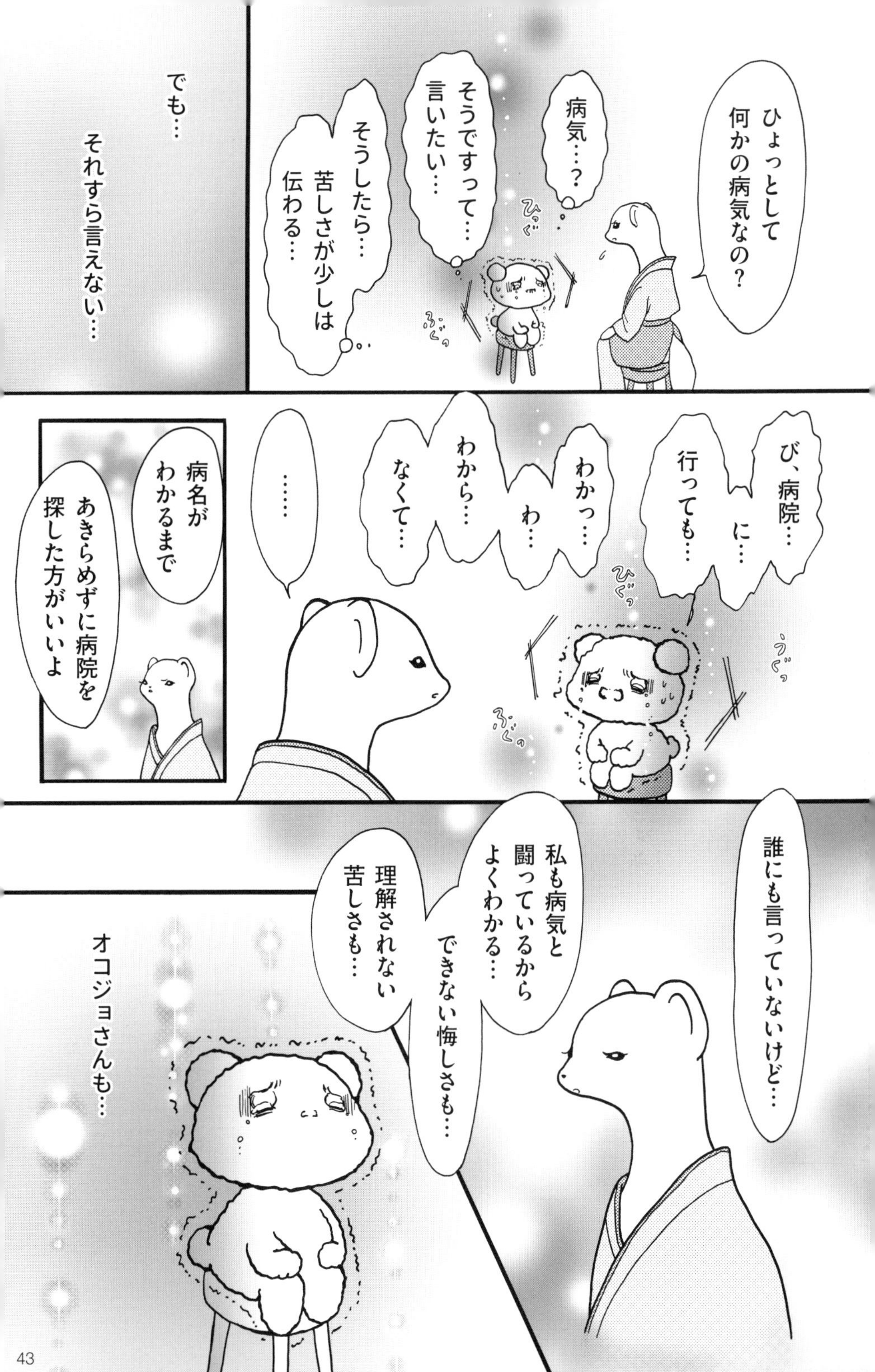
ひょっとして何かの病気なの？
病気…？
そうですって…言いたい…
そうしたら…苦しさが少しは伝わる…
でも…それすら言えない…
び、病院…に…
行っても…
わかっ…わ…
わから…なくて…
……
病名がわかるまで
あきらめずに病院を探した方がいいよ
誰にも言っていないけど…
私も病気と闘っているからよくわかる…
できない悔しさも…
理解されない苦しさも…
オコジョさんも…

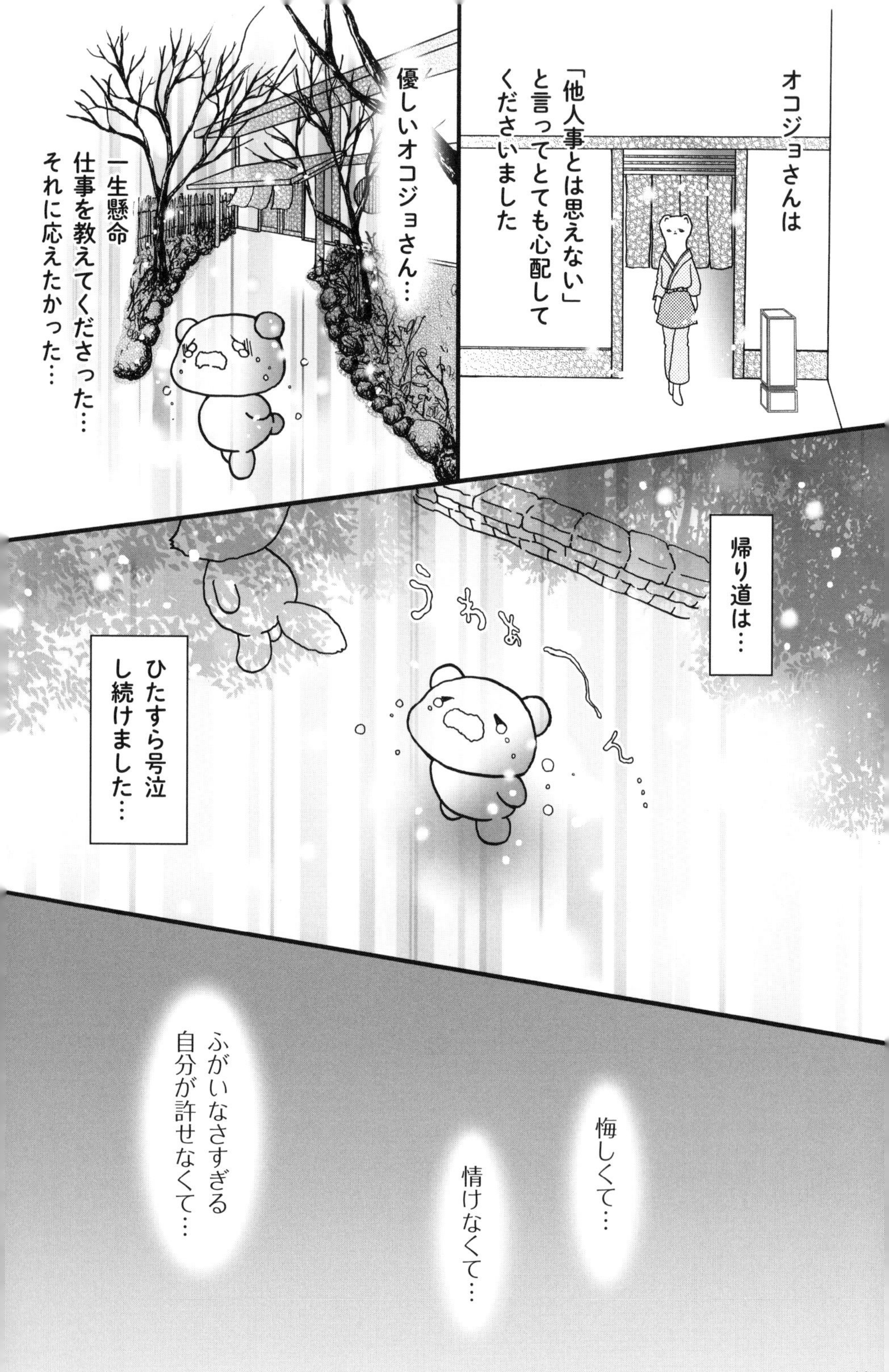
オコジョさんは
「他人事とは思えない」と言ってとても心配してくださいました
優しいオコジョさん…
一生懸命
仕事を教えてくださった…
それに応えたかった…
帰り道は…
うわぁ〜ん
ひたすら号泣し続けました…
悔しくて…
情けなくて…
ふがいなさすぎる自分が許せなくて…

不眠・不眠・超過眠

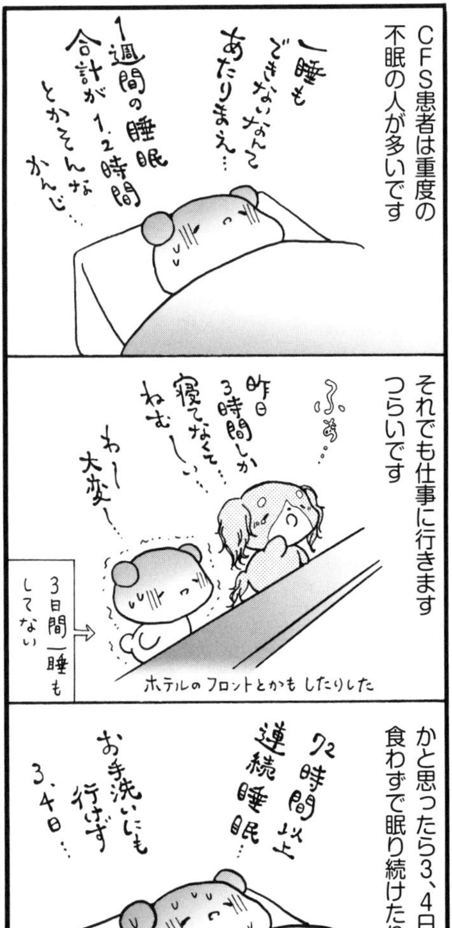
CFS患者は重度の不眠の人が多いです
一睡もできないなんてあたりまえ…
1週間の睡眠合計が1,2時間とかそんなかんじ…
それでも仕事に行きますつらいです
ふぁ…
昨日3時間しか寝てなくてねむし…
わー大変～
3日間一睡もしてない
ホテルのフロントとかもしたりした
かと思ったら3、4日飲まず食わずで眠り続けたりします
72時間以上連続睡眠…
お手洗いにも行けず3、4日…
汗だくっ…
目覚めた時は今が何月何日なのかわからず戸惑います
5時…
朝の5時…?
夕方の5時…?
そして激しく脱水しています
一人暮らしは命懸けです

私個人の症状です。ここまでの超過眠となるCFS患者さんはあまりいらっしゃらないようです。(不眠も私は酷い方)

いいかげんにしろとなる

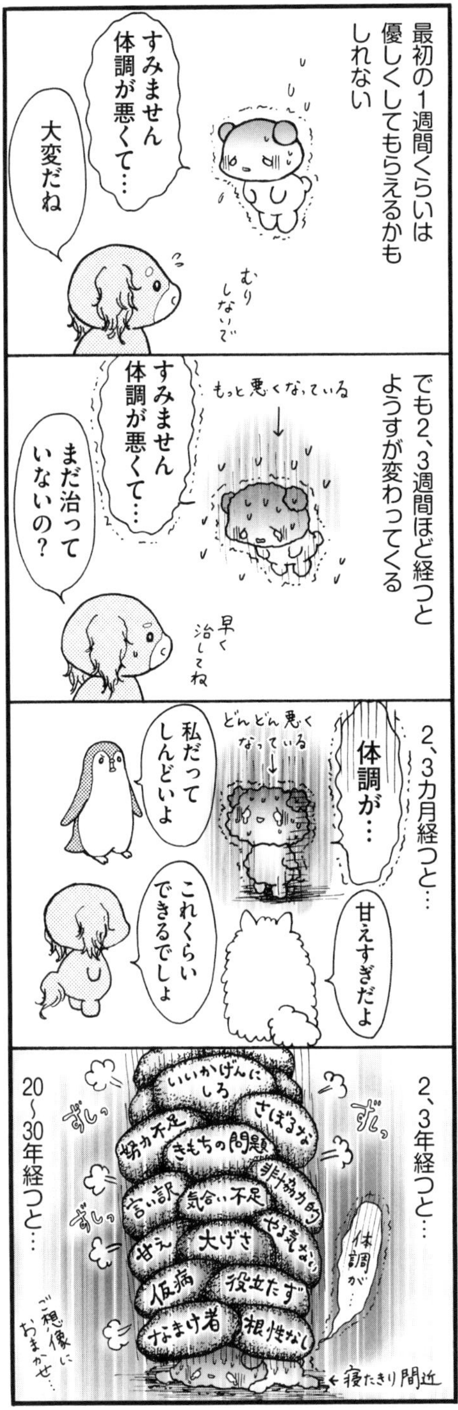
最初の1週間くらいは優しくしてもらえるかもしれない
すみません体調が悪くて…
大変だね
むりしないで
でも2、3週間ほど経つとようすが変わってくる
もっと悪くなっている
すみません体調が悪くて…
まだ治っていないの?
早く治してね
2、3カ月経つと…
体調が…
どんどん悪くなっている
私だってしんどいよ
これくらいできるでしょ
甘えすぎだよ
2、3年経つと…
いいかげんにしろ
さぼるな
協力不足
きもちの問題
非協力的
言い訳
気合い不足
やる気ない
甘え
大げさ
仮病
役立たず
なまけ者
根性なし
ずしっ
体調が…
寝たきり間近
20～30年経つと…
ご想像におまかせ…

4話　信じてもらえない

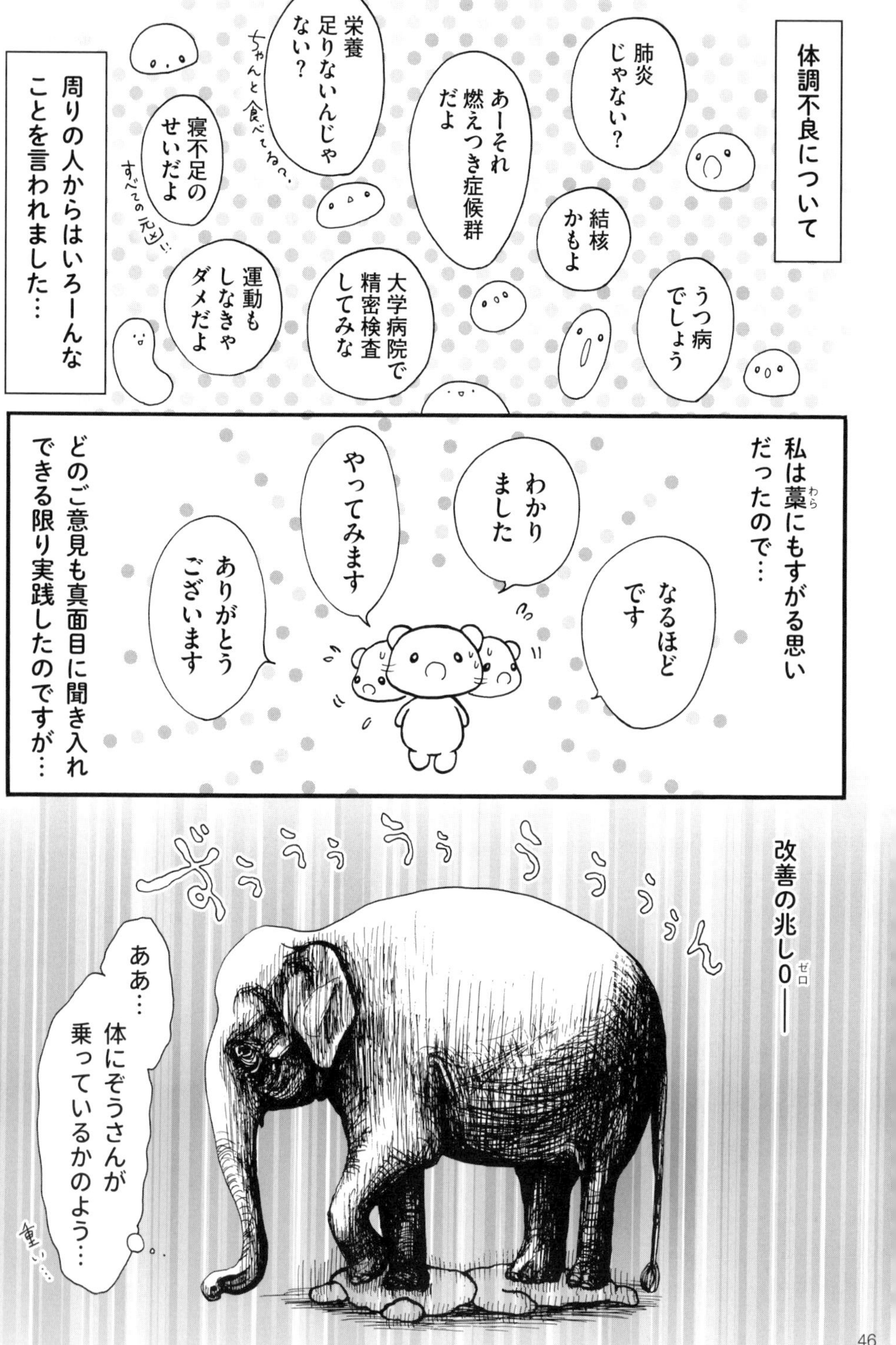
体調不良について
肺炎じゃない?
結核かもよ
うつ病でしょう
あーそれ燃えつき症候群だよ
大学病院で精密検査してみな
栄養足りないんじゃない?
ちゃんと食べてる?..
寝不足のせいだよ
すべての元凶!!
運動もしなきゃダメだよ
周りの人からはいろーんなことを言われました…
私は藁《わら》にもすがる思いだったので…
なるほどです
わかりました
やってみます
ありがとうございます
どのご意見も真面目に聞き入れできる限り実践したのですが…
改善の兆し0《ゼロ》ーー
ずぅぅぅぅぅぅん
ああ…体にぞうさんが乗っているかのよう…
重い…

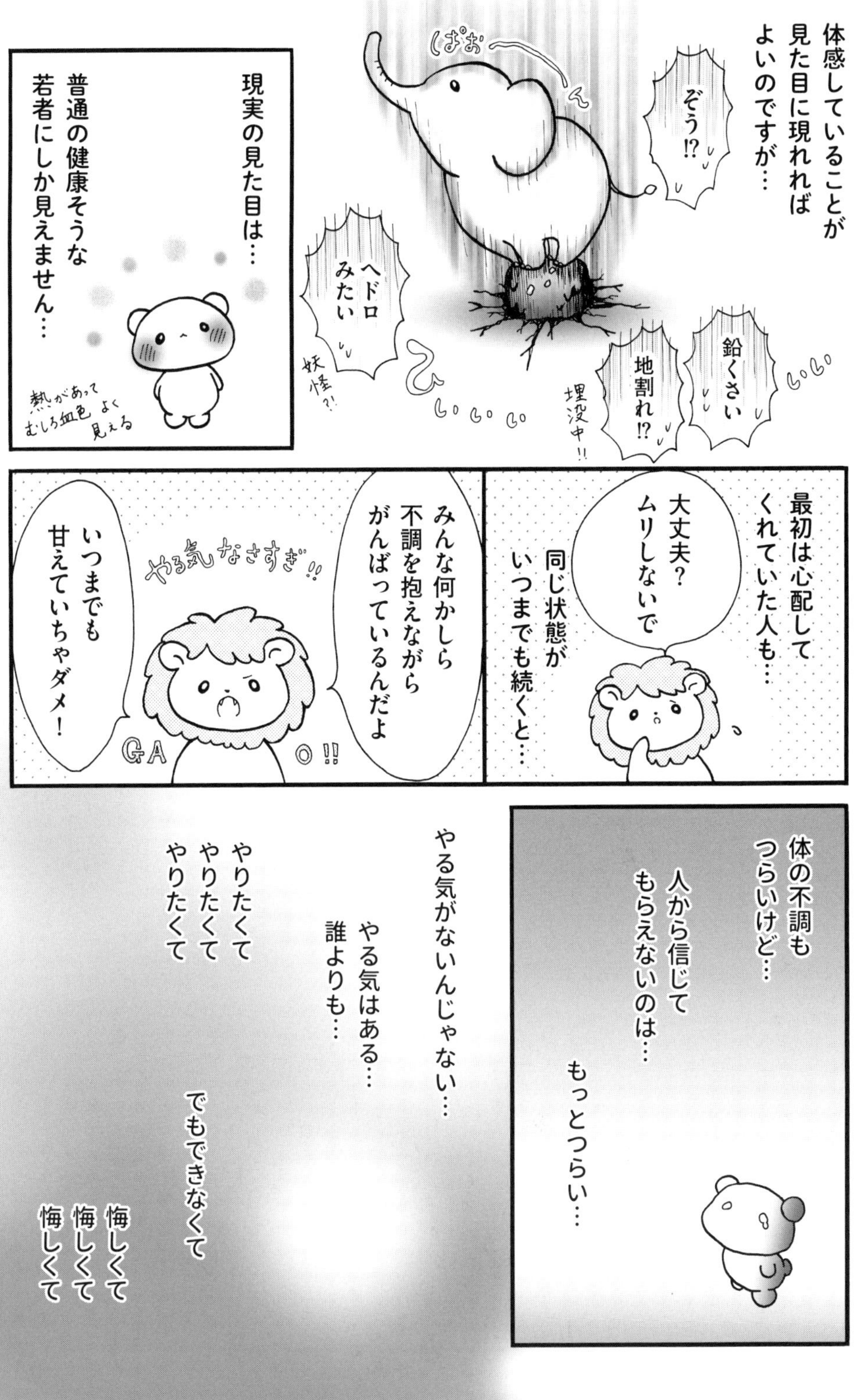

体感していることが見た目に現れればよいのですが…
ぱぉ〜〜ん
ぞう!?
ヘドロみたい
妖怪?!
鉛くさい
地割れ!?
埋没中!!
現実の見た目は…
普通の健康そうな若者にしか見えません…
熱があってむしろ血色よく見える
最初は心配してくれていた人も…
大丈夫? ムリしないで
同じ状態がいつまでも続くと…
みんな何かしら不調を抱えながらがんばっているんだよ
やる気なさすぎ!!
いつまでも甘えていちゃダメ!
GAO!!
体の不調もつらいけど…
人から信じてもらえないのは…
もっとつらい…
やる気がないんじゃない…
やる気はある…
誰よりも…
やりたくて
やりたくて
やりたくて
でもできなくて
悔しくて
悔しくて
悔しくて

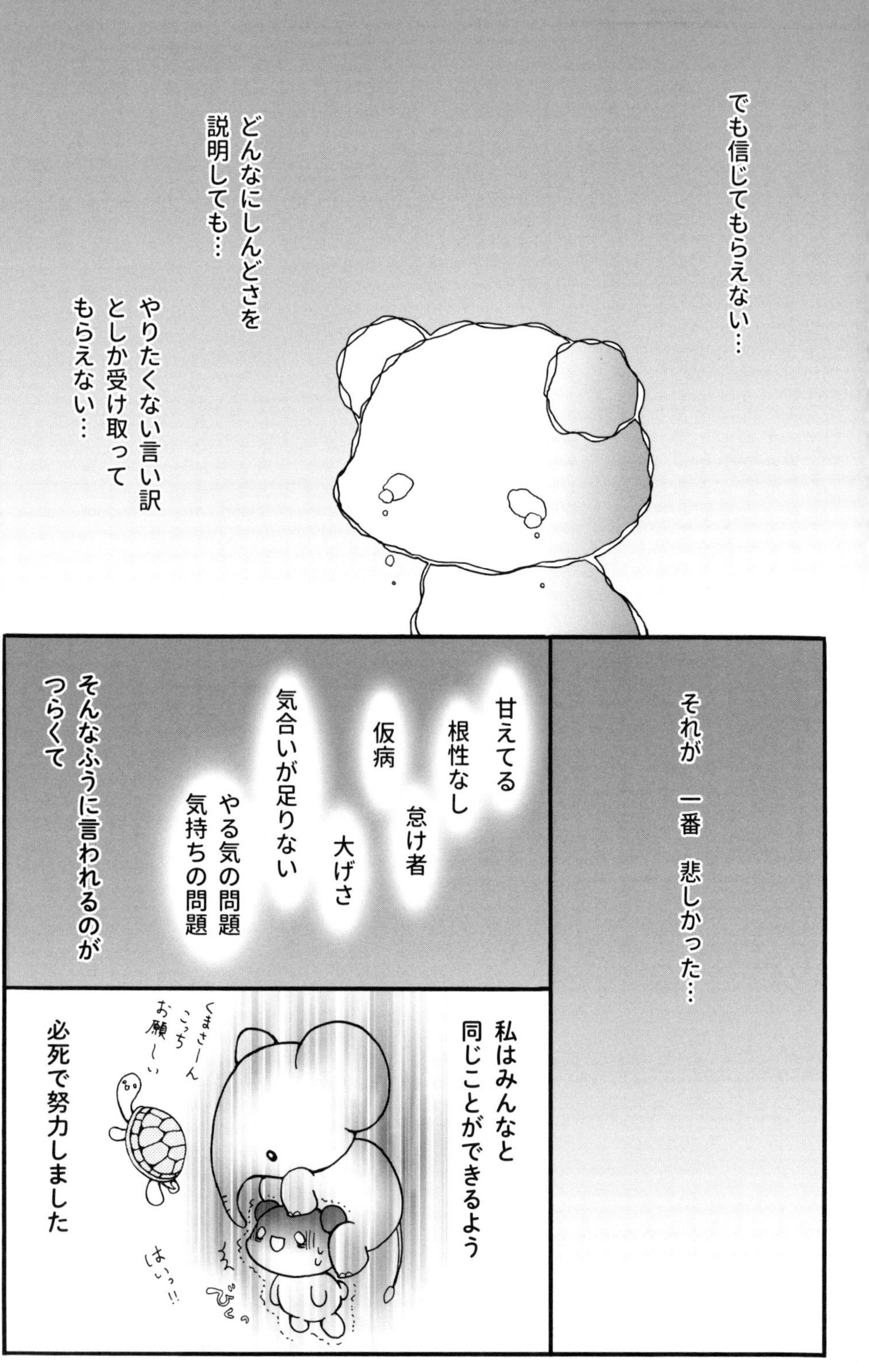
でも信じてもらえない…
どんなにしんどさを説明しても…
やりたくない言い訳としか受け取ってもらえない…
それが　一番　悲しかった…
甘えてる
根性なし
仮病
怠け者
大げさ
気合いが足りない
やる気の問題
気持ちの問題
そんなふうに言われるのがつらくて
私はみんなと同じことができるよう
くまさーん こっち お願ーい
はいっ!!
必死で努力しました

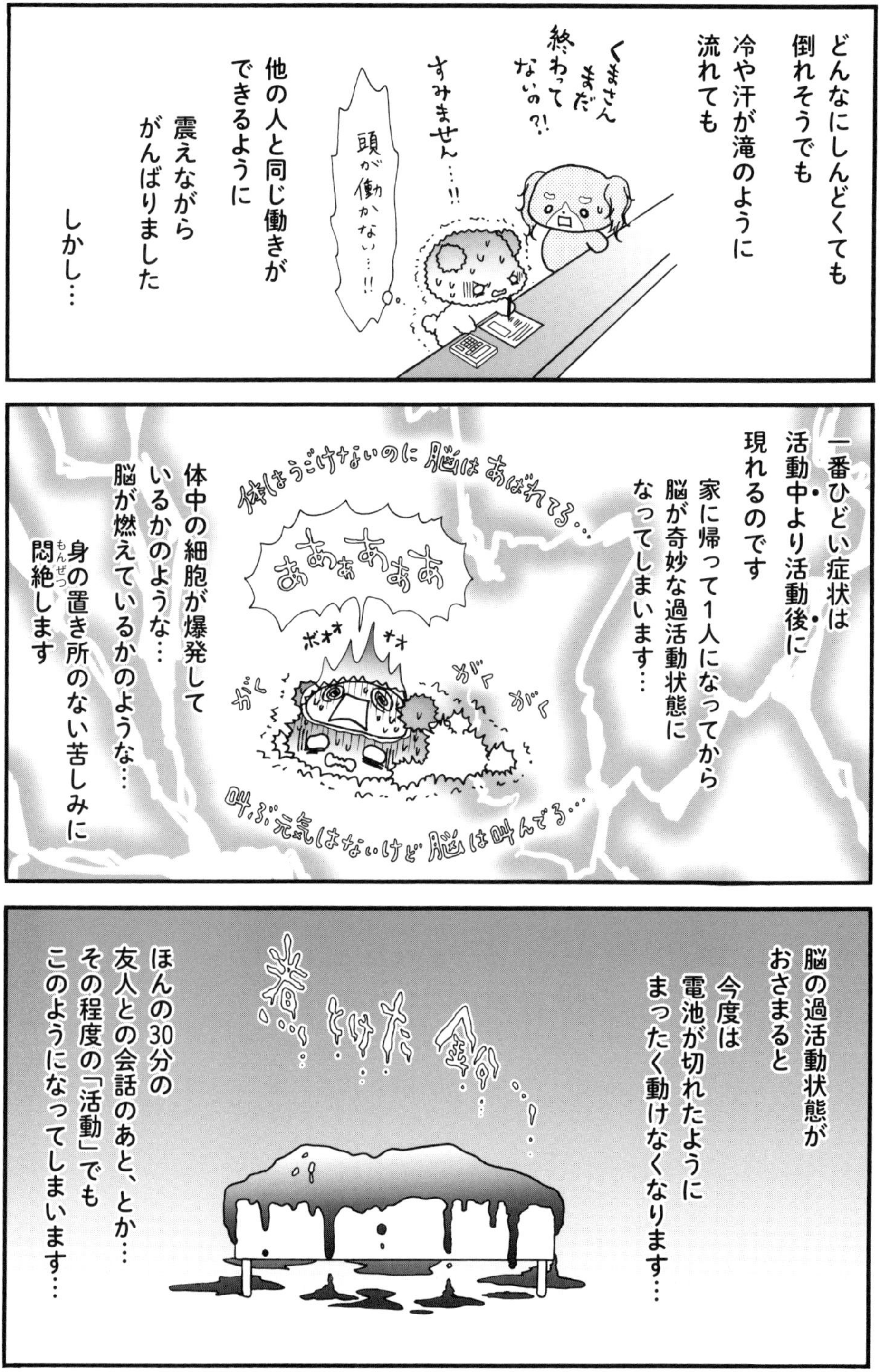
どんなにしんどくても
倒れそうでも
冷や汗が滝のように
流れても
くまさん まだ 終わってないの?!
すみません…!!
頭が働かない…!!
他の人と同じ働きが
できるように
震えながら
がんばりました
しかし…
一番ひどい症状は
活動中より活動後に
現れるのです
家に帰って1人になってから
脳が奇妙な過活動状態に
なってしまいます…
体はうごけないのに脳はあばれてる…
ああぁあああ
ボオオ
オオ
がく
がく
がく
叫ぶ元気はないけど脳は叫んでる…
体中の細胞が爆発して
いるかのような
脳が燃えているかのような…
身の置き所のない苦しみに
悶絶《もんぜつ》します
脳の過活動状態が
おさまると
今度は
電池が切れたように
まったく動けなくなります…
とけた…
ほんの30分の
友人との会話のあと、とか…
その程度の「活動」でも
このようになってしまいます…

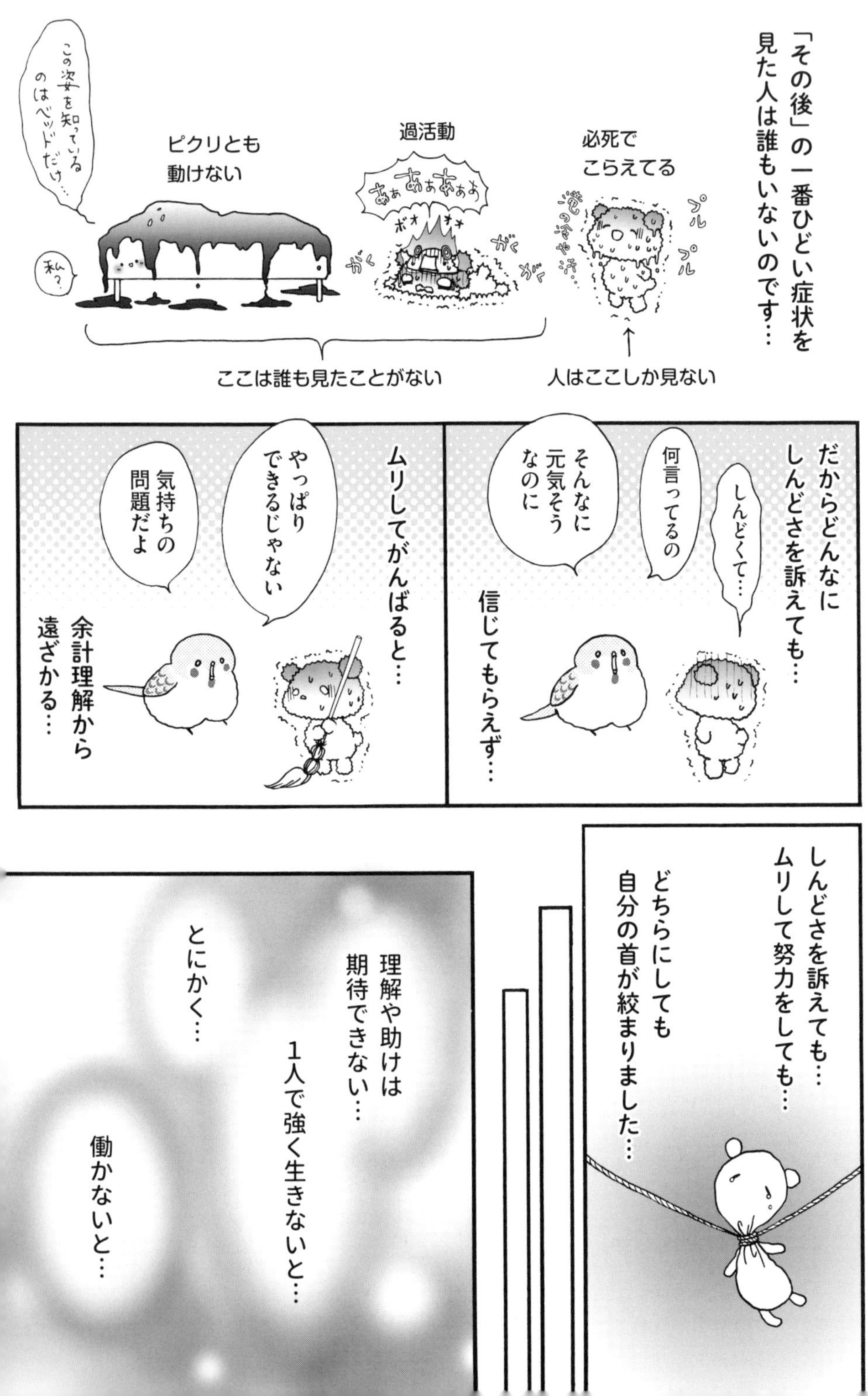
「その後」の一番ひどい症状を見た人は誰もいないのです…
必死でこらえてる
プルプル
滝の冷や汗…
過活動
ピクリとも動けない
この姿を知っているのはベッドだけ…
私？
ここは誰も見たことがない
人はここしか見ない
だからどんなにしんどさを訴えても…
しんどくて…
何言ってるの
そんなに元気そうなのに
信じてもらえず…
ムリしてがんばると…
やっぱりできるじゃない
気持ちの問題だよ
余計理解から遠ざかる…
しんどさを訴えても…
ムリして努力をしても…
どちらにしても自分の首が絞まりました…
理解や助けは期待できない…
1人で強く生きないと…
とにかく…
働かないと…

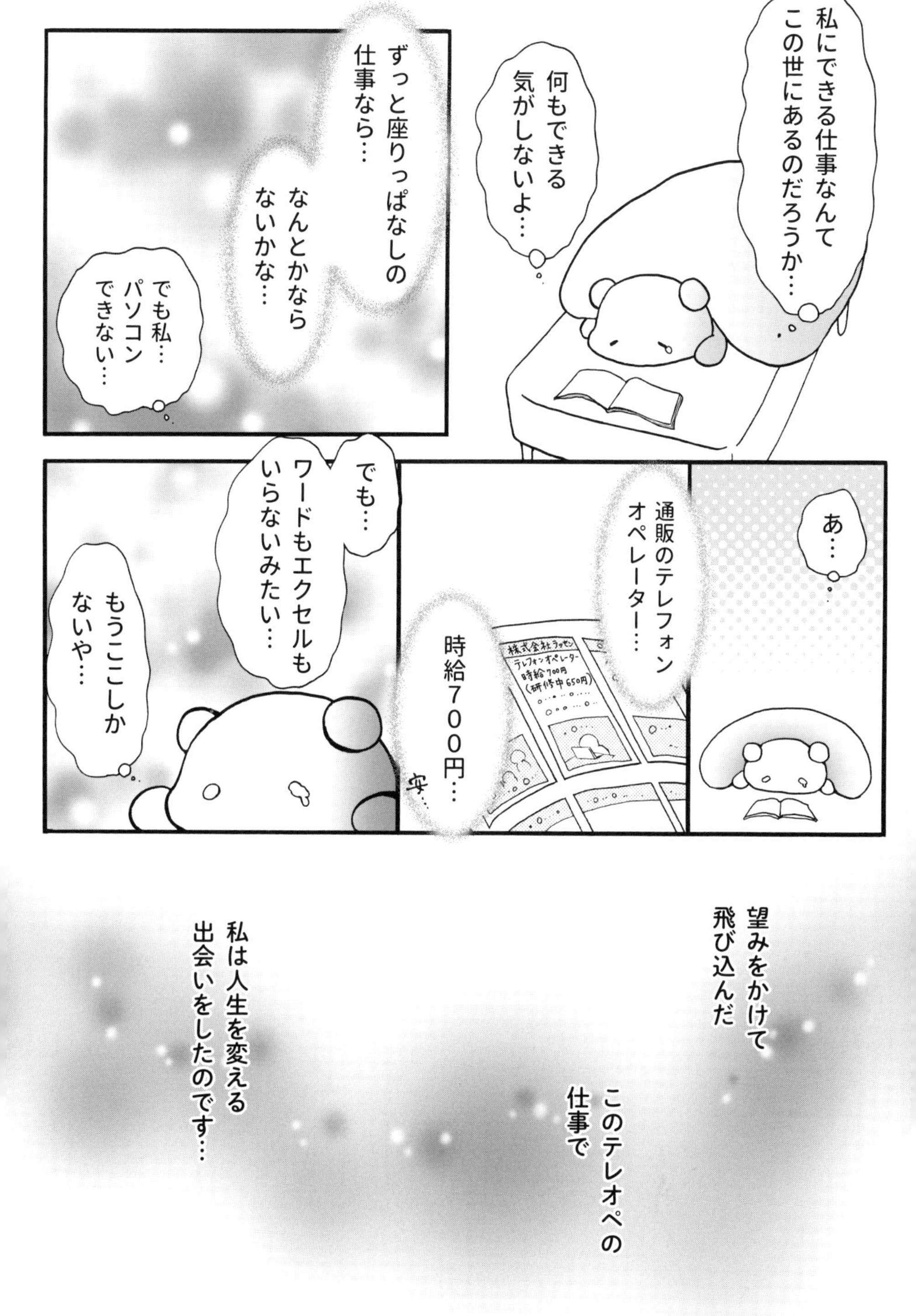
私にできる仕事なんて
この世にあるのだろうか…
何もできる
気がしないよ…
ずっと座りっぱなしの
仕事なら…
なんとかなら
ないかな…
でも私…
パソコン
できない…
あ…
通販のテレフォン
オペレーター…
株式会社ラッセン
テレフォンオペレーター
時給700円
(研修中650円)
時給700円…
安…
でも…
ワードもエクセルも
いらないみたい…
もうここしか
ないや…
望みをかけて
飛び込んだ
このテレオペの
仕事で
私は人生を変える
出会いをしたのです…

あれかこれか❶

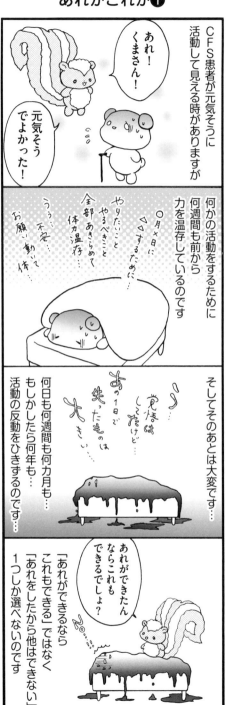

あれかこれか❷

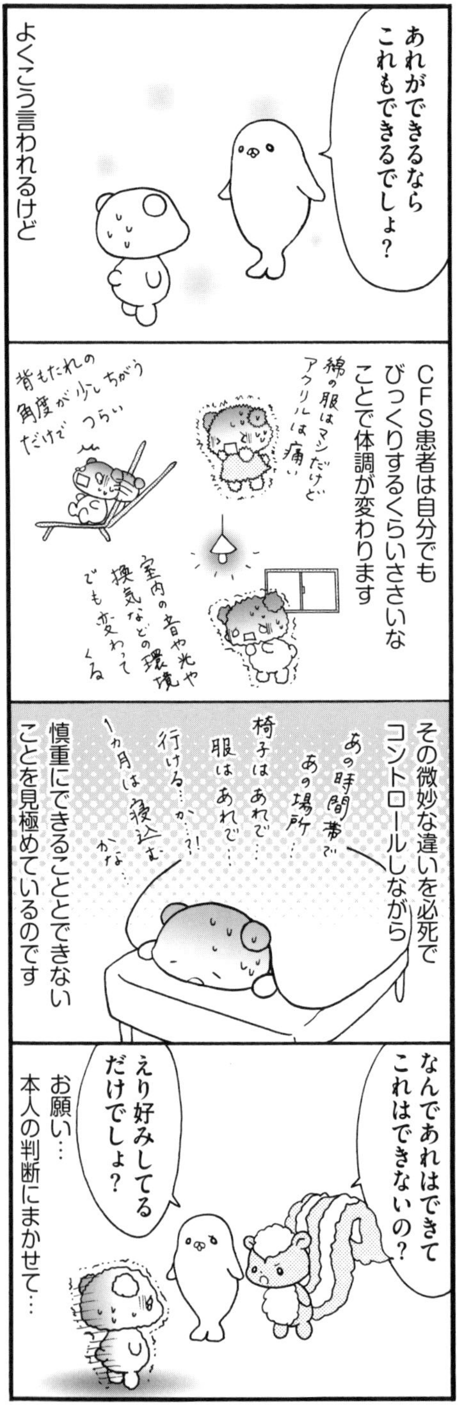

生活習慣のせいじゃない

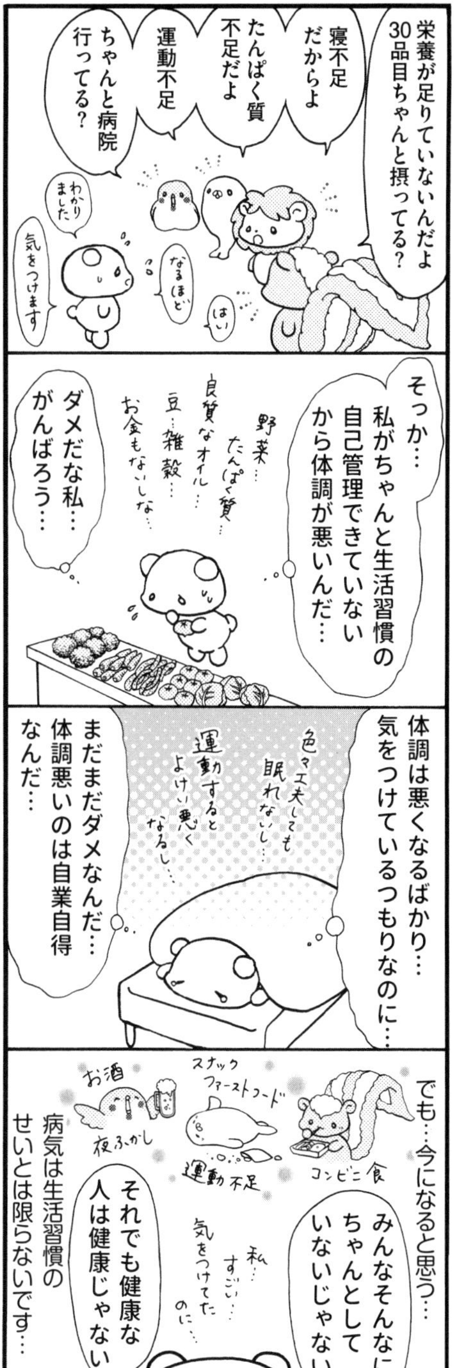
栄養が足りていないんだよ 30品目ちゃんと摂ってる？
寝不足だからよ
たんぱく質不足だよ
運動不足
ちゃんと病院行ってる？
わかりました
気をつけます
なるほど
はい
そっか…私がちゃんと生活習慣の自己管理できていないから体調が悪いんだ…
野菜…たんぱく質…
良質なオイル…
豆…雑穀…
お金もないしな…
ダメだな私…がんばろう…
体調は悪くなるばかり…気をつけているつもりなのに…
色々工夫しても眠れないし…
運動するとよけい悪くなるし…
まだまだダメなんだ…体調悪いのは自業自得なんだ…
でも…今になると思う…
お酒
スナック
ファーストフード
夜ふかし
運動不足
コンビニ食
みんなそんなにちゃんとしていないじゃない
私…すごい…気をつけてたのに…
それでも健康な人は健康じゃない
病気は生活習慣のせいとは限らないです…

ついこう言っちゃう

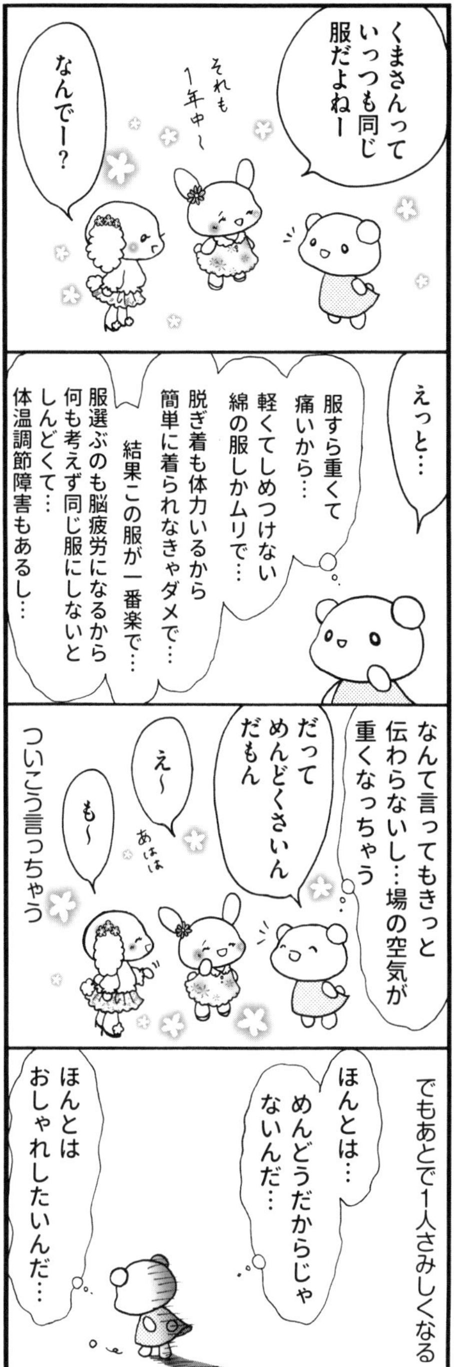

5話　CFS？　何それ

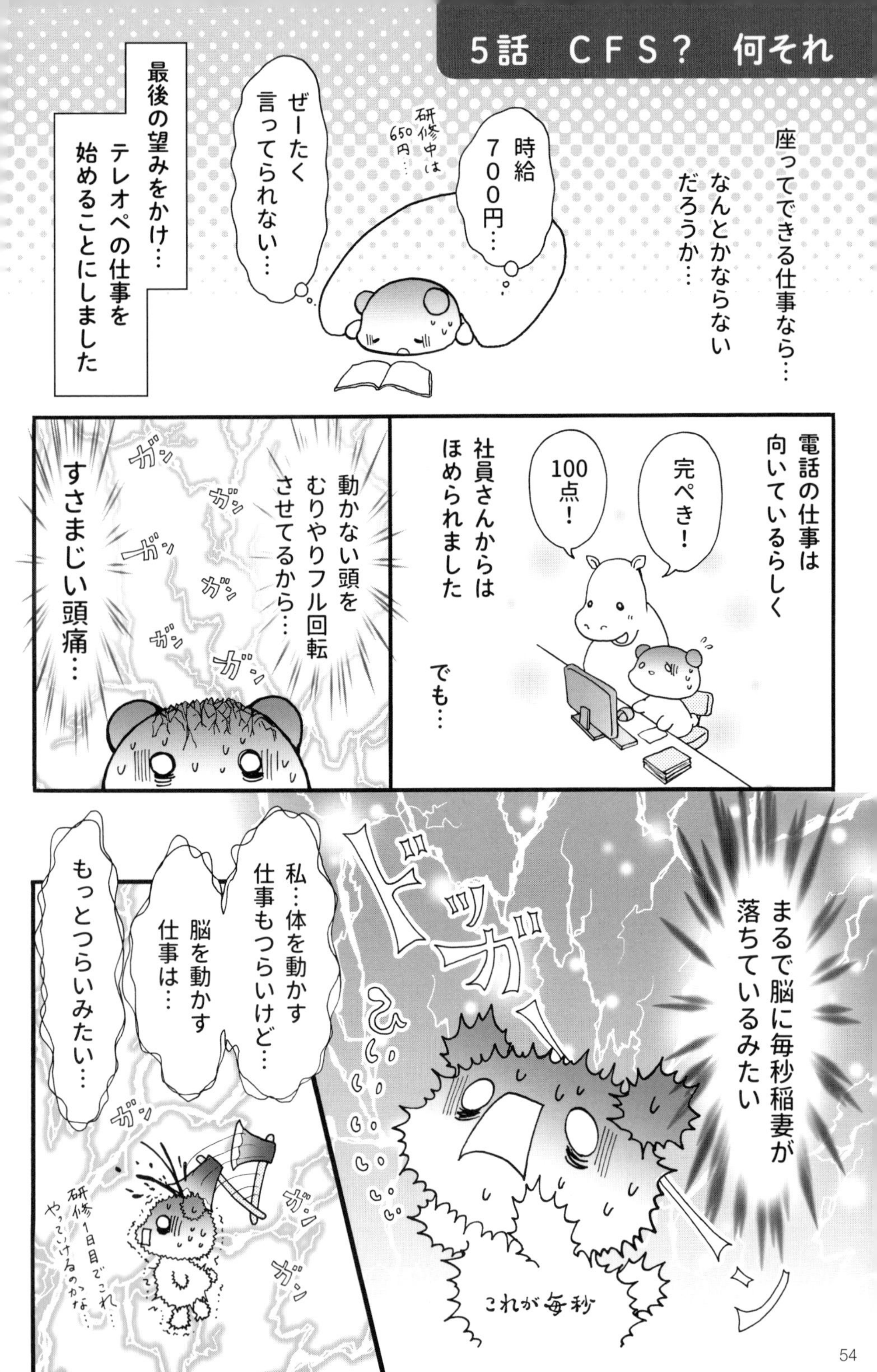
座ってできる仕事なら…
なんとかならないだろうか…
時給700円…
研修中は650円…
ぜーたく言ってられない…
最後の望みをかけ…テレオペの仕事を始めることにしました
電話の仕事は向いているらしく
完ぺき！
100点！
社員さんからはほめられました
でも…
動かない頭をむりやりフル回転させてるから…
ガン
ガン
ガン
ガン
ガン
ガン
すさまじい頭痛…
まるで脳に毎秒稲妻が落ちているみたい
ドッガーン
ひぃ…
これが毎秒
私…体を動かす仕事もつらいけど…
脳を動かす仕事は…
もっとつらいみたい…
ガン
ガン
ガン
研修1日目でこれ…
やっていけるのかな…

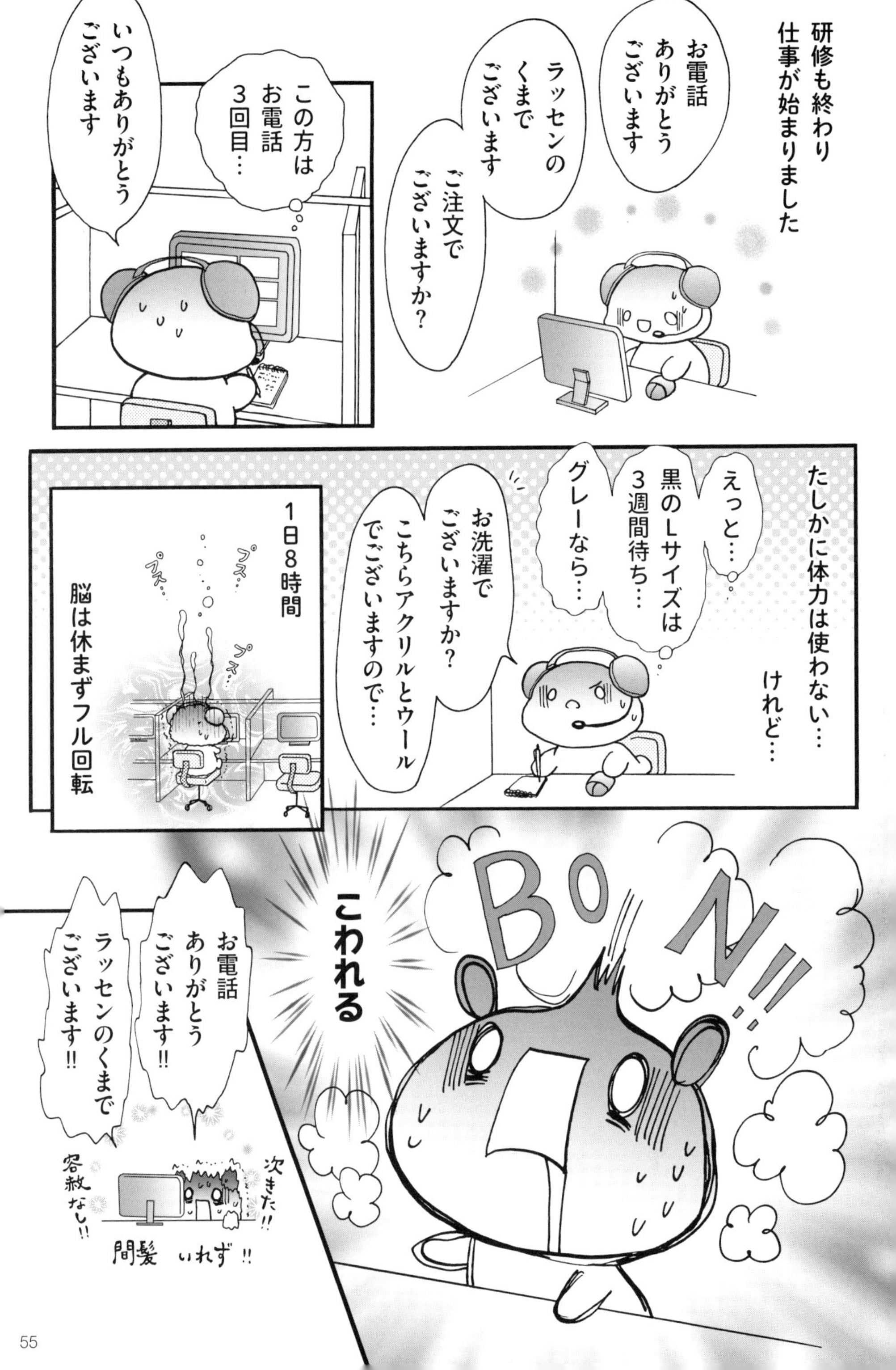

研修も終わり
仕事が始まりました
お電話ありがとうございます
ラッセンのくまでございます
ご注文でございますか?
この方はお電話3回目…
いつもありがとうございます
たしかに体力は使わない…
けれど…
えっと…
黒のLサイズは3週間待ち…
グレーなら…
お洗濯でございますか?
こちらアクリルとウールでございますので…
1日8時間
プス…
プス…
プス…
脳は休まずフル回転
BON!!
こわれる
お電話ありがとうございます!!
ラッセンのくまでございます!!
次きた!!
容赦なし!!
間髪いれず!!

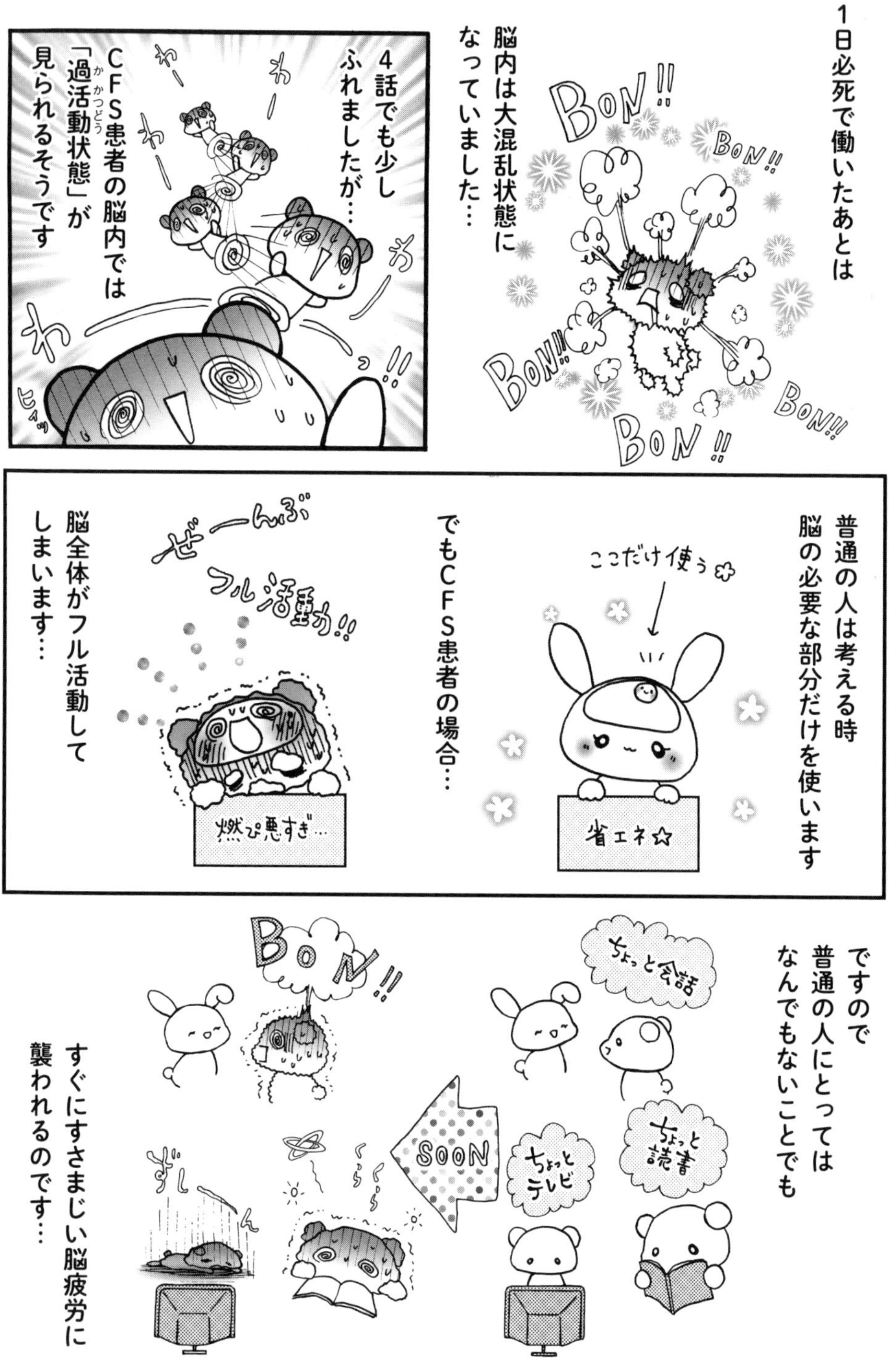
1日必死で働いたあとは
脳内は大混乱状態になっていました…
BON!!
BON!!
BON!!
BON!!
BON!!
4話でも少しふれましたが…
CFS患者の脳内では「過活動《かかつどう》状態」が見られるそうです
わーわーわーわーわーっ!!
ヒィッ
普通の人は考える時脳の必要な部分だけを使います
ここだけ使う✿
省エネ☆
でもCFS患者の場合…
ぜーんぶフル活動!!
燃ぴ悪すぎ…
脳全体がフル活動してしまいます…
ですので普通の人にとってはなんでもないことでも
ちょっと会話
ちょっと読書
ちょっとテレビ
SOON
BON!!
ずしーん
すぐにすさまじい脳疲労に襲われるのです…

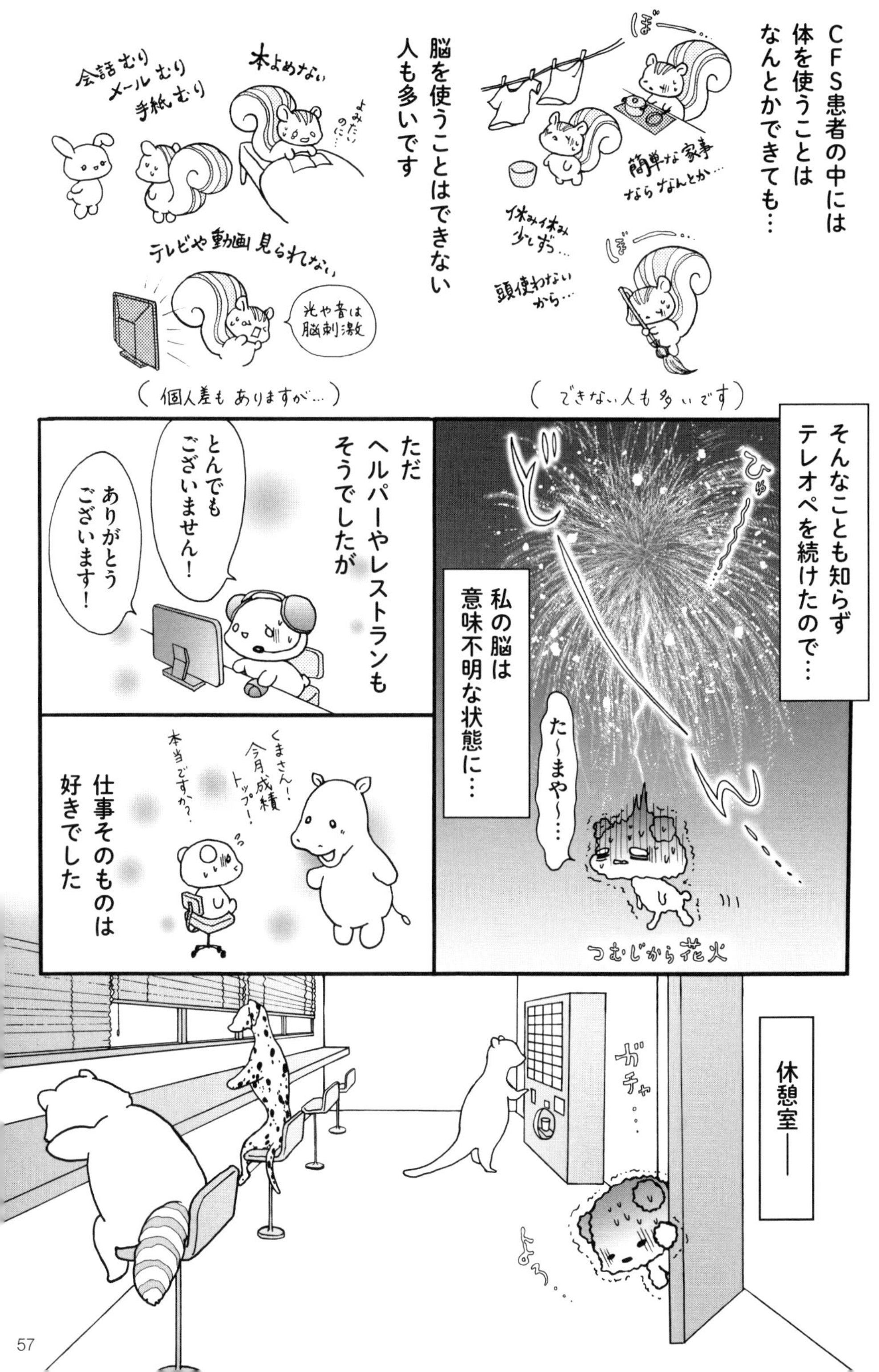

CFS患者の中には
体を使うことは
なんとかできても…
ぼー…
簡単な家事
ならなんとか…
休み休み
少しずつ…
ぼー…
頭使わない
から…
（できない人も多いです）
脳を使うことはできない
人も多いです
本よめない
よみたいのに…
会話むり
メールむり
手紙むり
テレビや動画見られない
光や音は
脳刺激
（個人差もありますが…）
そんなことも知らず
テレオペを続けたので…
ひゅ～…
どー
ん…
私の脳は
意味不明な状態に…
た～まや～…
つむじから花火
ただ
ヘルパーやレストランも
そうでしたが
とんでも
ございません！
ありがとう
ございます！
仕事そのものは
好きでした
くまさん！
今月成績
トップ！
本当ですか？
休憩室――
ガチャ…
よろ…

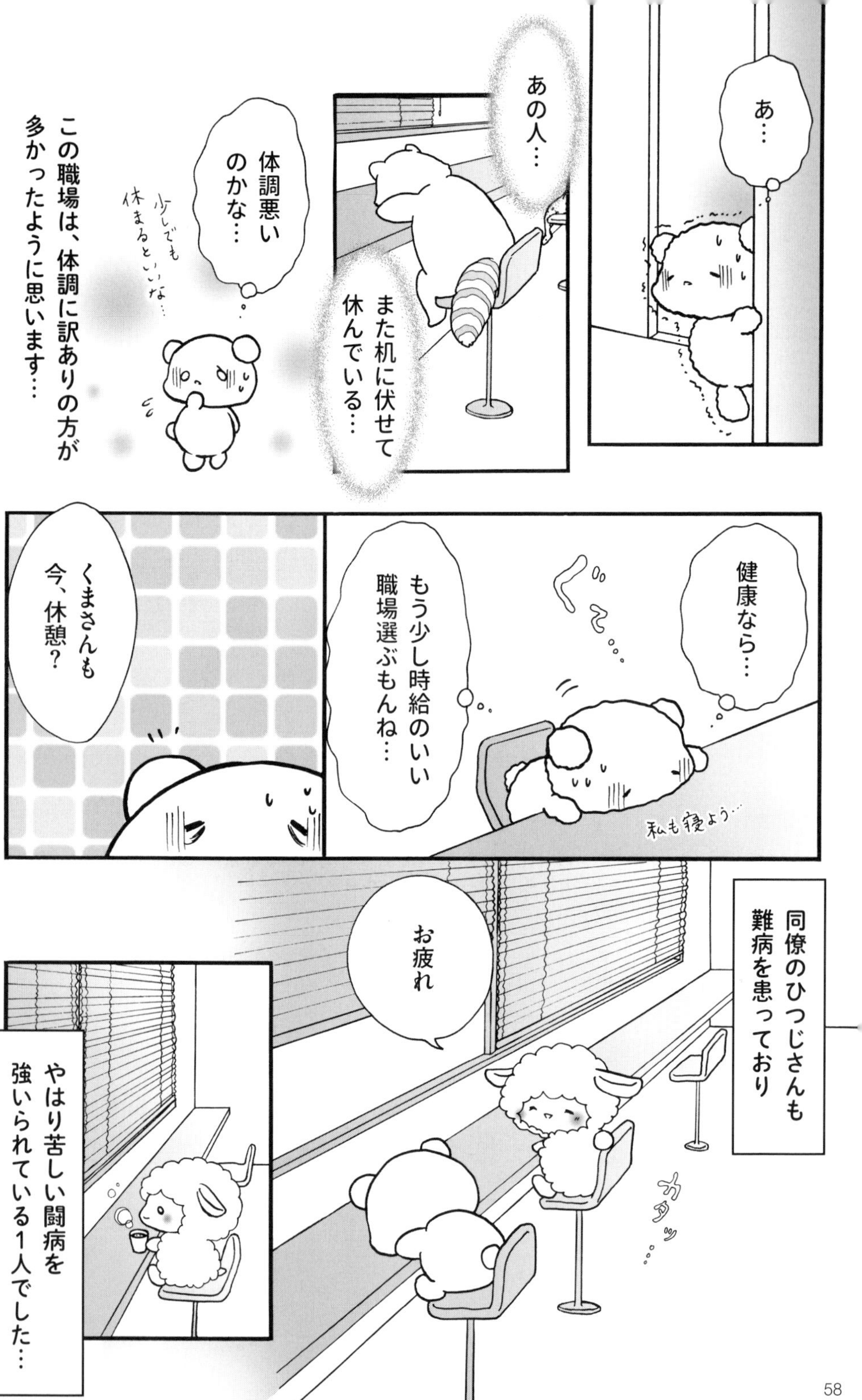
あ…
あの人…
また机に伏せて
休んでいる…
体調悪い
のかな…
少しでも
休まるといいな…
この職場は、体調に訳ありの方が
多かったように思います…
健康なら…
ぐで…
もう少し時給のいい
職場選ぶもんね…
私も寝よう…
くまさんも
今、休憩？
同僚のひつじさんも
難病を患っており
お疲れ
カタッ
やはり苦しい闘病を
強いられている1人でした…

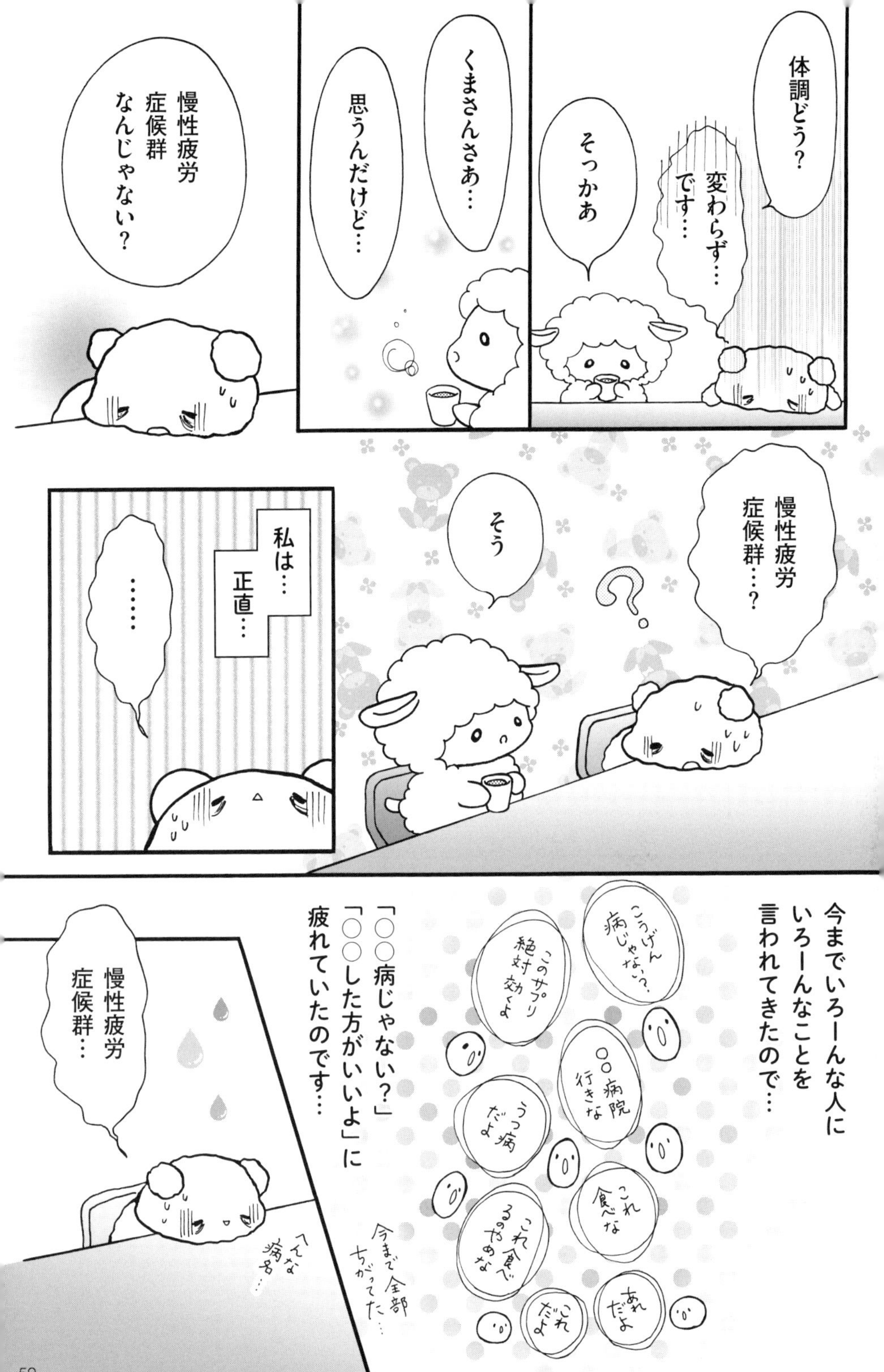
体調どう？
変わらず…です…
そっかあ
くまさんさあ…
思うんだけど…
慢性疲労症候群なんじゃない？
慢性疲労症候群…？
そう
私は…正直…
……
今までいろーんな人にいろーんなことを言われてきたので…
こうげん病じゃない？
このサプリ絶対効くよ
○○病院行きな
うつ病だよ
これ食べな
これ食べるのやめな
あれだよ
これだよ
「○○病じゃない？」「○○した方がいいよ」に疲れていたのです…
今まで全部ちがってた…
慢性疲労症候群…
へんな病名…

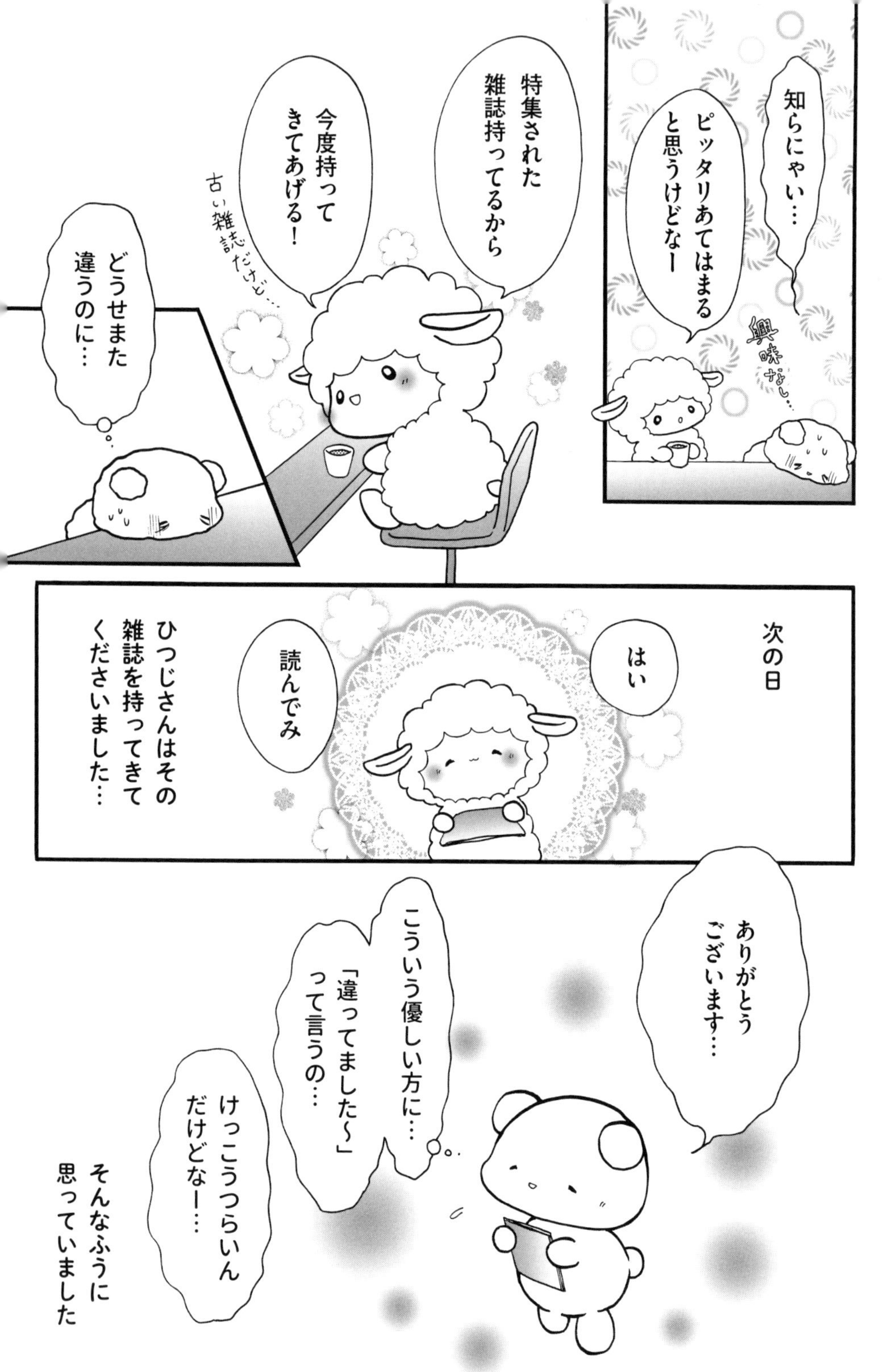
知らにゃい…
ピッタリあてはまると思うけどなー
興味なし…
特集された雑誌持ってるから
今度持ってきてあげる!
古い雑誌だけど…
どうせまた違うのに…
次の日
はい
読んでみ
ひつじさんはその雑誌を持ってきてくださいました…
ありがとうございます…
こういう優しい方に…「違ってました〜」って言うの…
けっこうつらいんだけどなー…
そんなふうに思っていました

体力回復

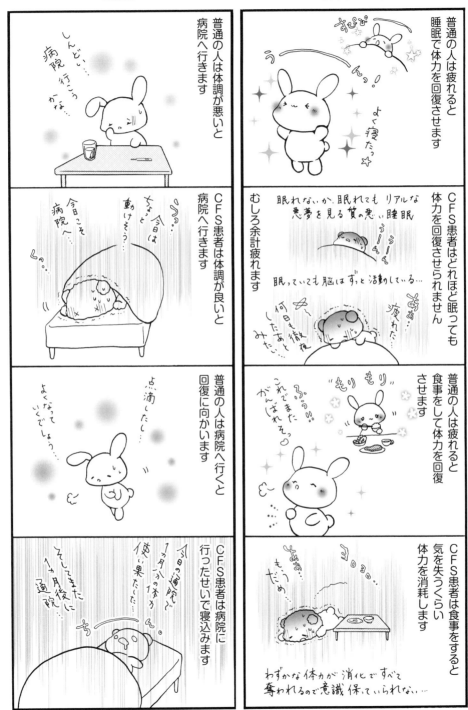

普通の人は疲れると
睡眠で体力を回復させます
すぴぴ
うーんっ！
よく寝たっ☆
CFS患者はどれほど眠っても
体力を回復させられません
むしろ余計疲れます
眠れないか、眠れても リアルな
悪夢を見る質の悪い睡眠
うーん うーん
眠っていても脳はずっと活動している…
あぁ…
疲れた…
何日も徹夜したあとみたい…
普通の人は疲れると
食事をして体力を回復
させます
"もり もり"
ぷぅ!!
これでまたがんばれそっ♡
CFS患者は食事をすると
気を失うくらい
体力を消耗します
ヨロヨロ…
あぁ… もうだめ…
わずかな体力が消化ですべて
奪われるので意識保っていられない…

病院

普通の人は体調が悪いと
病院へ行きます
しんどい…
病院行こうかな…
CFS患者は体調が良いと
病院へ行きます
うぅ…
今日は
ちょっと動けそう…
今日こそ病院へ…
くっ…
普通の人は病院へ行くと
回復に向かいます
点滴したし…
よくなっていくでしょう…
CFS患者は病院に
行ったせいで寝込みます
今日の通院で
1ヵ月分の体力
使い果たした…
ち———ん。
そしてまた
1ヵ月後に
通院…

6話　見つけた！

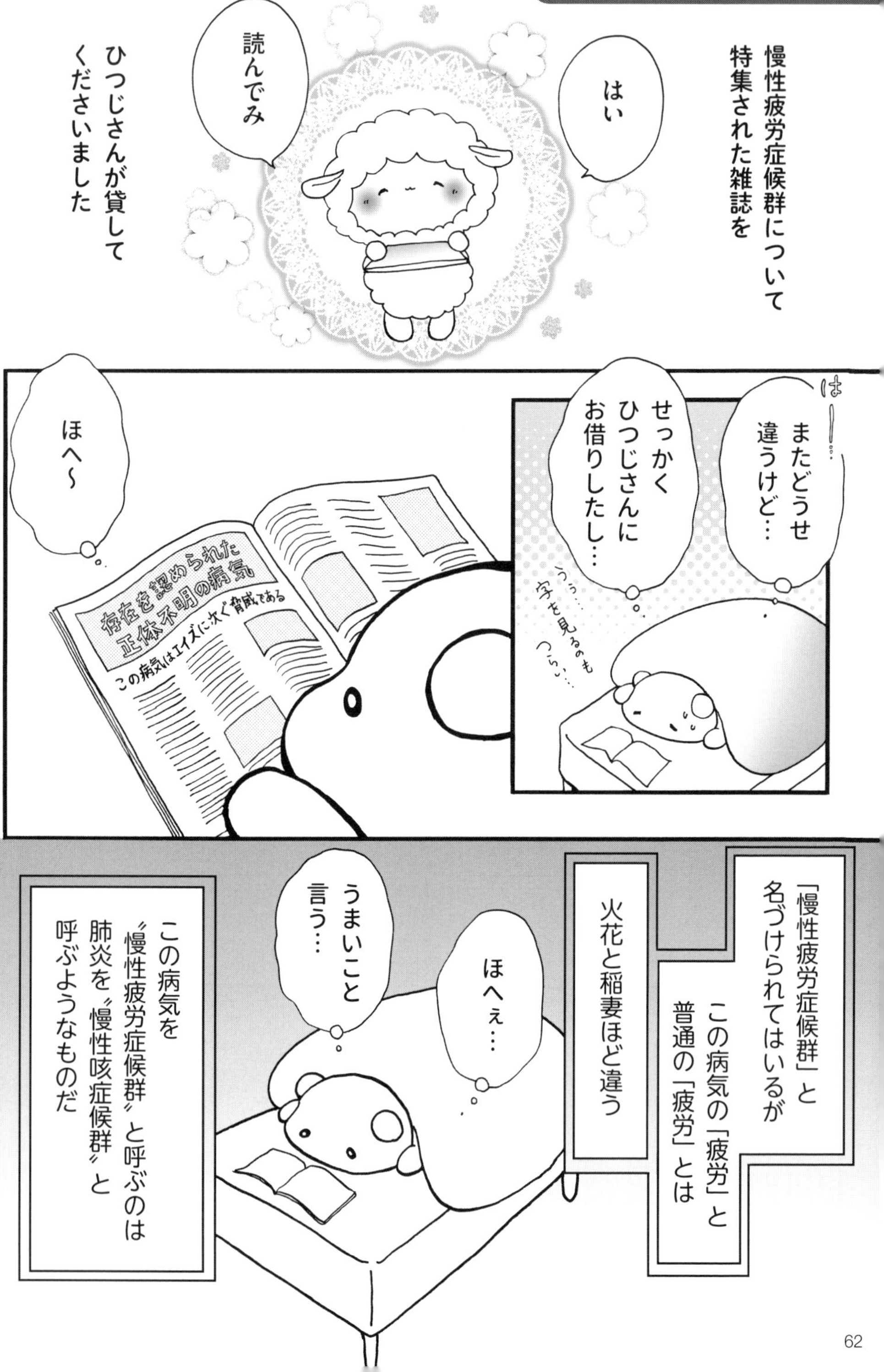

慢性疲労症候群について特集された雑誌を
はい
読んでみ
ひつじさんが貸してくださいました
はー…
またどうせ違うけど…
せっかくひつじさんにお借りしたし…
うぅ…字を見るのもつらい…
存在を認められた正体不明の病気
この病気はエイズに次ぐ脅威である
ほへ～
「慢性疲労症候群」と名づけられてはいるが
この病気の「疲労」と普通の「疲労」とは
火花と稲妻ほど違う
ほへぇ…
うまいこと言う…
この病気を〝慢性疲労症候群〟と呼ぶのは肺炎を〝慢性咳症候群〟と呼ぶようなものだ

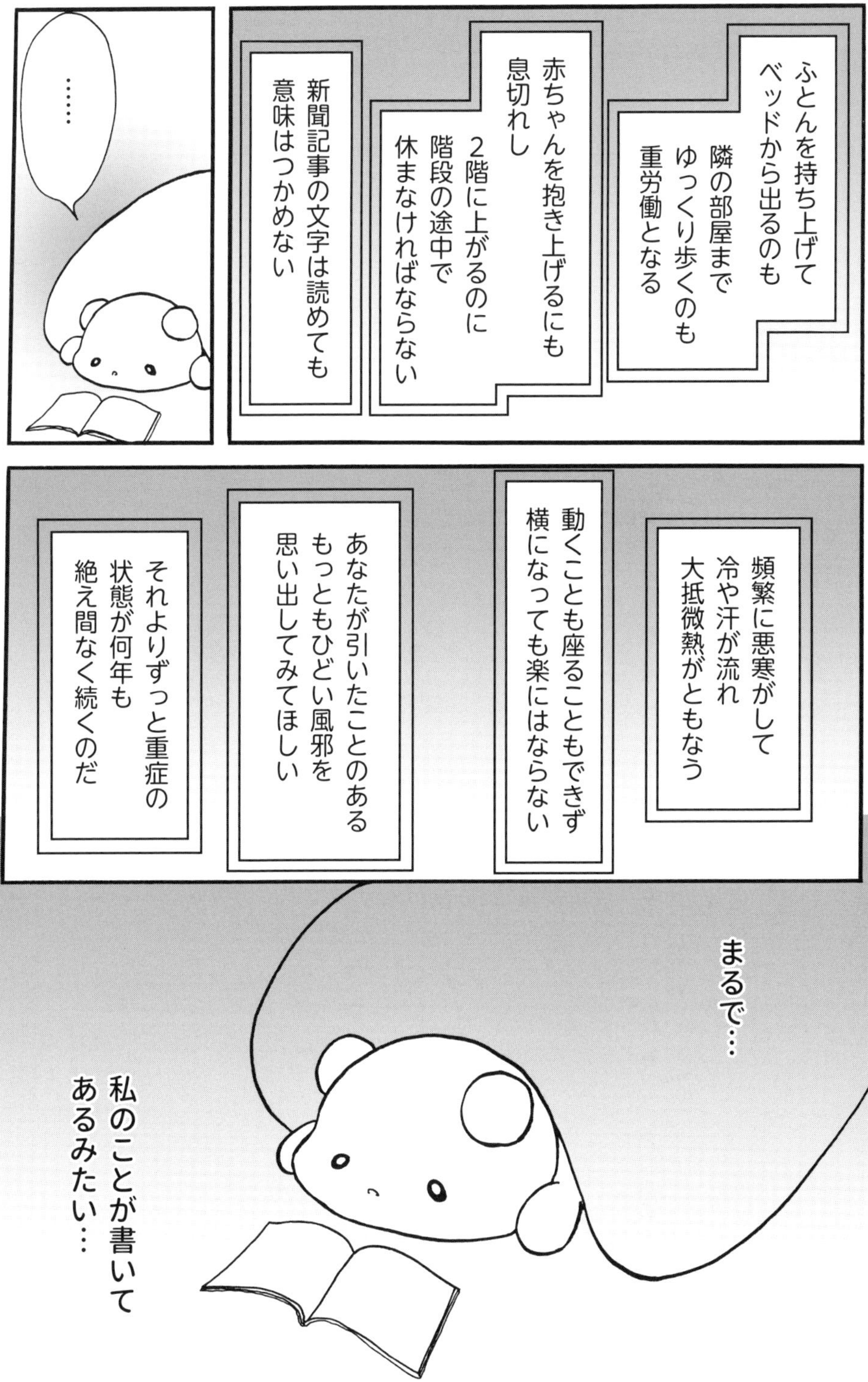
ふとんを持ち上げて
ベッドから出るのも
隣の部屋まで
ゆっくり歩くのも
重労働となる
赤ちゃんを抱き上げるにも
息切れし
2階に上がるのに
階段の途中で
休まなければならない
新聞記事の文字は読めても
意味はつかめない
……
頻繁に悪寒がして
冷や汗が流れ
大抵微熱がともなう
動くことも座ることもできず
横になっても楽にはならない
あなたが引いたことのある
もっともひどい風邪を
思い出してみてほしい
それよりずっと重症の
状態が何年も
絶え間なく続くのだ
まるで…
私のことが書いて
あるみたい…

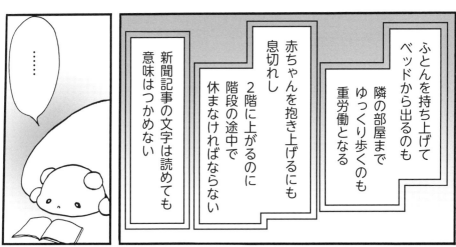

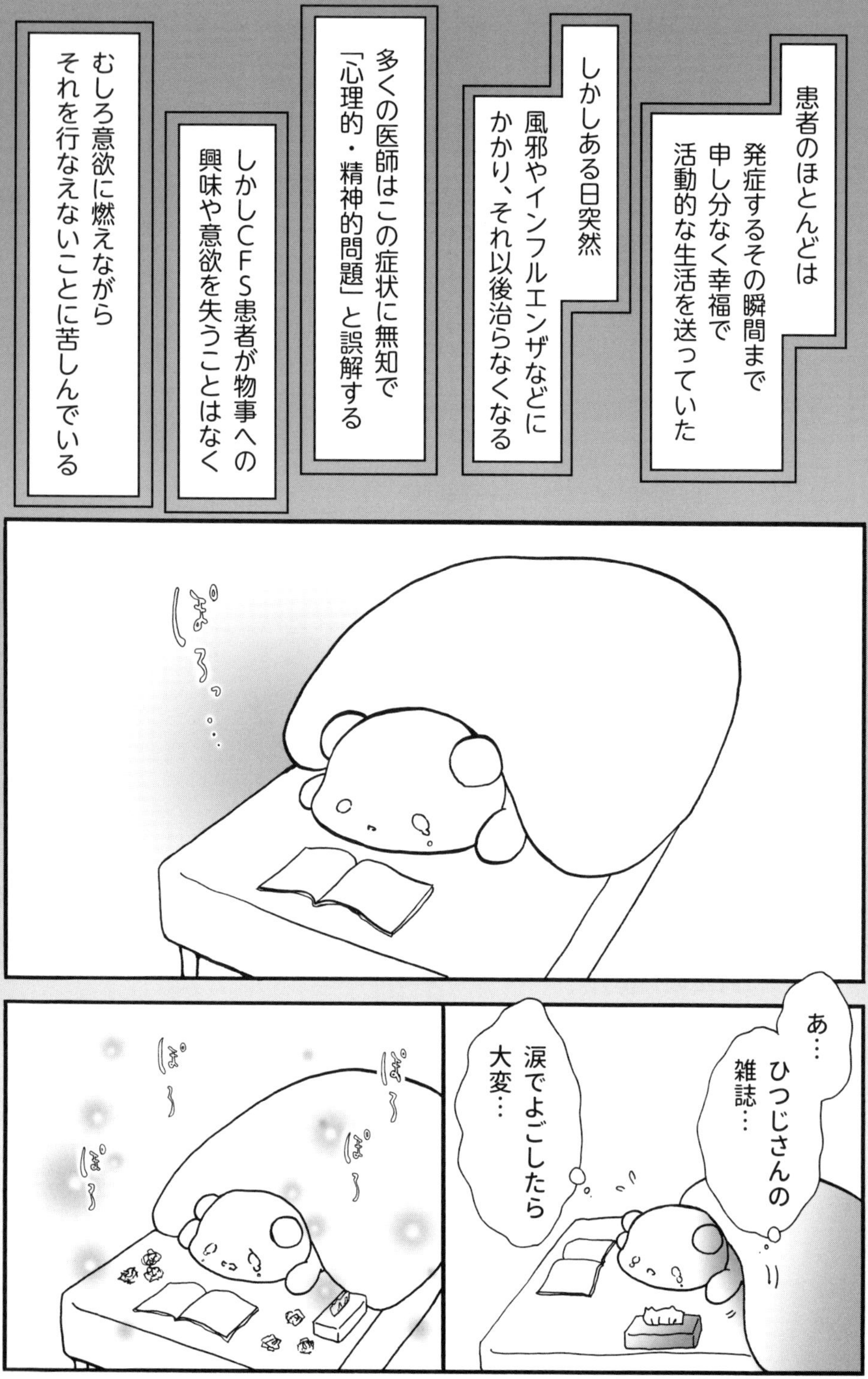
患者のほとんどは
発症するその瞬間まで
申し分なく幸福で
活動的な生活を送っていた
しかしある日突然
風邪やインフルエンザなどに
かかり、それ以後治らなくなる
多くの医師はこの症状に無知で
「心理的・精神的問題」と誤解する
しかしCFS患者が物事への
興味や意欲を失うことはなく
むしろ意欲に燃えながら
それを行なえないことに苦しんでいる
ぽろっ…
あ…
ひつじさんの
雑誌…
涙でよごしたら
大変…
ぽ～
ぽ～
ぽ～
ぽ～

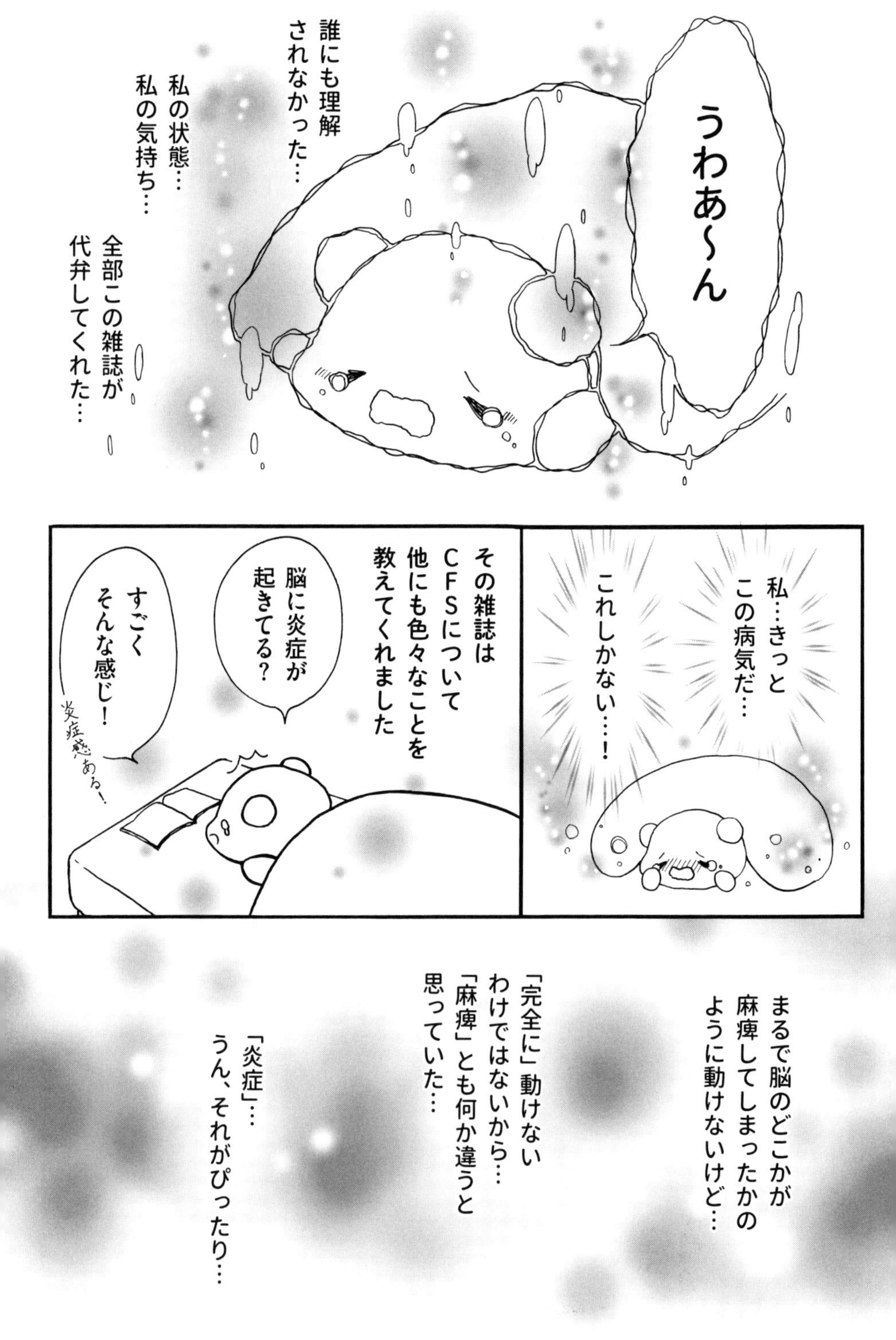
うわあ〜ん
誰にも理解されなかった…
私の状態…
私の気持ち…
全部この雑誌が代弁してくれた…
私…きっと この病気だ…
これしかない…!
その雑誌はCFSについて他にも色々なことを教えてくれました
脳に炎症が起きてる?
すごく そんな感じ!
炎症感ある!
まるで脳のどこかが麻痺してしまったかのように動けないけど…
「完全に」動けないわけではないから…
「麻痺」とも何か違うと思っていた…
「炎症」…
うん、それがぴったり…

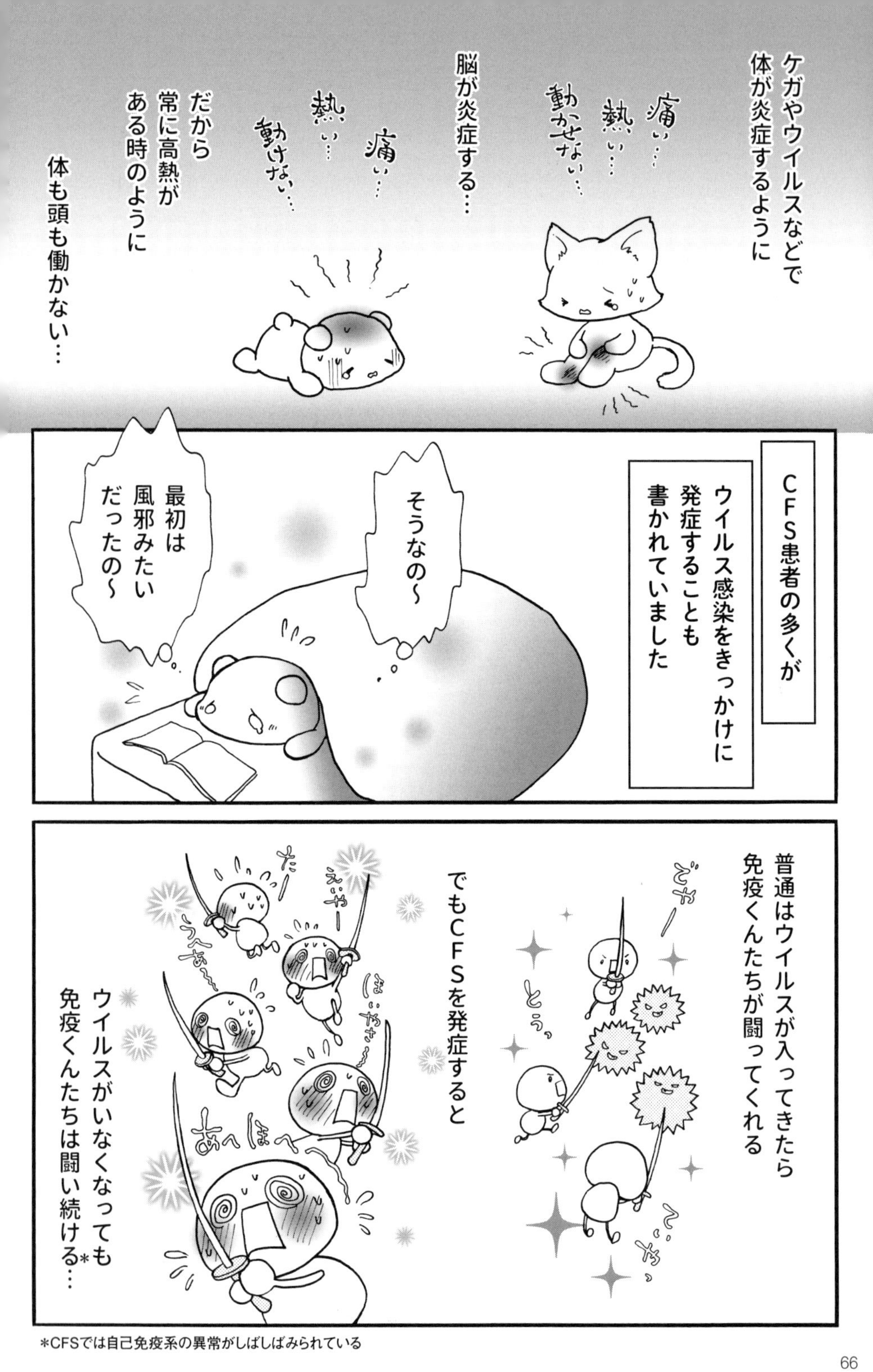
ケガやウイルスなどで体が炎症するように
痛い…
熱い…
動かせない…
脳が炎症する…
痛い…
熱い…
動けない…
だから常に高熱がある時のように
体も頭も働かない…
CFS患者の多くがウイルス感染をきっかけに発症することも書かれていました
そうなの〜
最初は風邪みたいだったの〜
普通はウイルスが入ってきたら免疫くんたちが闘ってくれる
とぅっ
でもCFSを発症すると
たー
えいやー
あへほへ〜
ウイルスがいなくなっても免疫くんたちは闘い続ける*…

＊CFSでは自己免疫系の異常がしばしばみられている

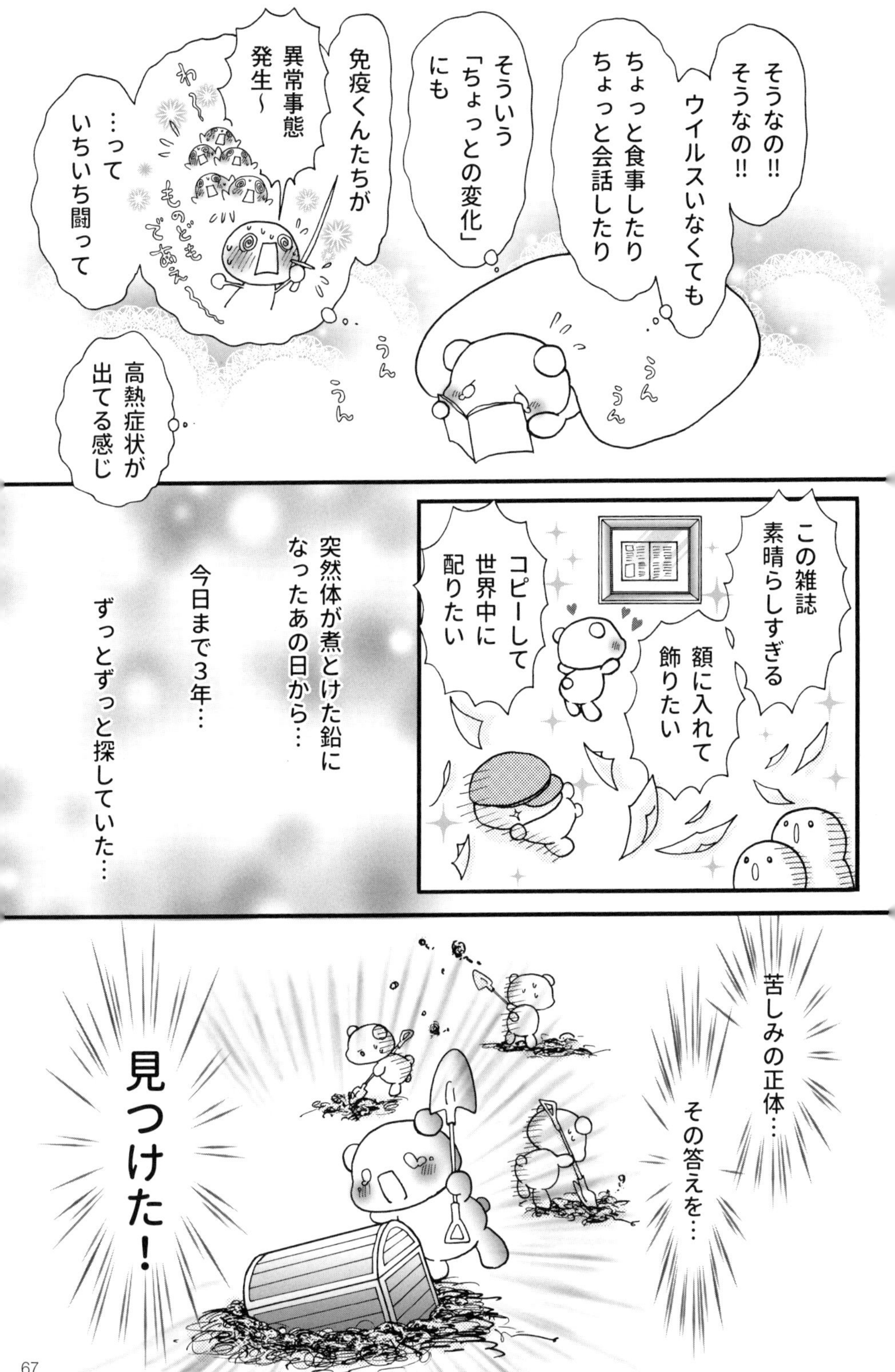
そうなの!!
そうなの!!
ウイルスいなくても
ちょっと食事したり
ちょっと会話したり
そういう
「ちょっとの変化」
にも
免疫くんたちが
異常事態
発生～
わ～
ものどもであえ～
…って
いちいち闘って
うん
うん
うん
うん
高熱症状が
出てる感じ
この雑誌
素晴らしすぎる
額に入れて
飾りたい
コピーして
世界中に
配りたい
突然体が煮とけた鉛に
なったあの日から…
今日まで3年…
ずっとずっと探していた…
苦しみの正体…
その答えを…
見つけた!

体より脳がつらい

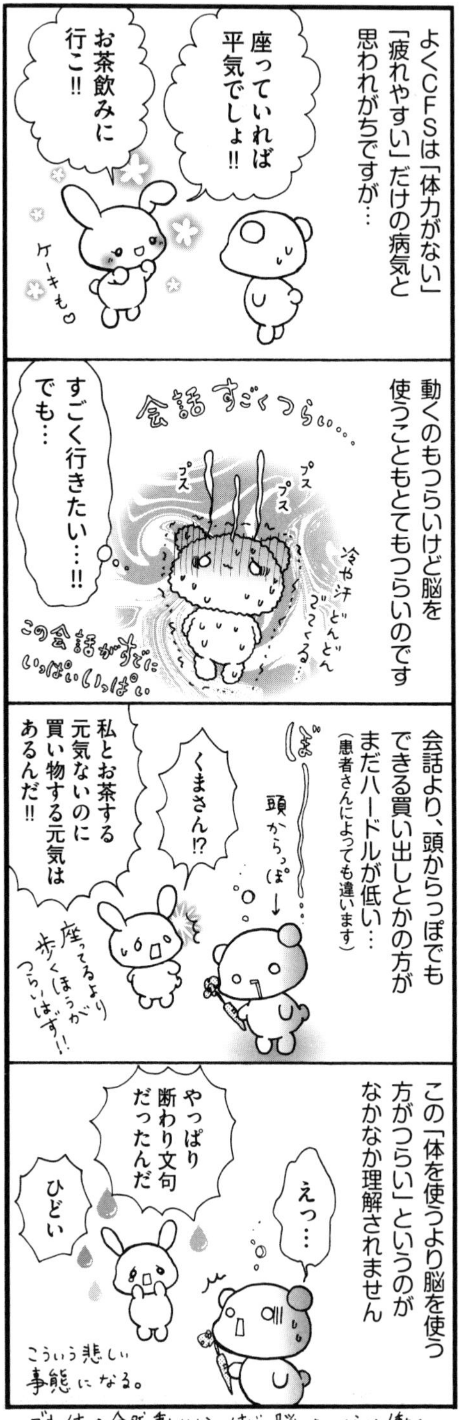
よくCFSは「体力がない」「疲れやすい」だけの病気と思われがちですが…
座っていれば平気でしょ!!
お茶飲みに行こ!!
ケーキも♡
動くのもつらいけど脳を使うこともとてもつらいのです
会話すごくつらい…。
すごく行きたい…!! でも…
プスプス
冷や汗どんどんでてくる…
この会話がすでにいっぱいいっぱい。
会話より、頭からっぽでもできる買い出しとかの方がまだハードルが低い…
(患者さんによっても違います)
ぽー
頭からっぽー↓
くまさん!?
私とお茶する元気ないのに買い物する元気はあるんだ!!
座ってるより歩くほうがつらいはず!!
この「体を使うより脳を使う方がつらい」というのがなかなか理解されません
えっ…
やっぱり断わり文句だったんだ
ひどい
こういう悲しい事態になる。

でも体は全然動かないけど、脳はいくらか働く時も…ある…脳の炎症部位にもよるみたいです…

休むのもビクビク

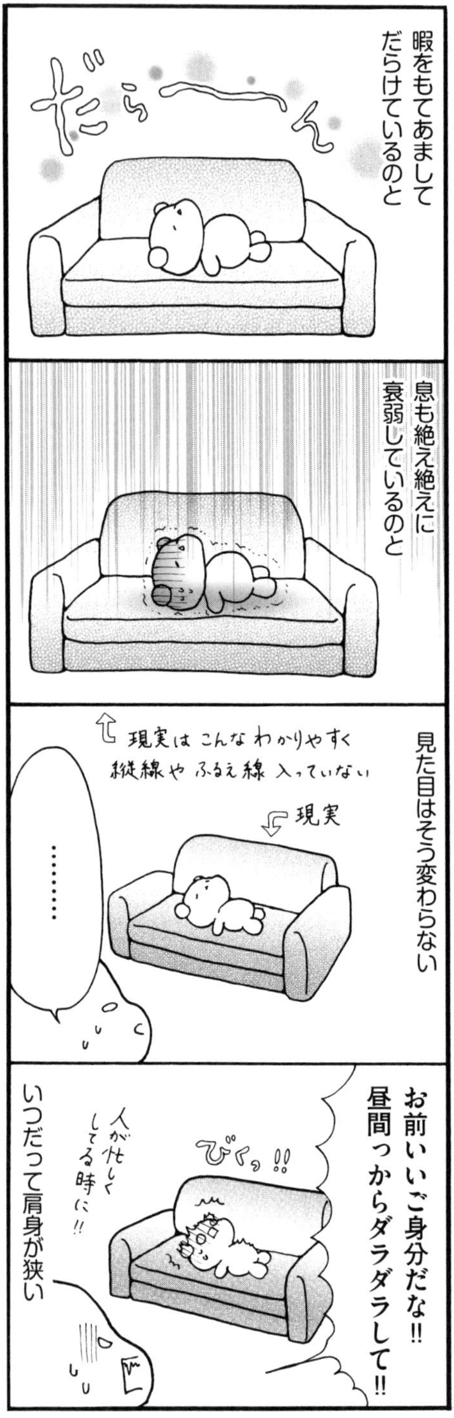
暇をもてあましてだらけているのと
だら〜〜ん
息も絶え絶えに衰弱しているのと
見た目はそう変わらない
↑現実はこんなわかりやすく縦線やふるえ線入っていない
現実
………
お前いいご身分だな!! 昼間っからダラダラして!!
びくっ!!
人が忙しくしてる時に!!
いつだって肩身が狭い

どんな時でも元気にみられる

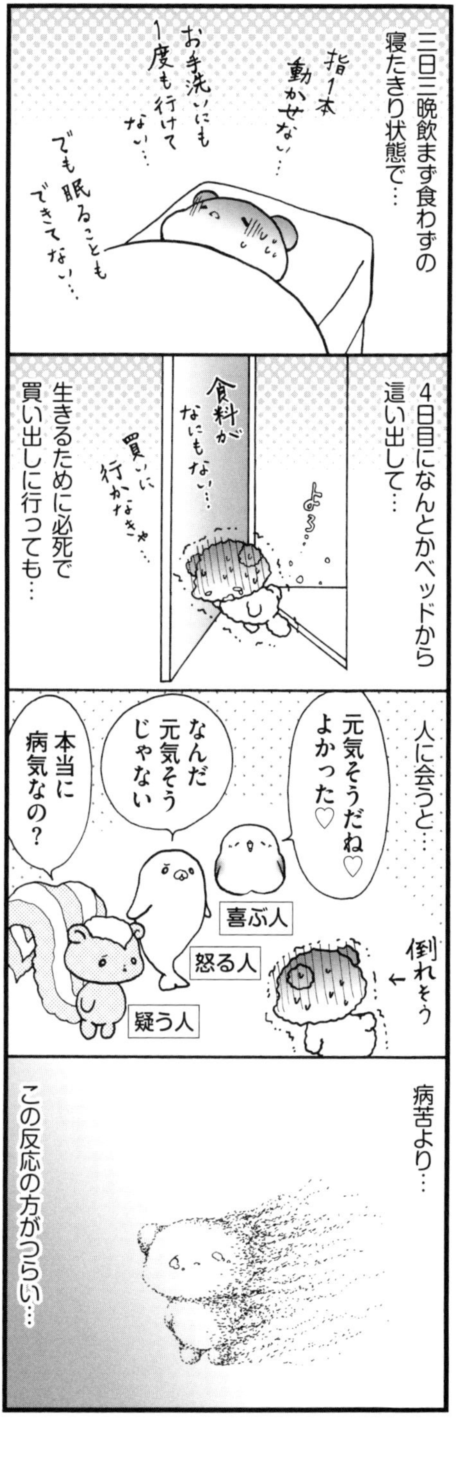
三日三晩飲まず食わずの寝たきり状態で…
指1本動かせない…
お手洗いにも1度も行けてない…
でも眠ることもできてない…
4日目になんとかベッドから這い出して…
食料がなにもない…
買いに行かなきゃ…
よろ…
生きるために必死で買い出しに行っても…
人に会うと…
元気そうだね♡よかった♡
なんだ元気そうじゃない
本当に病気なの？
喜ぶ人
怒る人
疑う人
倒れそう
病苦より…
この反応の方がつらい…

疑わないで

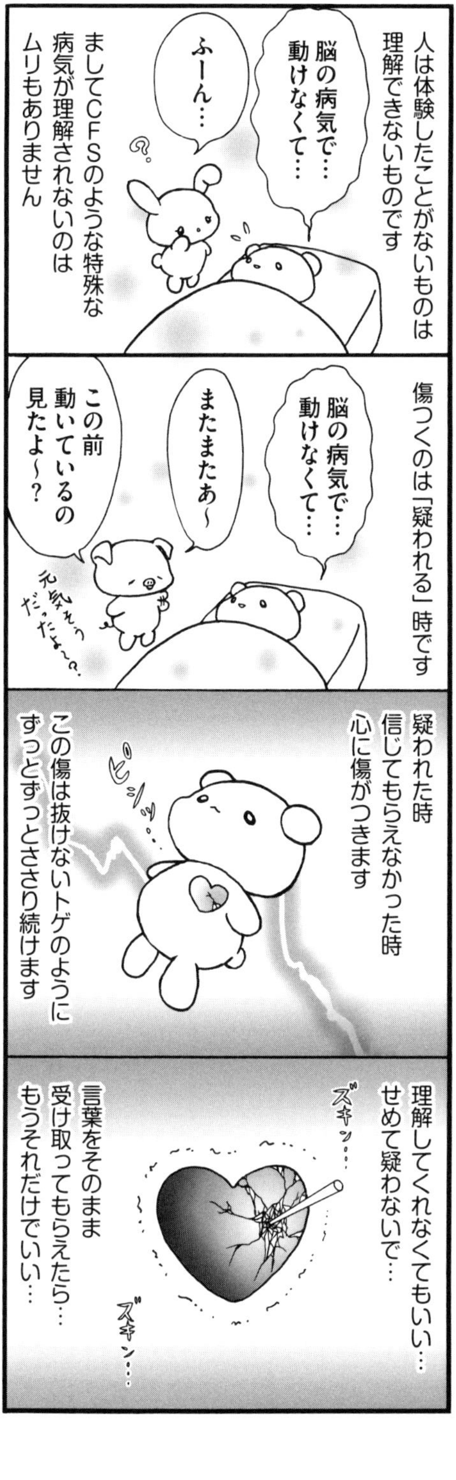
人は体験したことがないものは理解できないものです
脳の病気で…動けなくて…
ふーん…
?
ましてCFSのような特殊な病気が理解されないのはムリもありません
傷つくのは「疑われる」時です
脳の病気で…動けなくて…
またまたぁ～
この前動いているの見たよ～？
元気そうだったよ～？
疑われた時 信じてもらえなかった時 心に傷がつきます
ピシッ
この傷は抜けないトゲのようにずっとずっとささり続けます
理解してくれなくてもいい… せめて疑わないで…
ズキン…
言葉をそのまま受け取ってもらえたら… もうそれだけでいい…
ズキン…

7話　診断…ついに

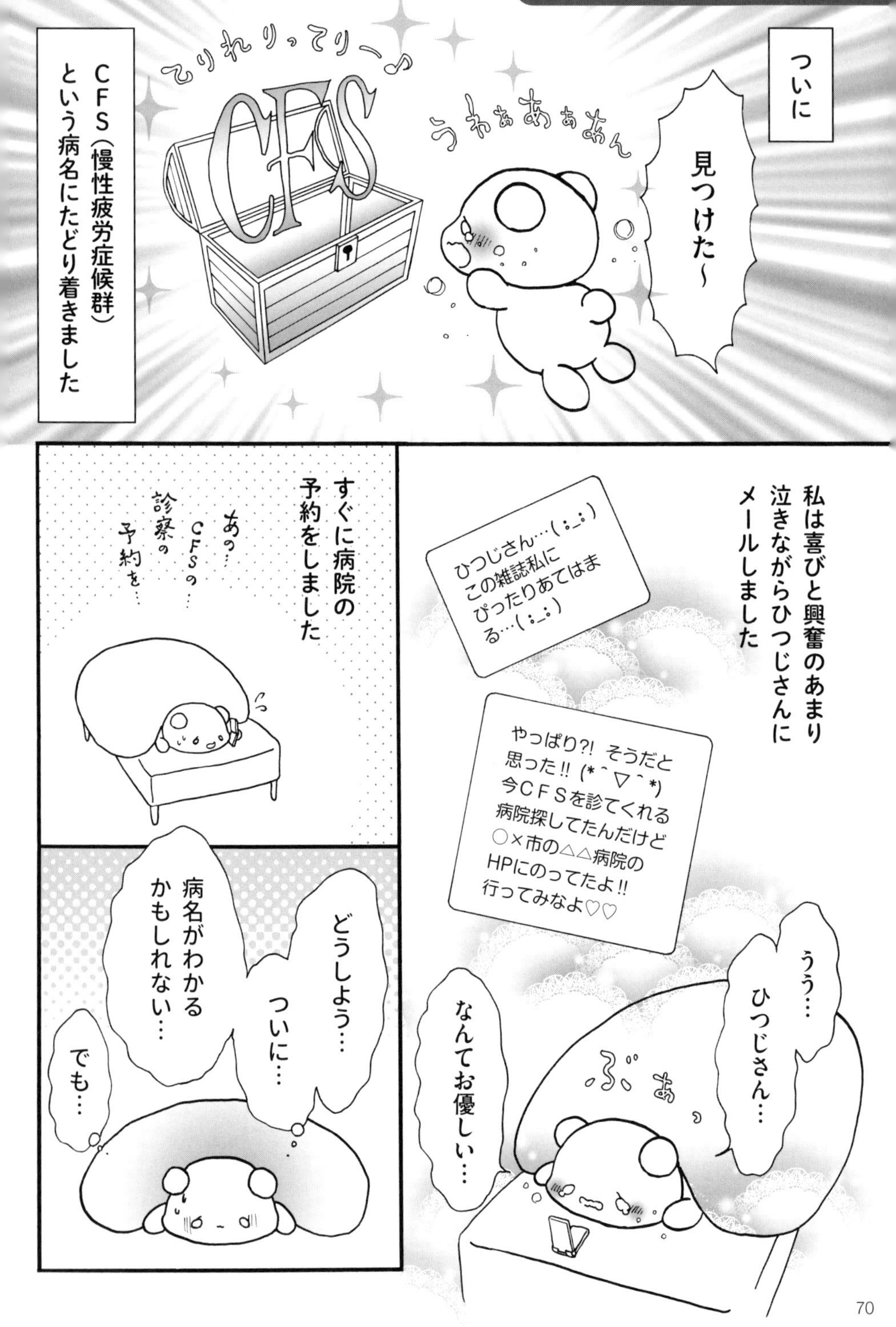
ついに
見つけた～
うわぁあぁあん
てりれりってりー♪
CFS
CFS（慢性疲労症候群）という病名にたどり着きました
私は喜びと興奮のあまり泣きながらひつじさんにメールしました
ひつじさん…（:_;）この雑誌私にぴったりあてはまる…（:_;）
やっぱり?!　そうだと思った!! (*´▽`*) 今ＣＦＳを診てくれる病院探してたんだけど○×市の△△病院のHPにのってたよ!! 行ってみなよ♡♡
うう…
ひつじさん…
ぶぁっ
なんてお優しい…
すぐに病院の予約をしました
あの…ＣＦＳの…診察の予約を…
どうしよう…
ついに…
病名がわかるかもしれない…
でも…

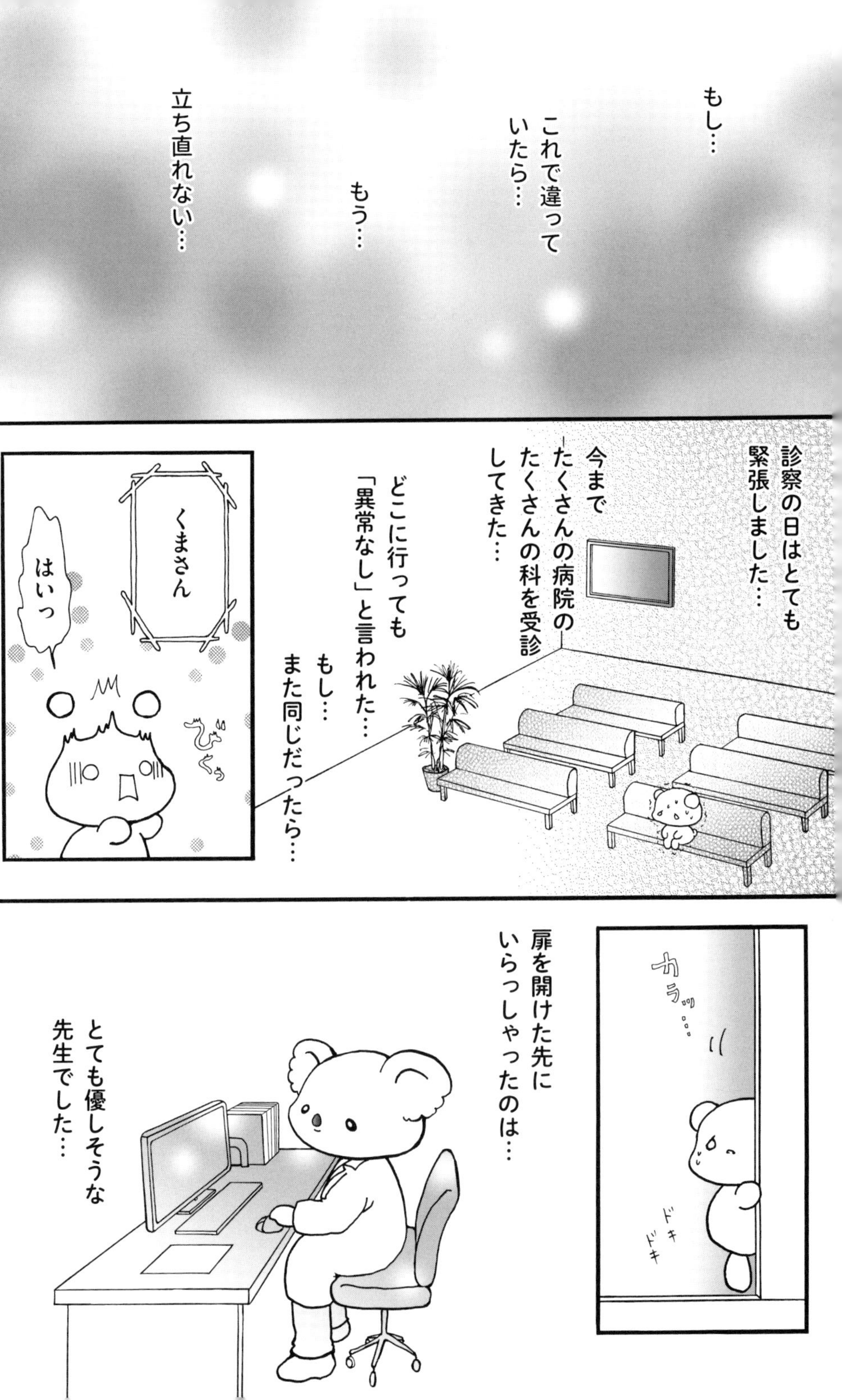
もし…
これで違っていたら…
もう…
立ち直れない…
診察の日はとても緊張しました…
今までたくさんの病院のたくさんの科を受診してきた…
どこに行っても「異常なし」と言われた…
もし…また同じだったら…
くまさん
はいっ
びくぅ
カラッ…
ドキドキ
扉を開けた先にいらっしゃったのは…
とても優しそうな先生でした…

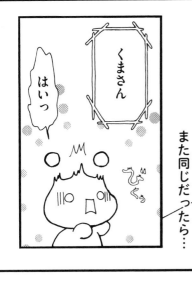

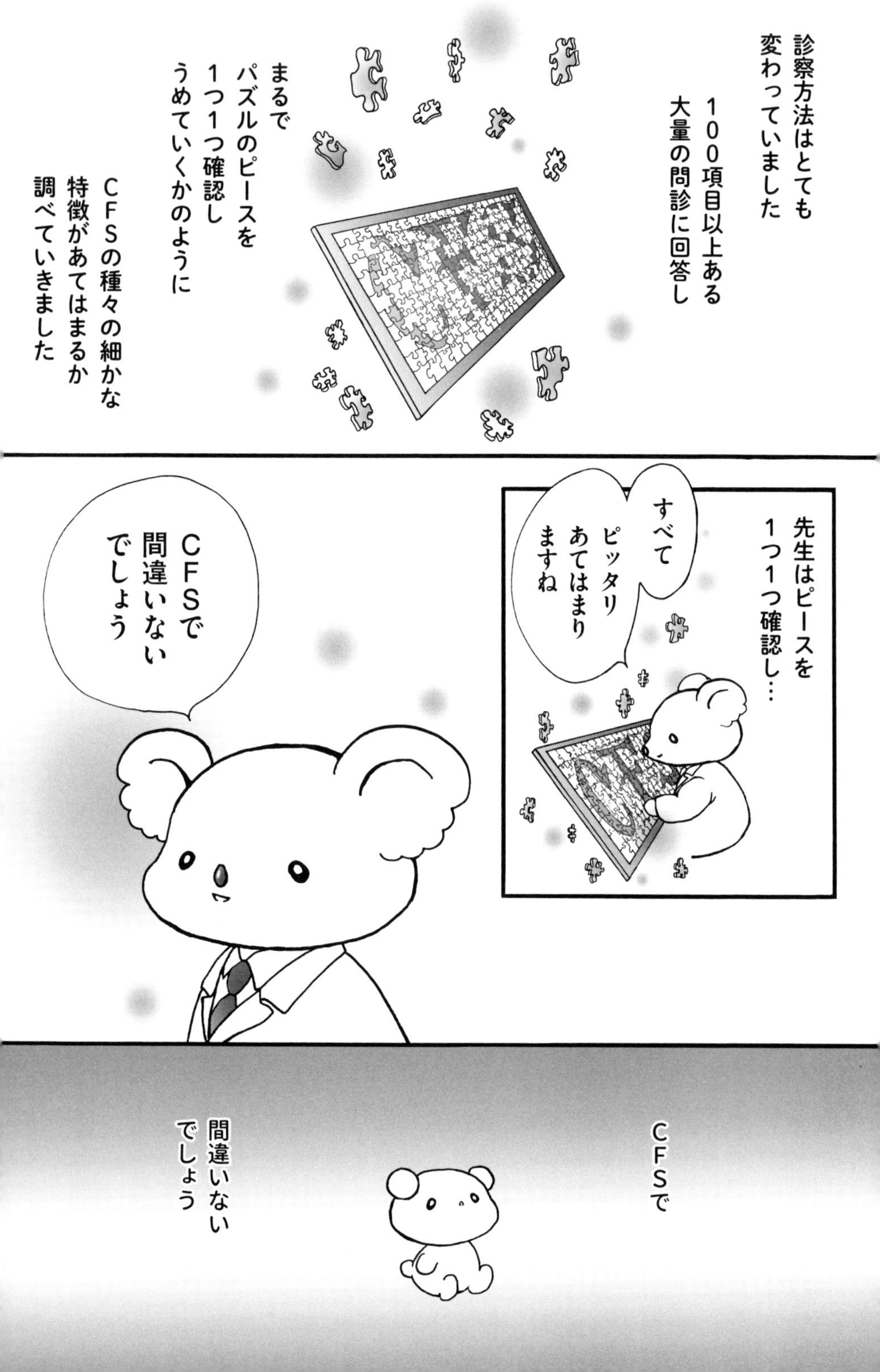

診察方法はとても変わっていました
100項目以上ある大量の問診に回答し
まるでパズルのピースを1つ1つ確認しうめていくかのように
CFSの種々の細かな特徴があてはまるか調べていきました
先生はピースを1つ1つ確認し…
すべてピッタリあてはまりますね
CFSで間違いないでしょう
CFSで
間違いないでしょう

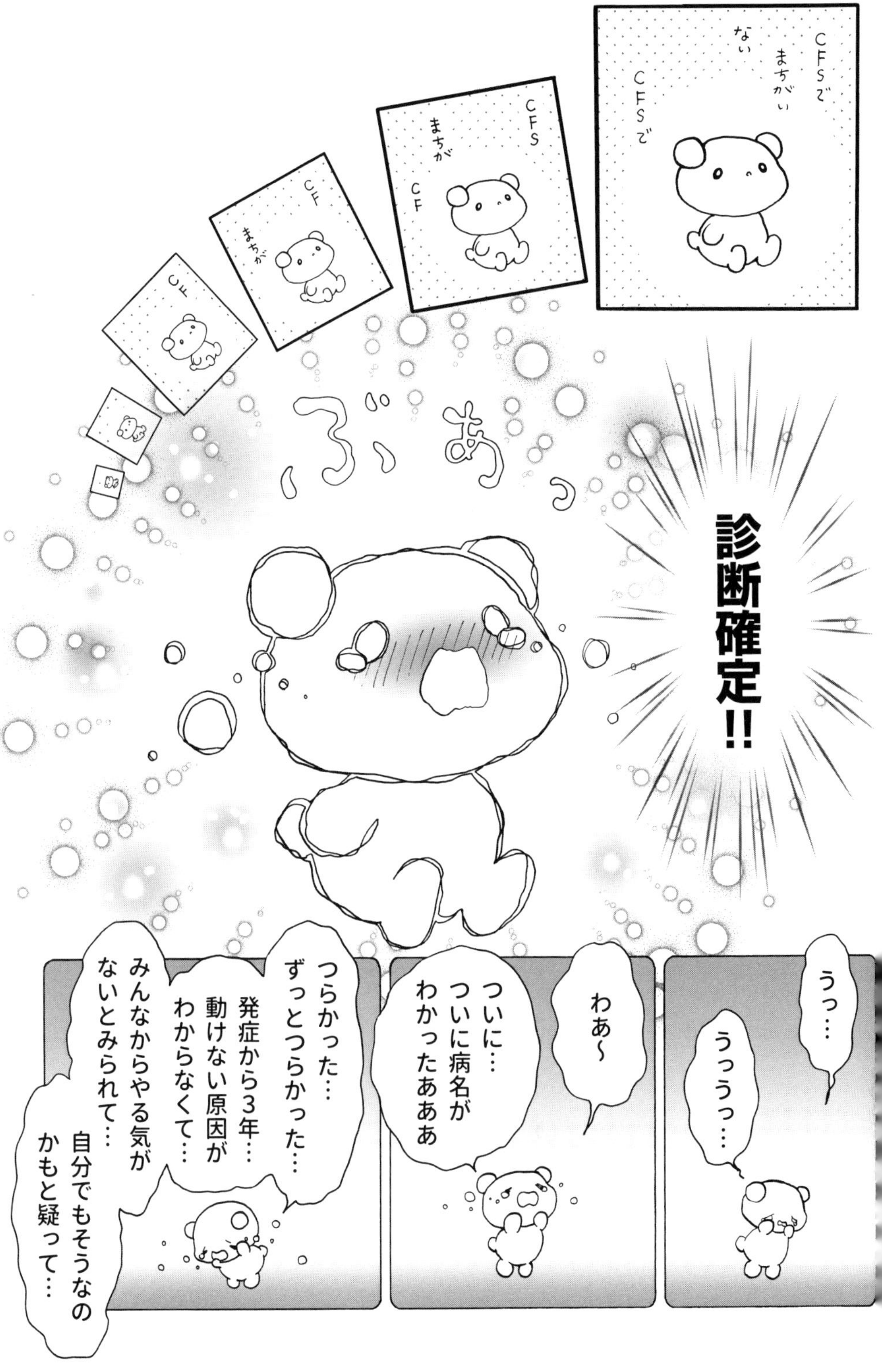
CFSで まちがい ない
CFSで
CFS まちが
CF
CF
まちが
CF
ぶぁっ
診断確定!!
うっ…
うううっ…
わぁ～
ついに… ついに病名が わかったあああ
つらかった… ずっとつらかった…
発症から3年… 動けない原因が わからなくて… みんなからやる気が ないとみられて…
自分でもそうなの かもと疑って…

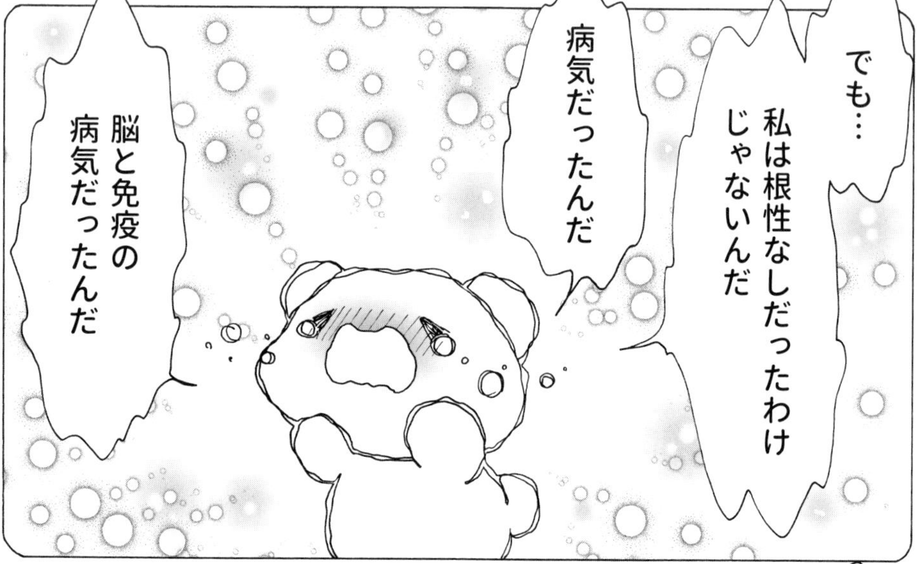
でも…
私は根性なしだったわけじゃないんだ
病気だったんだ
脳と免疫の病気だったんだ

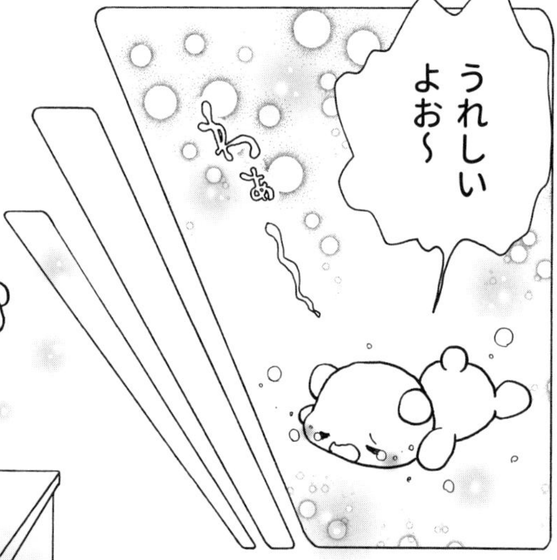
うれしいよお～

思わず泣き出した私の気持ちを

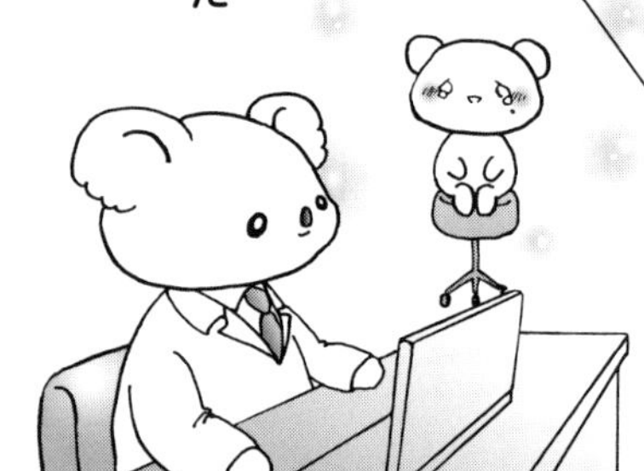

先生はよく理解してくださっているようでした…

でも…

この病気はまだ有効な治療法が定まっておらず…

いくつかの治療法を試していくしか対処法はないそうです…

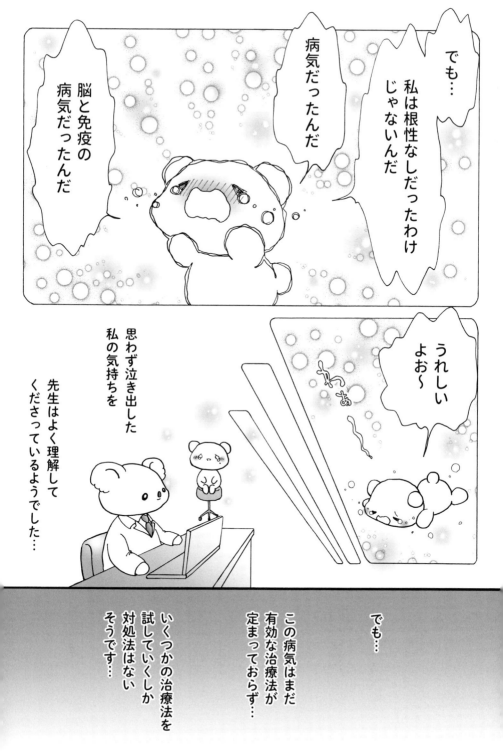

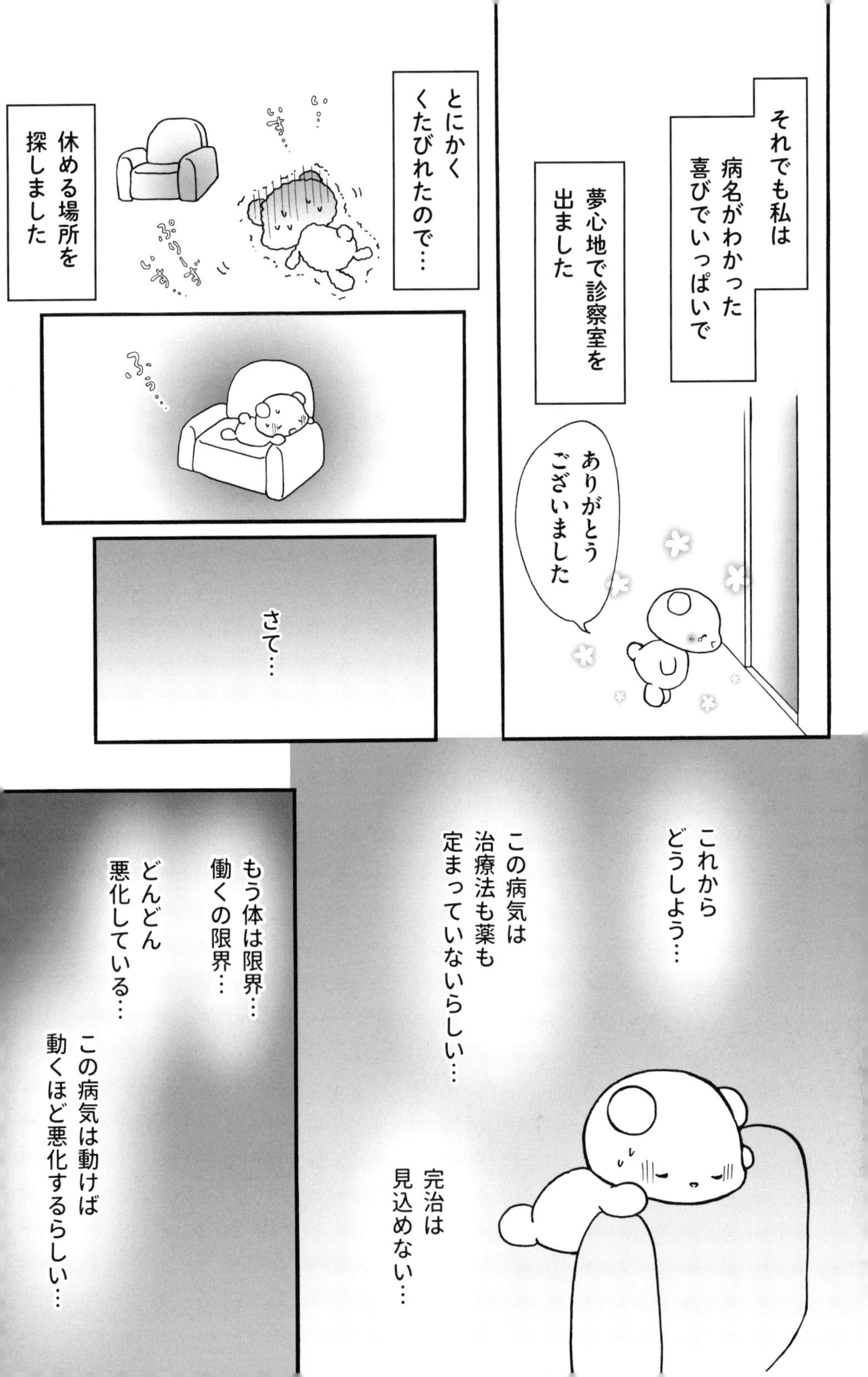
それでも私は
病名がわかった
喜びでいっぱいで
夢心地で診察室を
出ました
ありがとう
ございました
とにかく
くたびれたので…
休める場所を
探しました
さて…
これから
どうしよう…
この病気は
治療法も薬も
定まっていないらしい…
完治は
見込めない…
もう体は限界…
働くの限界…
どんどん
悪化している…
この病気は動けば
動くほど悪化するらしい…

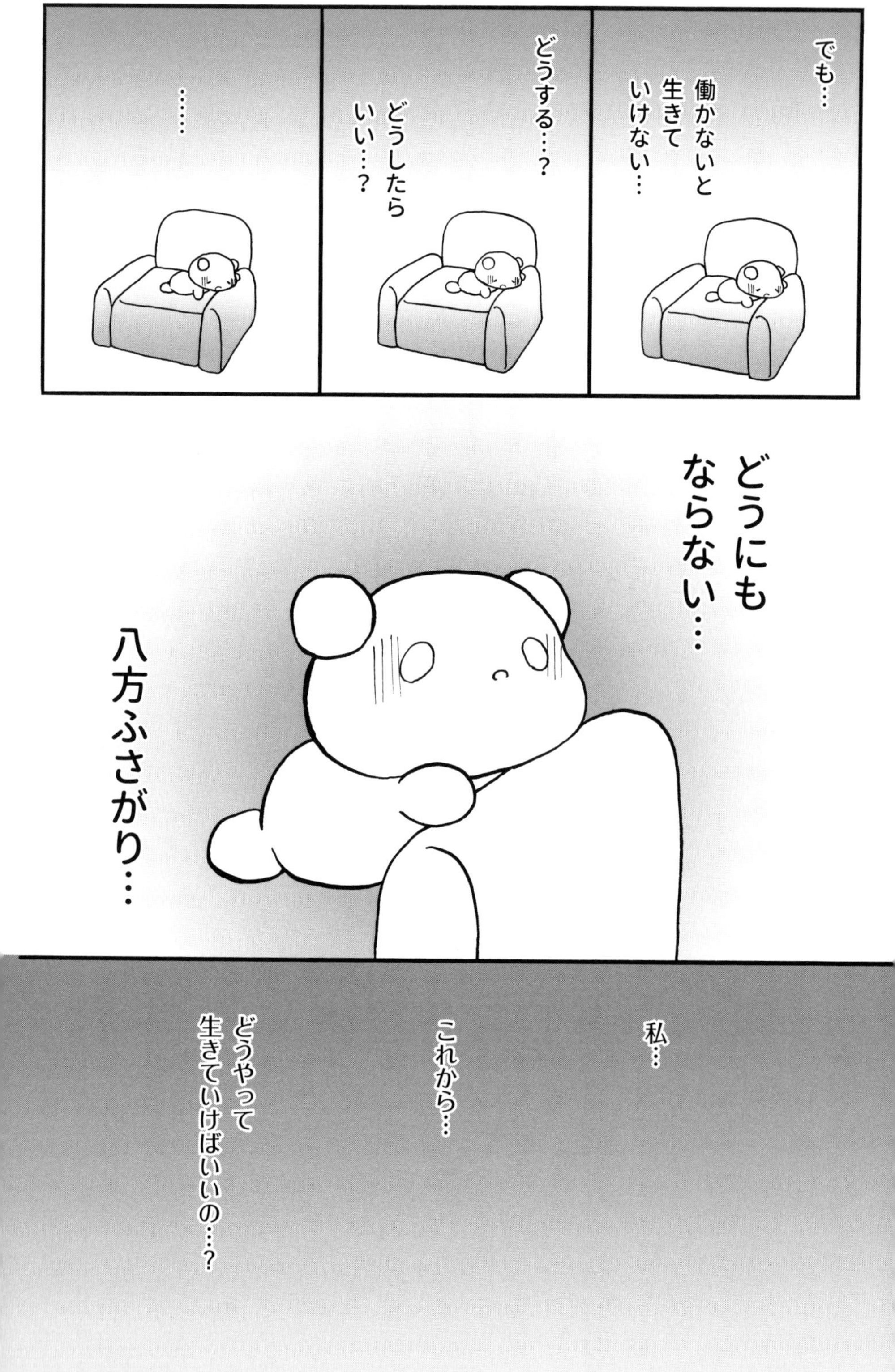
でも…
働かないと
生きて
いけない…
どうする…?
どうしたら
いい…?
……
どうにも
ならない…
八方ふさがり…
私…
これから…
どうやって
生きていけばいいの…?

ME/CFS 臨床診断基準

ME：筋痛性脳脊髄炎 ← 慢性疲労症候群の別名

CFS：慢性疲労症候群

以下の条件を満たすとME/CFSと
診断されます
（2016年3月発表）

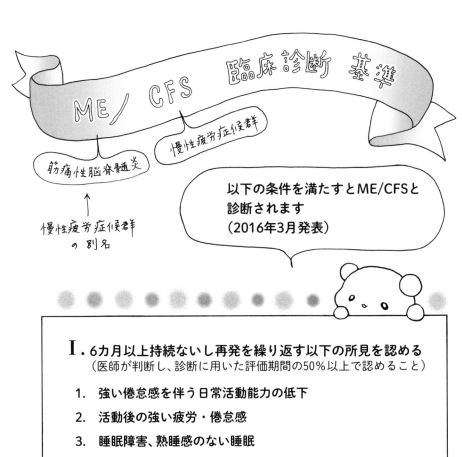

Ⅰ. 6カ月以上持続ないし再発を繰り返す以下の所見を認める
（医師が判断し、診断に用いた評価期間の50％以上で認めること）

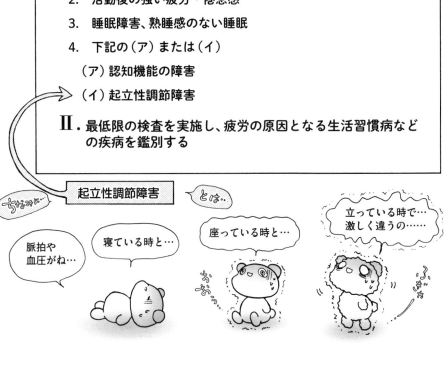

1. 強い倦怠感を伴う日常活動能力の低下
2. 活動後の強い疲労・倦怠感
3. 睡眠障害、熟睡感のない睡眠
4. 下記の（ア）または（イ）

（ア）認知機能の障害

（イ）起立性調節障害

Ⅱ. 最低限の検査を実施し、疲労の原因となる生活習慣病などの疾病を鑑別する

ちなみに… **起立性調節障害** とは…

心の声

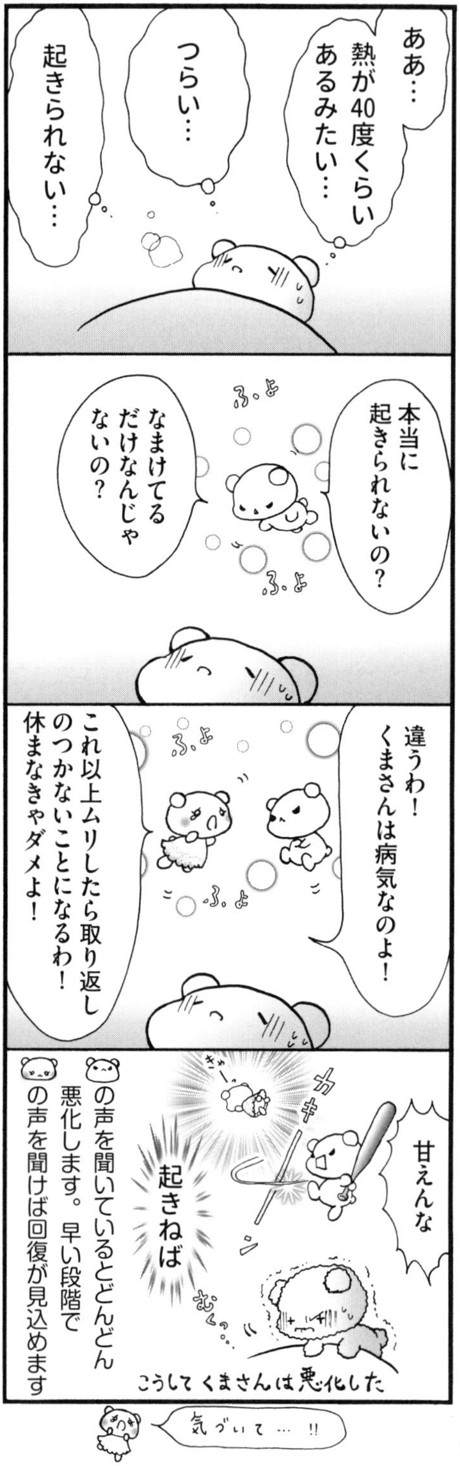
ああ…
熱が40度くらいあるみたい…
つらい…
起きられない…
本当に起きられないの?
なまけてるだけなんじゃないの?
ふよ
ふよ
違うわ!
くまさんは病気なのよ!
これ以上ムリしたら取り返しのつかないことになるわ!
休まなきゃダメよ!
ふよ
ふよ
甘えんな
カキ
ぎゃー
起きねば
むくっ
の声を聞いているとどんどん悪化します。早い段階で
の声を聞けば回復が見込めます
こうしてくまさんは悪化した
気づいて…!!

病名

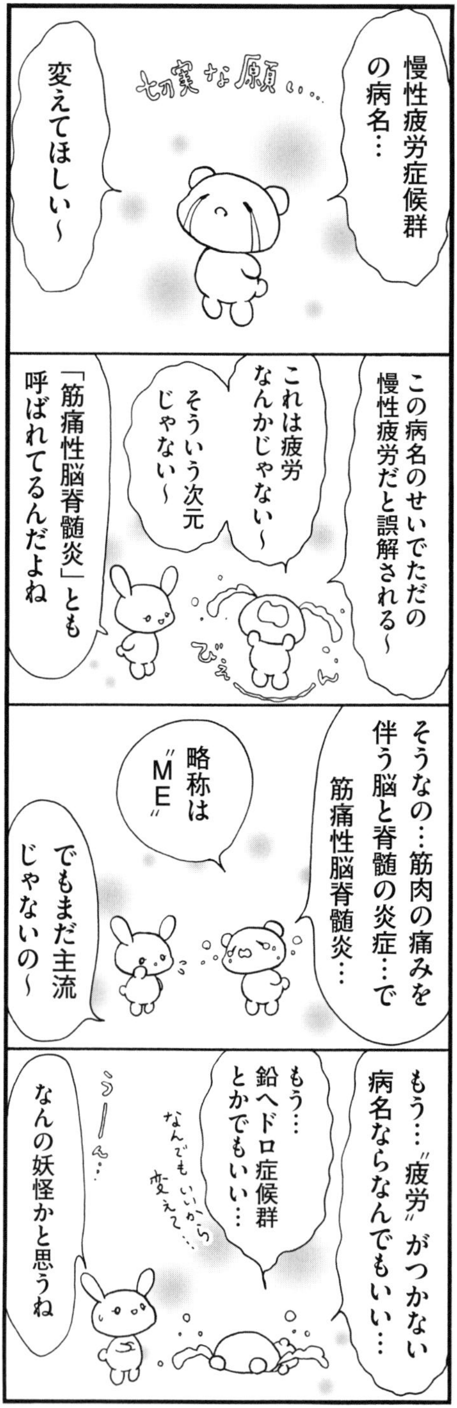
慢性疲労症候群の病名…
切実な願い…
変えてほしい〜
この病名のせいでただの慢性疲労だと誤解される〜
これは疲労なんかじゃない〜
そういう次元じゃない〜
びえ〜ん
「筋痛性脳脊髄炎」とも呼ばれてるんだよね
そうなの…筋肉の痛みを伴う脳と脊髄の炎症…で
筋痛性脳脊髄炎…
略称は〝ME〟
でもまだ主流じゃないの〜
もう…〝疲労〟がつかない病名ならなんでもいい…
もう…鉛ヘドロ症候群とかでもいい…
なんでもいいから変えて…
う〜ん…
なんの妖怪かと思うね

8話　思っていた反応と違う…

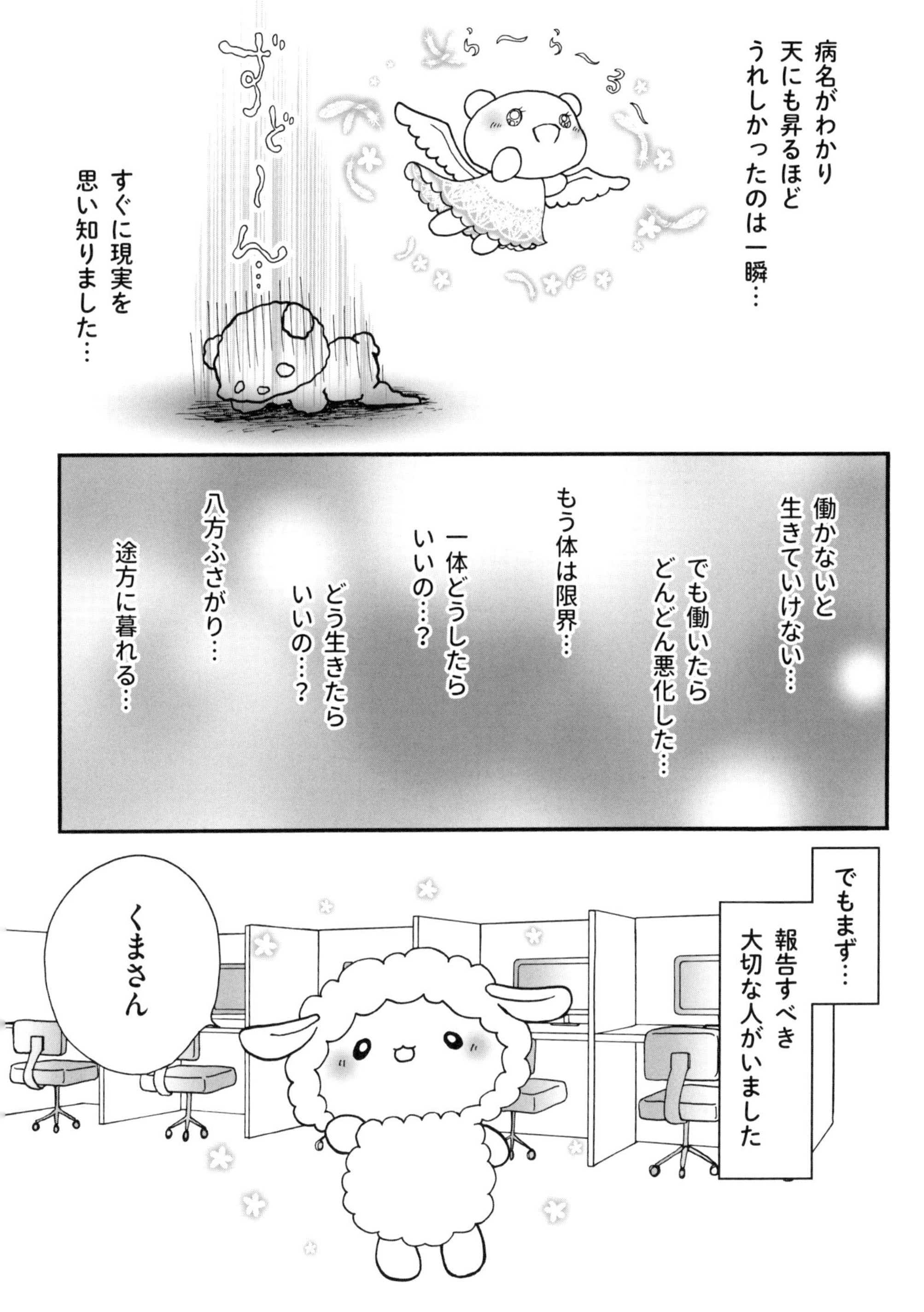
病名がわかり
天にも昇るほど
うれしかったのは一瞬…
ら〜ら〜る〜
ずど〜ん…
すぐに現実を
思い知りました…
働かないと
生きていけない…
でも働いたら
どんどん悪化した…
もう体は限界…
一体どうしたら
いいの…？
どう生きたら
いいの…？
八方ふさがり…
途方に暮れる…
でもまず…
報告すべき
大切な人がいました
くまさん

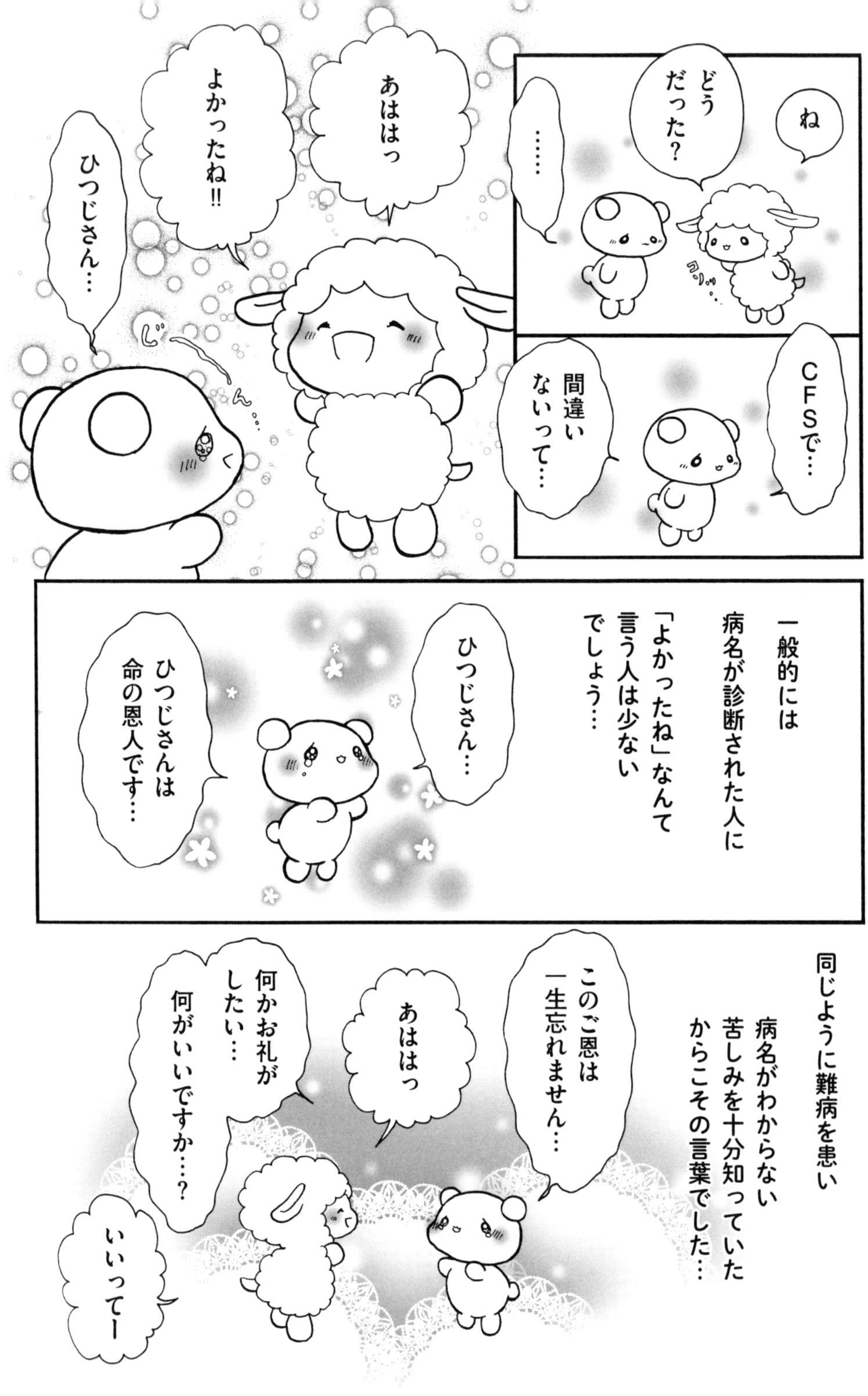

ね
どうだった？
……
CFSで…
間違いないって…
あははっ
よかったね!!
ひつじさん…
一般的には病名が診断された人に「よかったね」なんて言う人は少ないでしょう…
ひつじさん…
ひつじさんは命の恩人です…
同じように難病を患い病名がわからない苦しみを十分知っていたからこそその言葉でした…
このご恩は一生忘れません…
あははっ
何かお礼がしたい…何がいいですか…？
いいってー

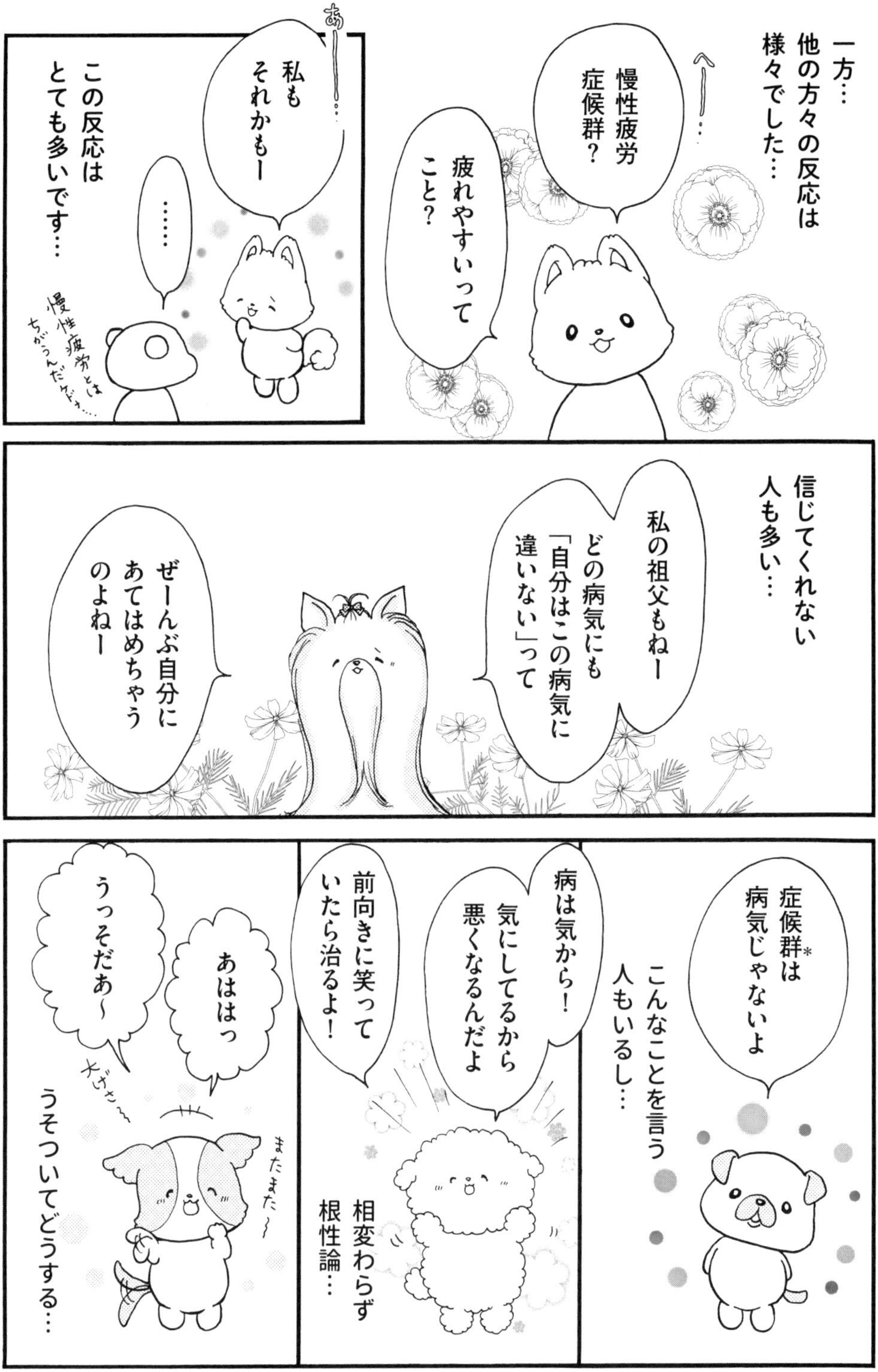
一方…他の方々の反応は様々でした…
へー…
慢性疲労症候群？
疲れやすいってこと？
あー…
私もそれかもー
……
慢性疲労とはちがうんだけどな…
この反応はとても多いです…
信じてくれない人も多い…
私の祖父もねー どの病気にも「自分はこの病気に違いない」って
ぜーんぶ自分にあてはめちゃうのよねー
症候群*は病気じゃないよ
こんなことを言う人もいるし…
病は気から！ 気にしてるから悪くなるんだよ
前向きに笑っていたら治るよ！
相変わらず根性論…
うっそだあ～
あははっ
大げさ～
またまた～
うそついてどうする…

＊原因不明ながら、多くの患者で共通した自覚症状や検査異常がみられる場合に、その特徴を満たす集団に○○症候群と名前をつけ、同一の原因から発するものとして分類したもの

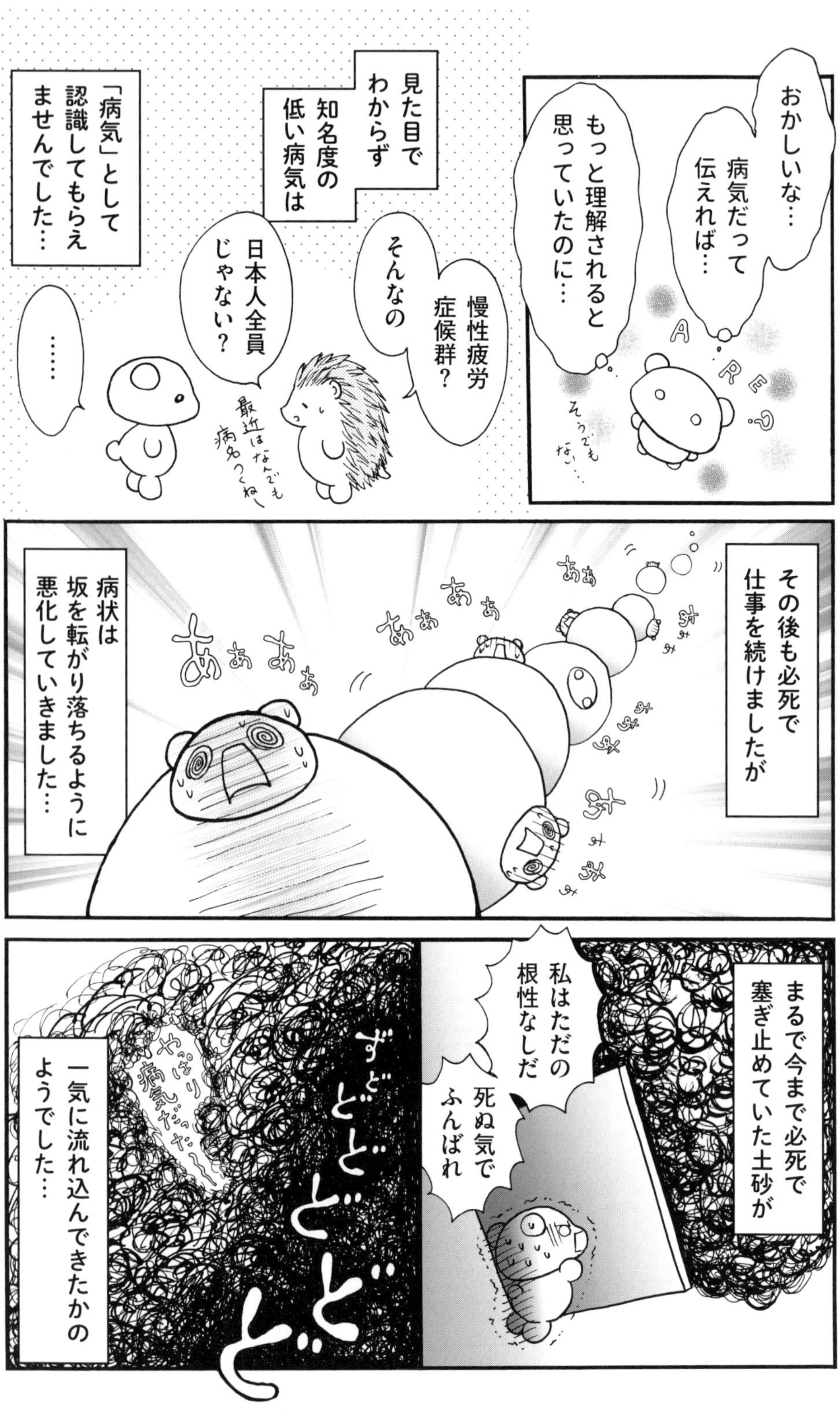
おかしいな…
病気だって伝えれば…
もっと理解されると思っていたのに…
そうでもない…
見た目でわからず知名度の低い病気は
慢性疲労症候群？
そんなの
日本人全員じゃない？
最近はなんでも病名つくね
「病気」として認識してもらえませんでした…
……
その後も必死で仕事を続けましたが
ああああ
ああああ
病状は坂を転がり落ちるように悪化していきました…
まるで今まで必死で塞ぎ止めていた土砂が
私はただの根性なしだ
死ぬ気でふんばれ
ずどどどど
やっぱり病気だったんだ〜
一気に流れ込んできたかのようでした…

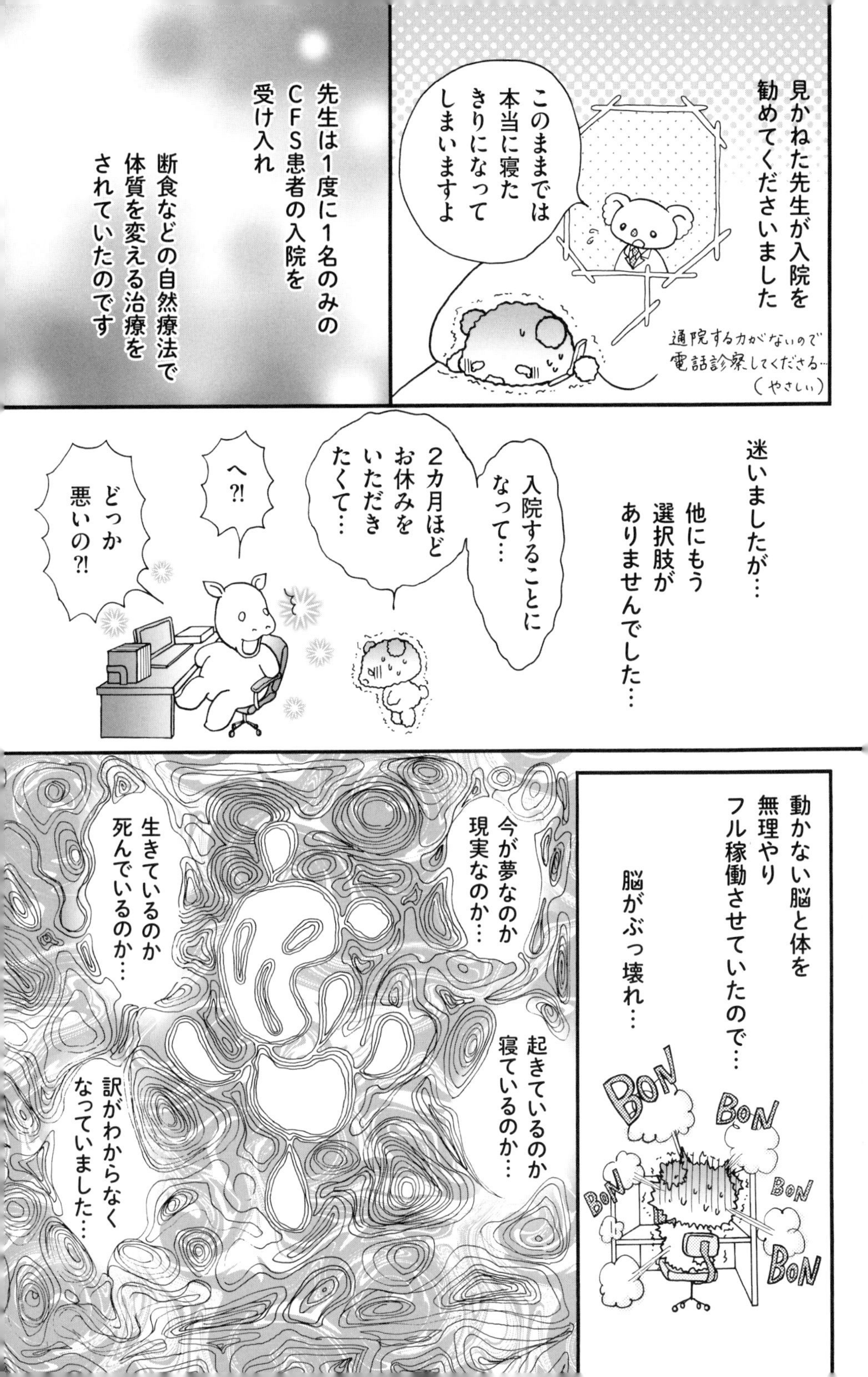
見かねた先生が入院を勧めてくださいました
このままでは本当に寝たきりになってしまいますよ
通院する力がないので電話診察してくださる…（やさしい）
先生は1度に1名のみのCFS患者の入院を受け入れ
断食などの自然療法で体質を変える治療をされていたのです
迷いましたが…
他にもう選択肢がありませんでした…
入院することになって…
2カ月ほどお休みをいただきたくて…
へ?!
どっか悪いの?!
動かない脳と体を無理やりフル稼働させていたので…
脳がぶっ壊れ…
BON
BON
BON
BON
BON
今が夢なのか現実なのか…
起きているのか寝ているのか…
生きているのか死んでいるのか…
訳がわからなくなっていました…

重たいポジティブ

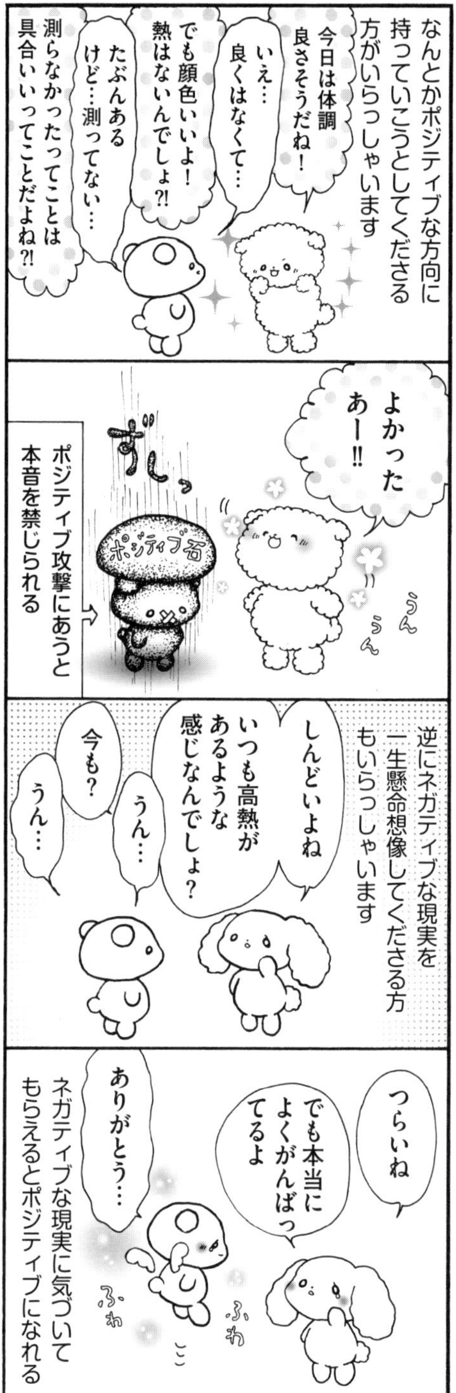
なんとかポジティブな方向に持っていこうとしてくださる方がいらっしゃいます
今日は体調良さそうだね！
いえ…良くはなくて…
でも顔色いいよ！熱はないんでしょ?!
たぶんあるけど…測ってない…
測らなかったってことは具合いいってことだよね?!
よかったあー!!
ずしっ
ポジティブ石
うんうん
ポジティブ攻撃にあうと本音を禁じられる
逆にネガティブな現実を一生懸命想像してくださる方もいらっしゃいます
しんどいよね
いつも高熱があるような感じなんでしょ？
うん…
今も？
うん…
つらいね
でも本当によくがんばってるよ
ありがとう…
ふわ
ふわ
ネガティブな現実に気づいてもらえるとポジティブになれる

一体どうしたら…

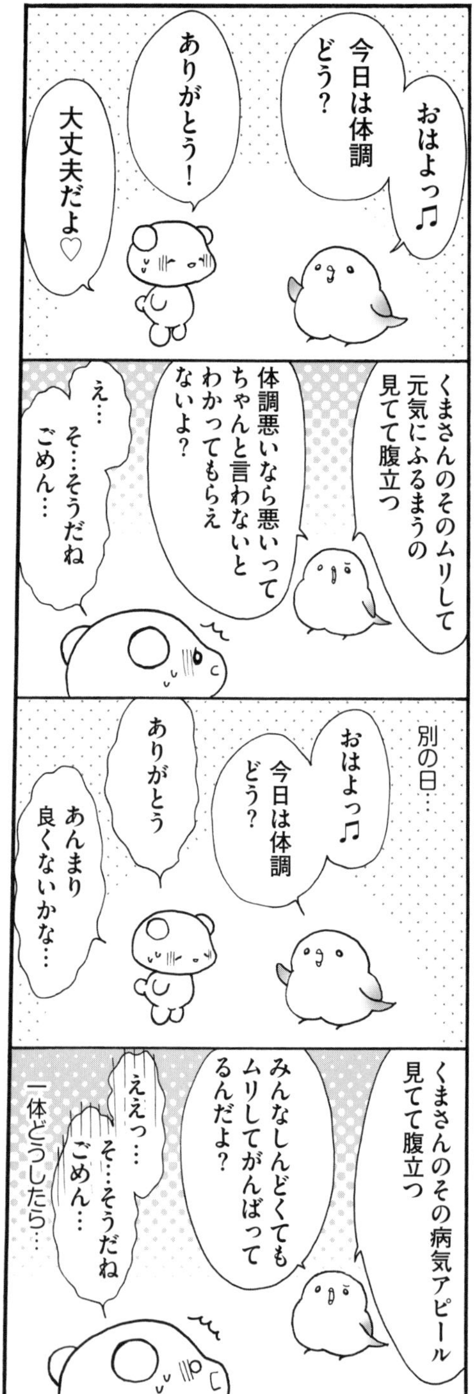

存在だけで…

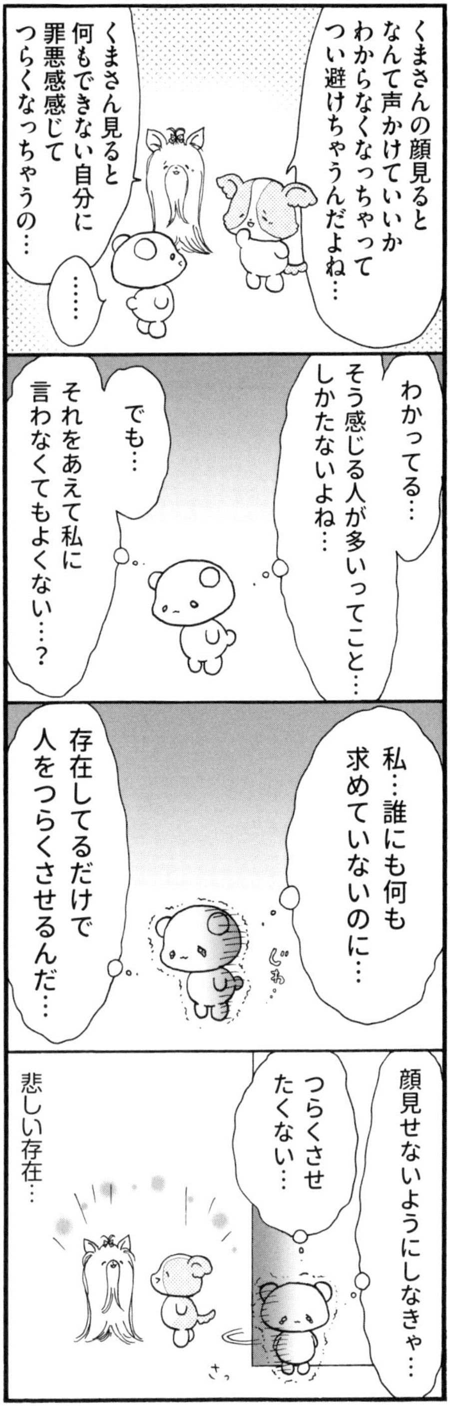

くまさんの顔見ると
なんて声かけていいか
わからなくなっちゃって
つい避けちゃうんだよね…
くまさん見ると
何もできない自分に
罪悪感感じて
つらくなっちゃうの…
……
わかってる…
そう感じる人が多いってこと
しかたないよね…
でも…
それをあえて私に
言わなくてもよくない…？
私…誰にも何も
求めていないのに…
存在してるだけで
人をつらくさせるんだ…
じわ…
顔見せないようにしなきゃ…
つらくさせ
たくない…
悲しい存在…
さっ

責め続ける声

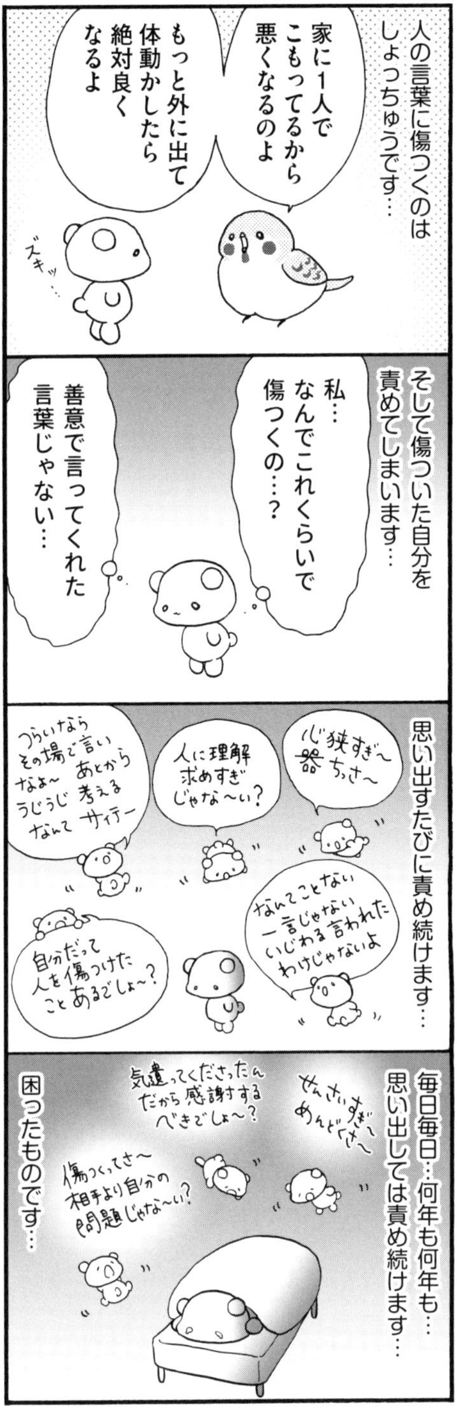

人の言葉に傷つくのは
しょっちゅうです…
家に1人で
こもってるから
悪くなるのよ
もっと外に出て
体動かしたら
絶対良く
なるよ
ズキッ…
そして傷ついた自分を
責めてしまいます…
私…
なんでこれくらいで
傷つくの…？
善意で言ってくれた
言葉じゃない…
思い出すたびに責め続けます…
心狭すぎ〜
器ちっさ〜
人に理解
求めすぎ
じゃな〜い？
つらいなら
その場で言い
なよ〜 あとから
うじうじ 考える
なんて サイテー
なんてことない
一言じゃない
いじわる言われた
わけじゃないよ
自分だって
人を傷つけた
ことあるでしょ〜？
毎日毎日…何年も何年も…
思い出しては責め続けます…
気遣ってくださったん
だから感謝する
べきでしょ〜？
せんさいすぎ、
めんどくさ〜
傷つくってさ〜
相手より自分の
問題じゃな〜い？
困ったものです…

9話　入院

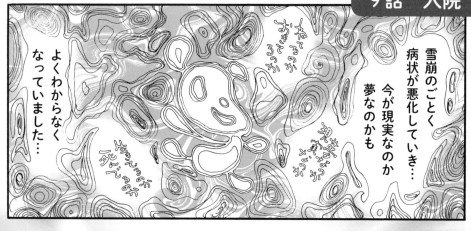

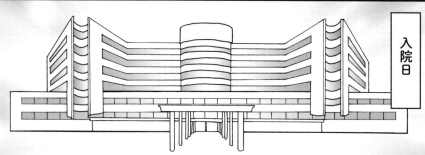

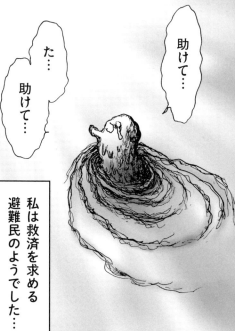

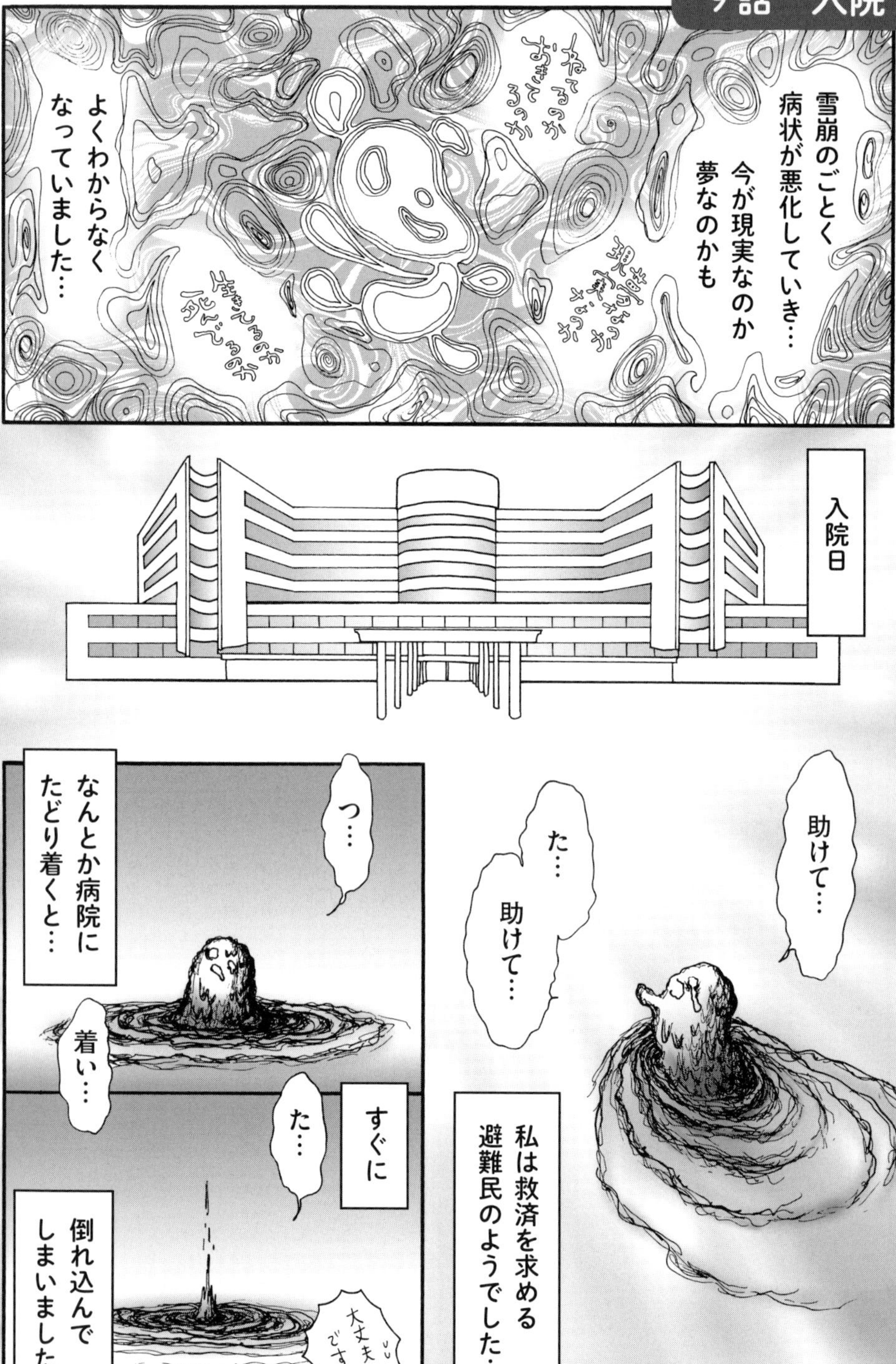
雪崩のごとく病状が悪化していき…
今が現実なのか夢なのかも
ねてるのか
おきてるのか
生きてるのか
死んでるのか
よくわからなくなっていました…
入院日
助けて…
た…
助けて…
私は救済を求める避難民のようでした…
なんとか病院にたどり着くと…
つ…
着い…
た…
すぐに
倒れ込んでしまいました…
大丈夫ですか?!

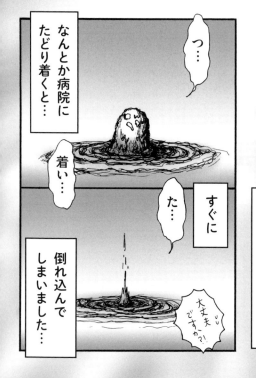

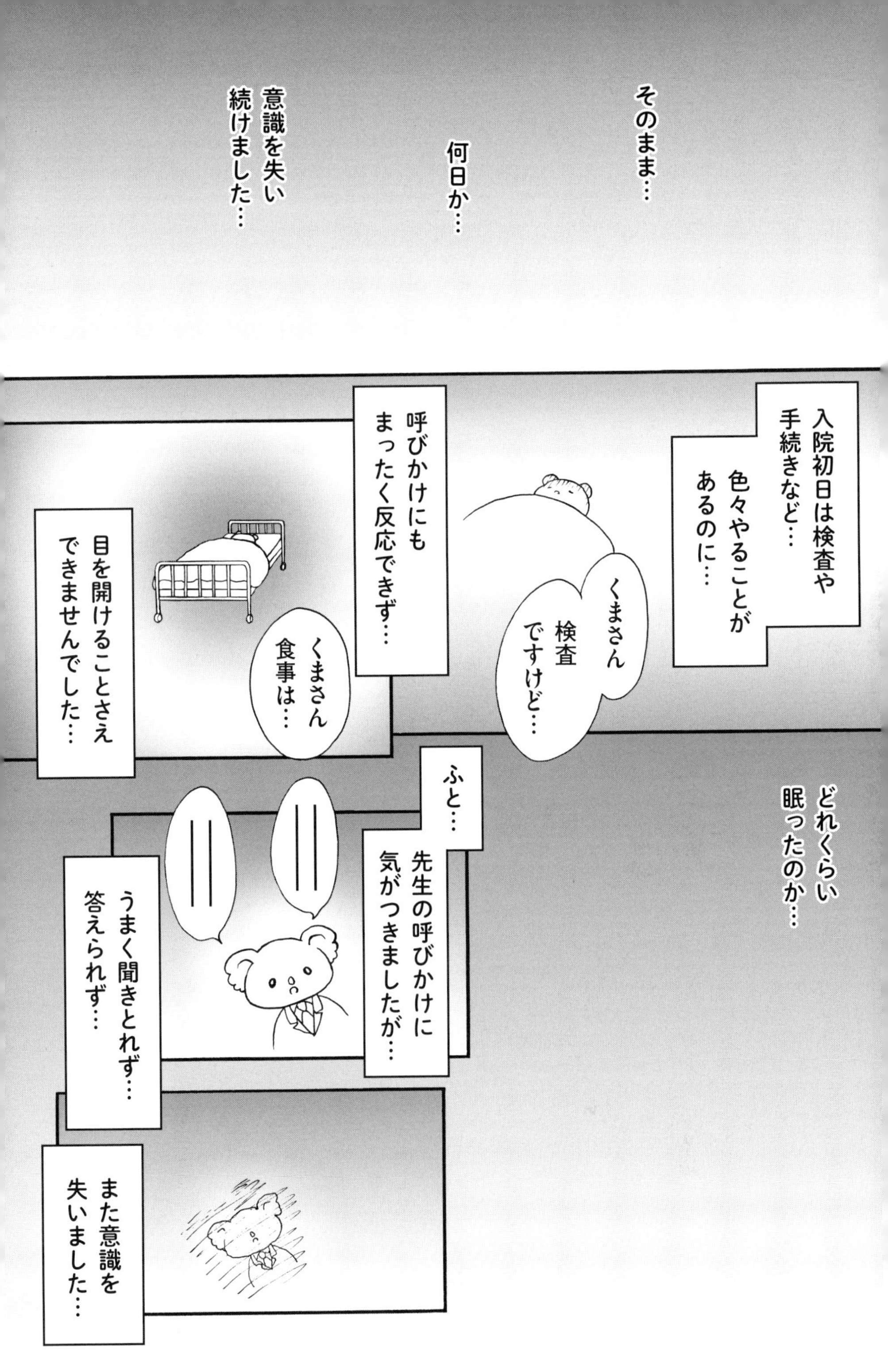
そのまま…
何日か…
意識を失い続けました…
入院初日は検査や手続きなど…
色々やることがあるのに…
くまさん
検査ですけど…
呼びかけにもまったく反応できず…
くまさん
食事は…
目を開けることさえできませんでした…
どれくらい眠ったのか…
ふと…
先生の呼びかけに気がつきましたが…
うまく聞きとれず…
答えられず…
また意識を失いました…

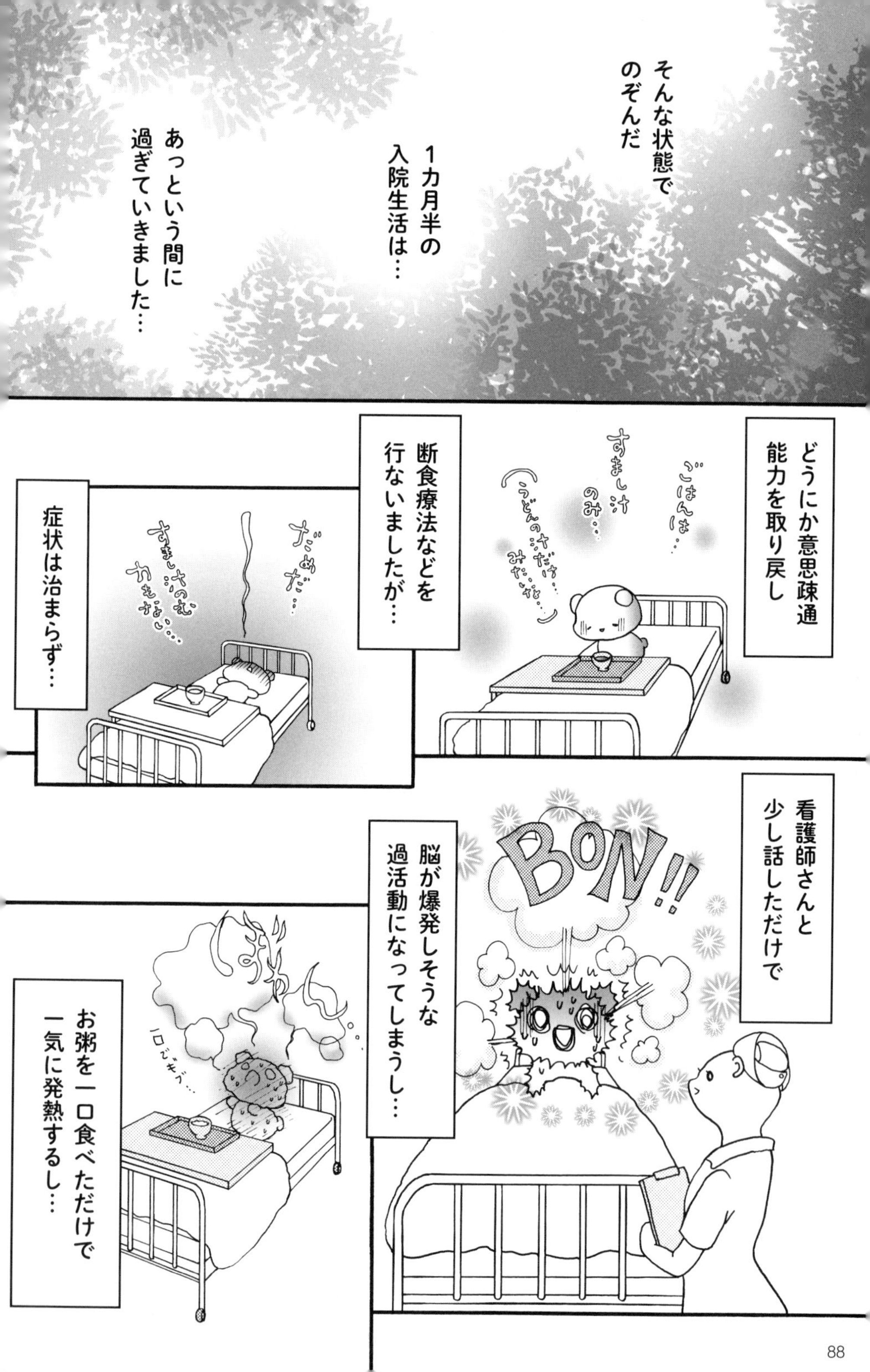

そんな状態で
のぞんだ
1カ月半の
入院生活は…
あっという間に
過ぎていきました…
どうにか意思疎通
能力を取り戻し
ごはんは…
すまし汁のみ…
（うどんの汁だけみたいな…）
断食療法などを
行ないましたが…
だめだ…
すまし汁の力もない…
症状は治まらず…
看護師さんと
少し話しただけで
BON!!
脳が爆発しそうな
過活動になってしまうし…
一口でギブ…
お粥を一口食べただけで
一気に発熱するし…

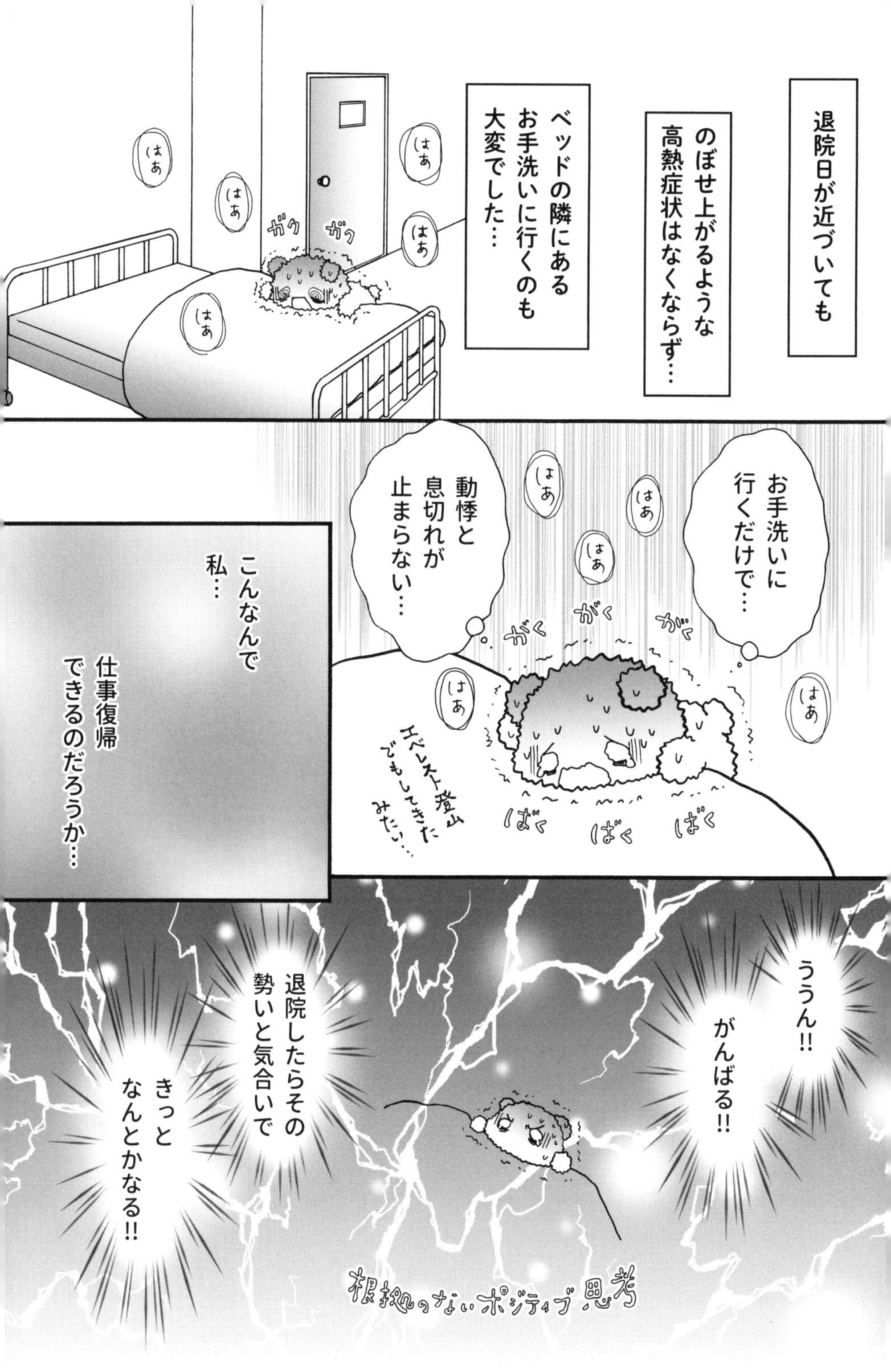
退院日が近づいても
のぼせ上がるような
高熱症状はなくならず…
ベッドの隣にある
お手洗いに行くのも
大変でした…
はぁ
ガク ガク
お手洗いに
行くだけで…
動悸と
息切れが
止まらない…
がく がく がく
エベレスト登山
でもしてきた
みたい…
ばく ばく ばく
こんなんで
私…
仕事復帰
できるのだろうか…
ううん!!
がんばる!!
退院したらその
勢いと気合いで
きっと
なんとかなる!!
根拠のないポジティブ思考

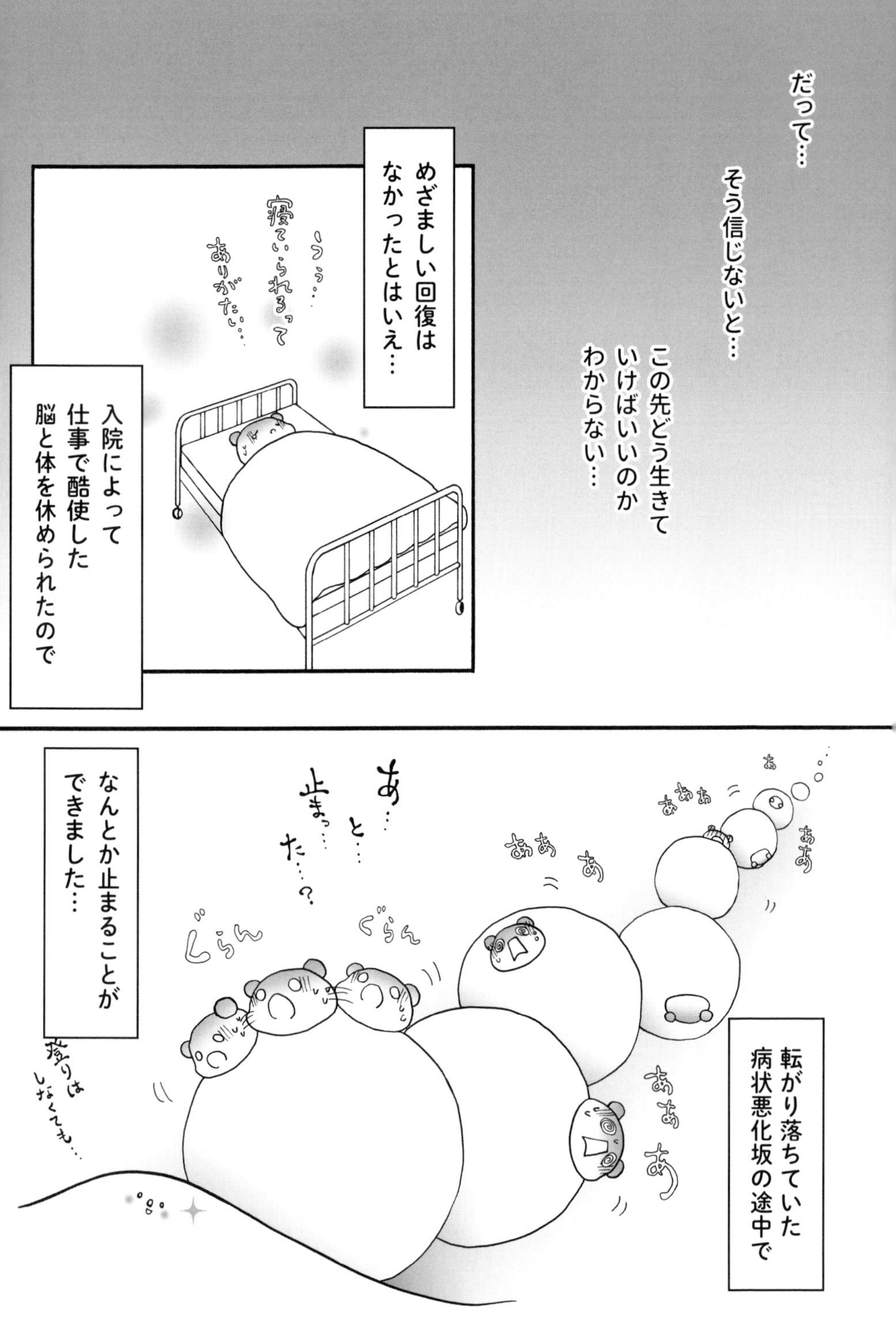
だって…
そう信じないと…
この先どう生きて
いけばいいのか
わからない…
めざましい回復は
なかったとはいえ…
うう…
寝ていられるって
ありがたい…
入院によって
仕事で酷使した
脳と体を休められたので
あ
あああ
ああ
ああ
あ
あああ
あ
転がり落ちていた
病状悪化坂の途中で
あ…
と…
止まっ…
た…?
ぐらん
ぐらん
なんとか止まることが
できました…
登りは
しなくても…

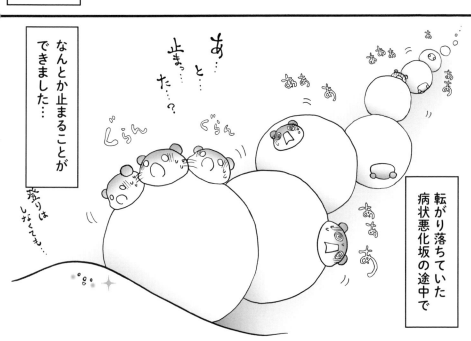

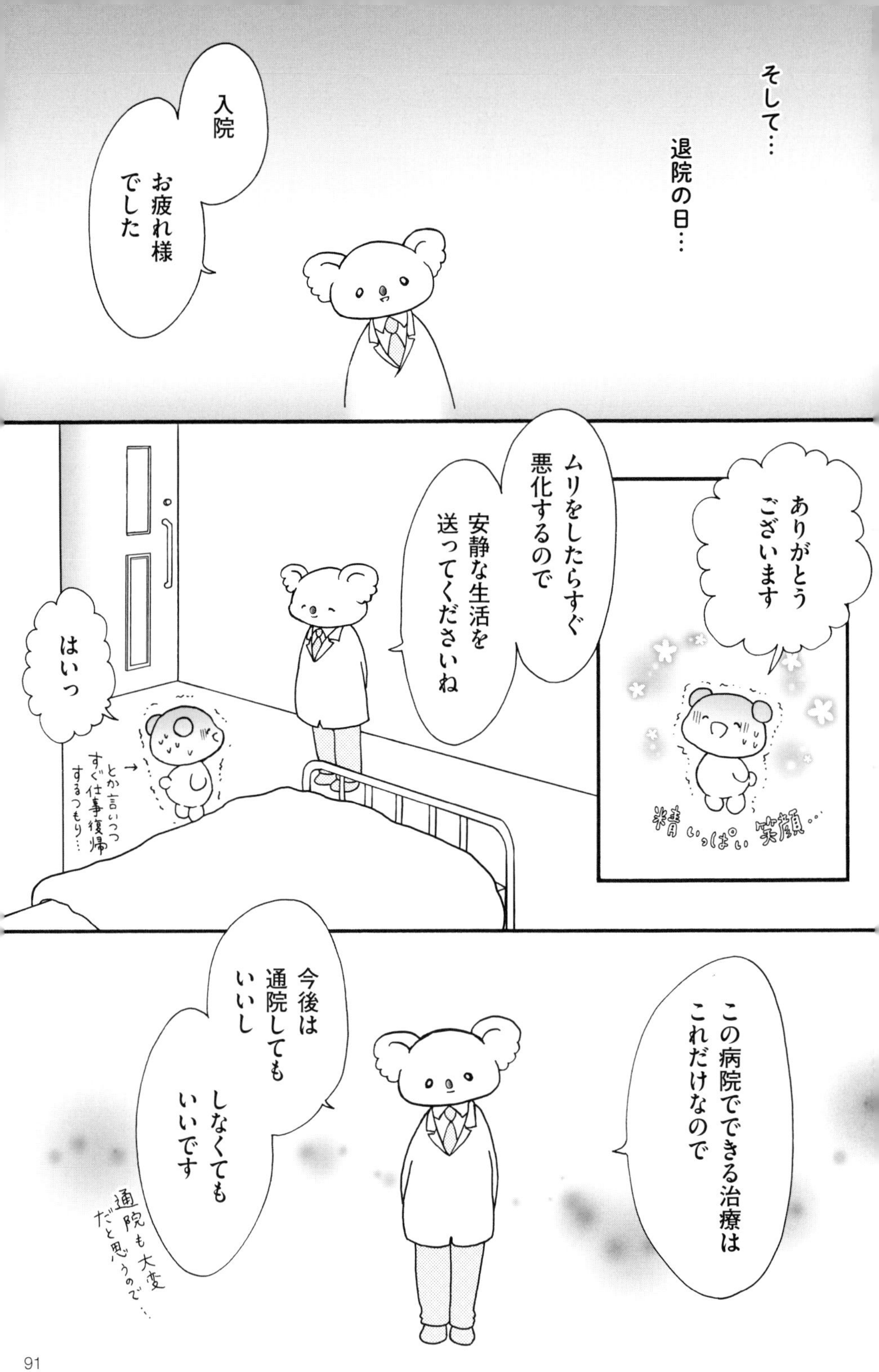
そして…
退院の日…
入院 お疲れ様 でした
ありがとう ございます
精いっぱい笑顔…
ムリをしたらすぐ 悪化するので
安静な生活を 送ってくださいね
はいっ
とか言いつつ すぐ仕事復帰 するつもり…
この病院でできる治療は これだけなので
今後は 通院しても いいし
しなくても いいです
通院も大変 だと思うので…

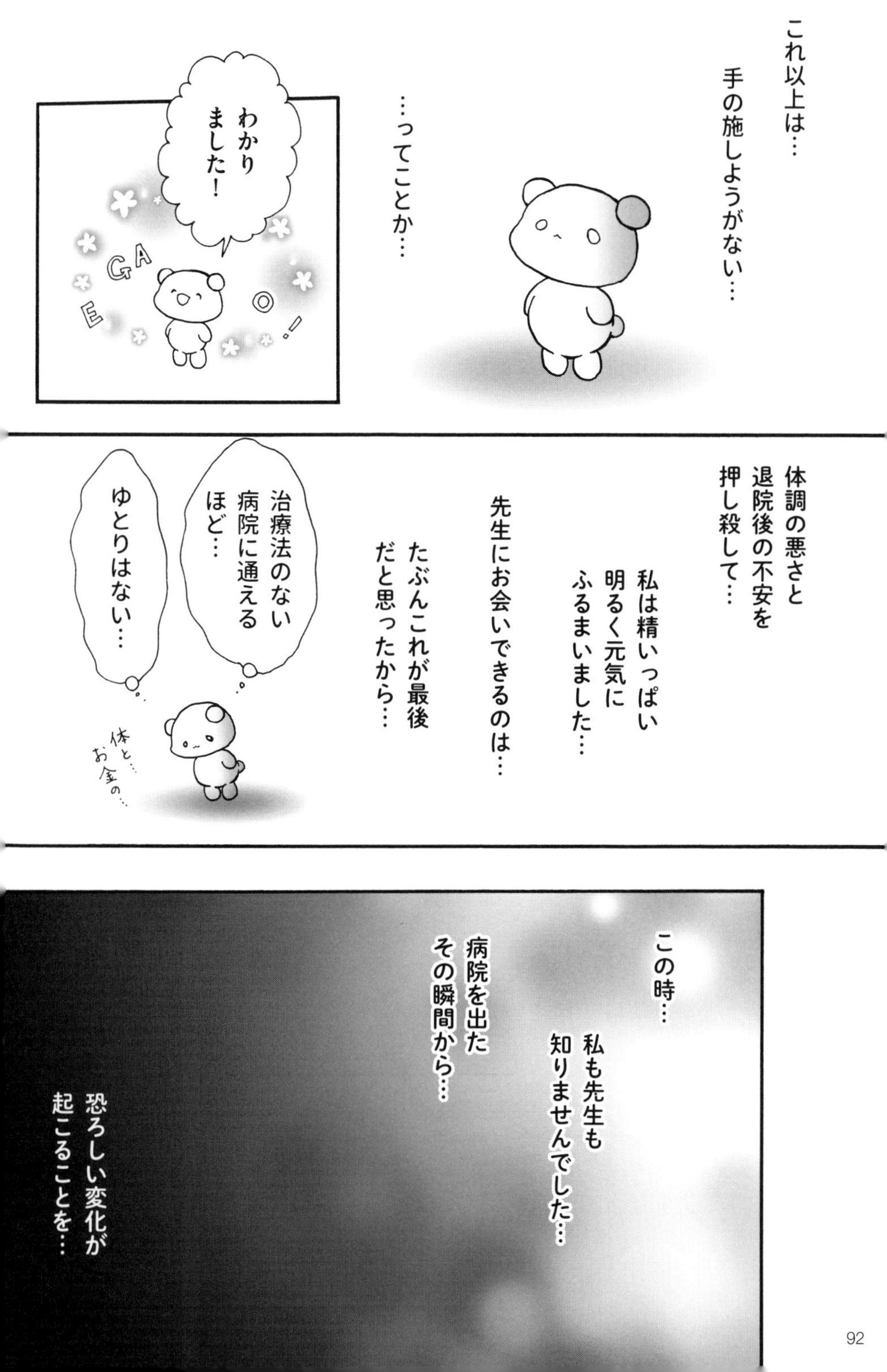
これ以上は…
手の施しようがない…
…ってことか…
わかりました！
EGAO!
体調の悪さと
退院後の不安を
押し殺して…
私は精いっぱい
明るく元気に
ふるまいました…
先生にお会いできるのは…
たぶんこれが最後
だと思ったから…
治療法のない
病院に通える
ほど…
ゆとりはない…
体と…
お金の…
この時…
私も先生も
知りませんでした…
病院を出た
その瞬間から…
恐ろしい変化が
起こることを…

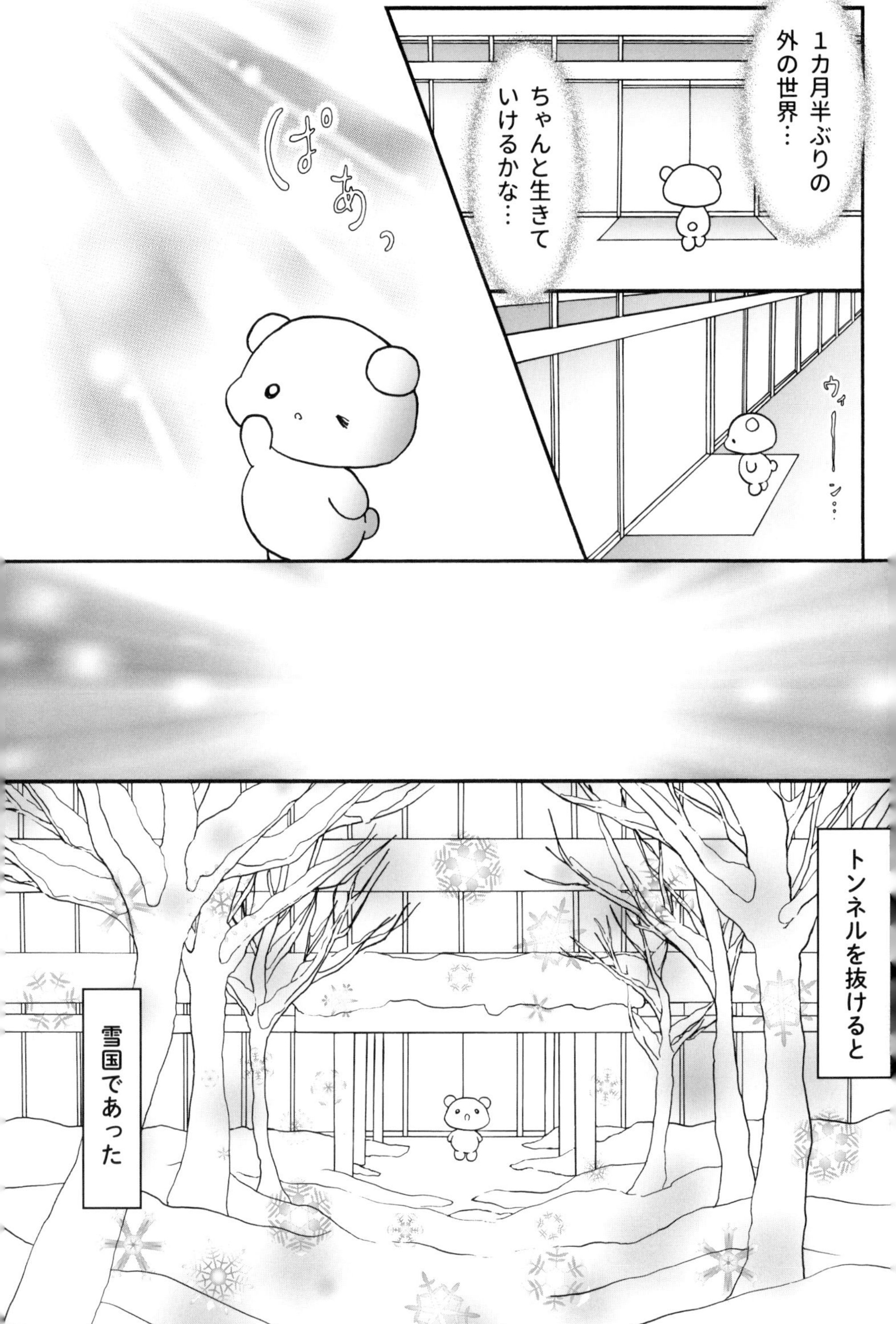
1カ月半ぶりの外の世界…
ちゃんと生きていけるかな…
ウィーン…
ぱあっ
トンネルを抜けると
雪国であった

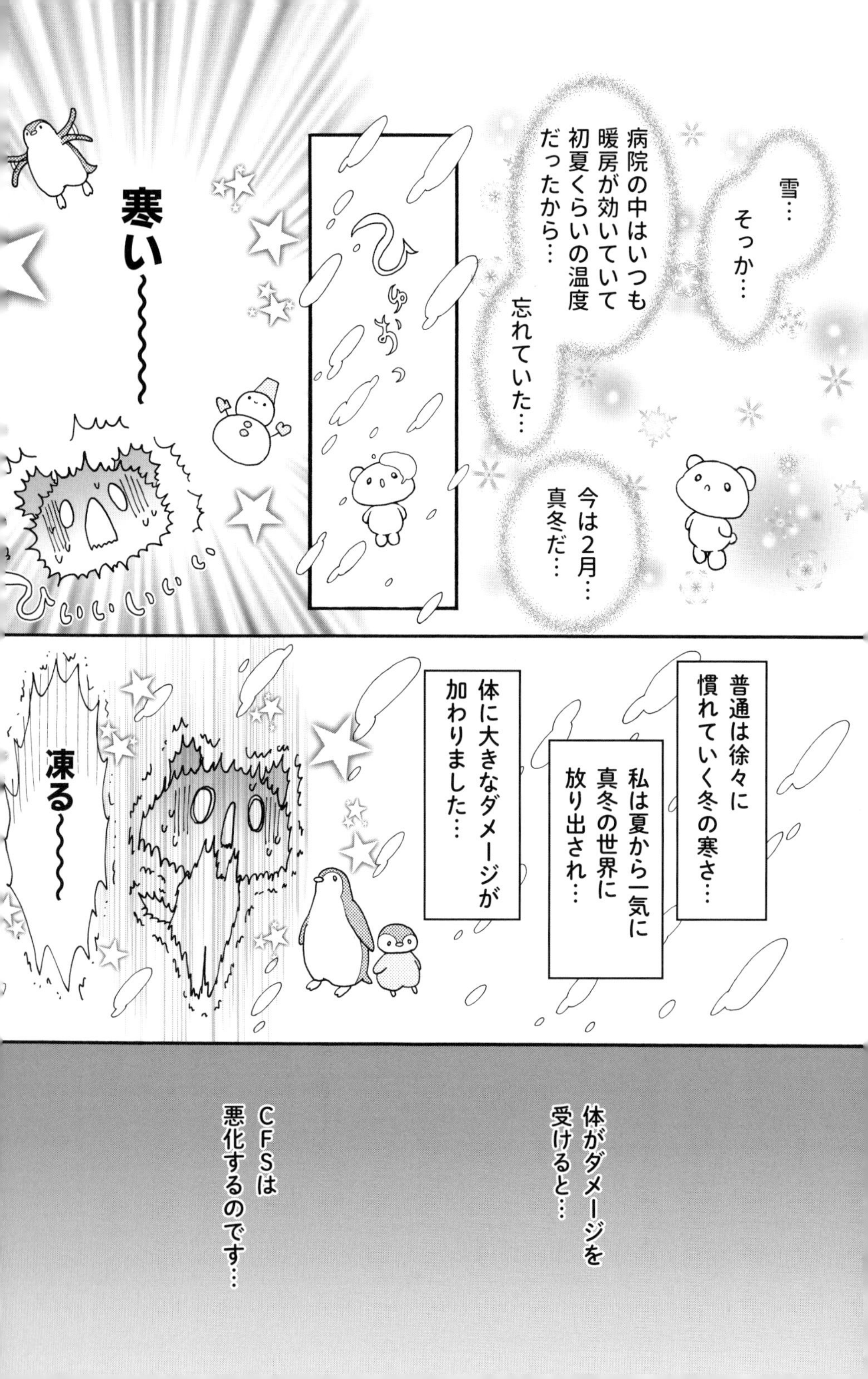

雪…
そっか…
病院の中はいつも暖房が効いていて初夏くらいの温度だったから…
忘れていた…
今は2月…真冬だ…
ひゅおっ
寒い〜〜〜
ひぃぃぃぃぃ
普通は徐々に慣れていく冬の寒さ…
私は夏から一気に真冬の世界に放り出され…
体に大きなダメージが加わりました…
凍る〜〜
体がダメージを受けると…
CFSは悪化するのです…

「わかる〜」

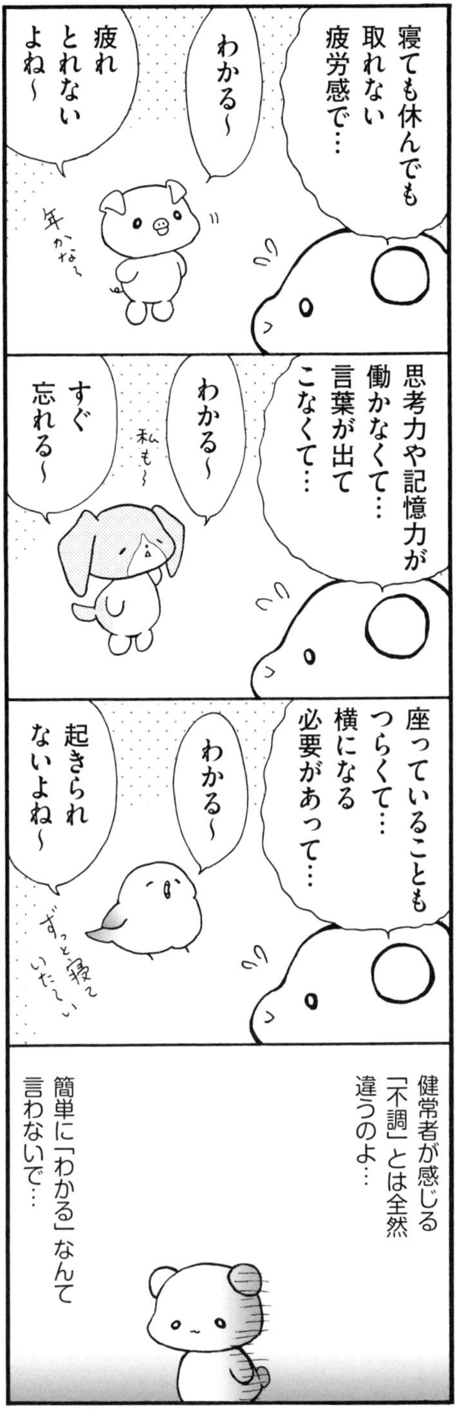
寝ても休んでも取れない疲労感で…
わかる〜
疲れとれないよね〜
年かな〜
思考力や記憶力が働かなくて…言葉が出てこなくて…
わかる〜
私も〜
すぐ忘れる〜
座っていることもつらくて…横になる必要があって…
わかる〜
起きられないよね〜
ずっと寝ていた〜い
健常者が感じる「不調」とは全然違うのよ…
簡単に「わかる」なんて言わないで…

「理解しているよ」

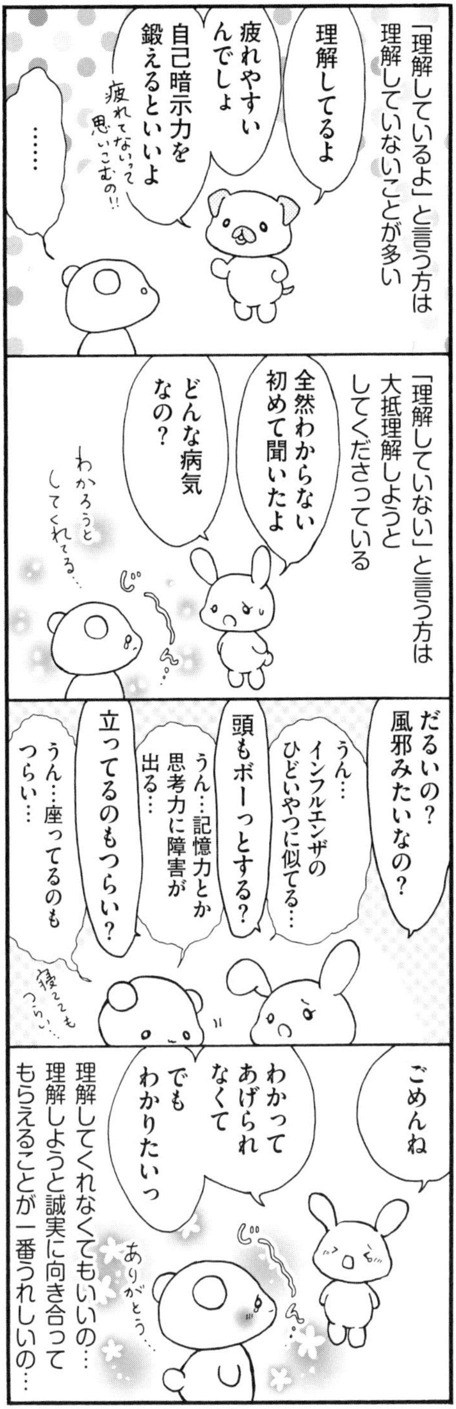
「理解しているよ」と言う方は理解していないことが多い
理解してるよ
疲れやすいんでしょ
自己暗示力を鍛えるといいよ
疲れてないって思いこむの!!
……
「理解していない」と言う方は大抵理解しようとしてくださっている
全然わからない初めて聞いたよ
どんな病気なの?
わかろうとしてくれてる…
じ〜ん
だるいの?風邪みたいなの?
うん…インフルエンザのひどいやつに似てる…
頭もボーっとする?
うん…記憶力とか思考力に障害が出る…
立ってるのもつらい?
うん…座ってるのもつらい…
寝ててもつらい…
ごめんね
わかってあげられなくて
でもわかりたいっ
ありがとう…
じ〜ん
理解してくれなくてもいいの…理解しようと誠実に向き合ってもらえることが一番うれしいの…

「あきらめちゃダメ！」

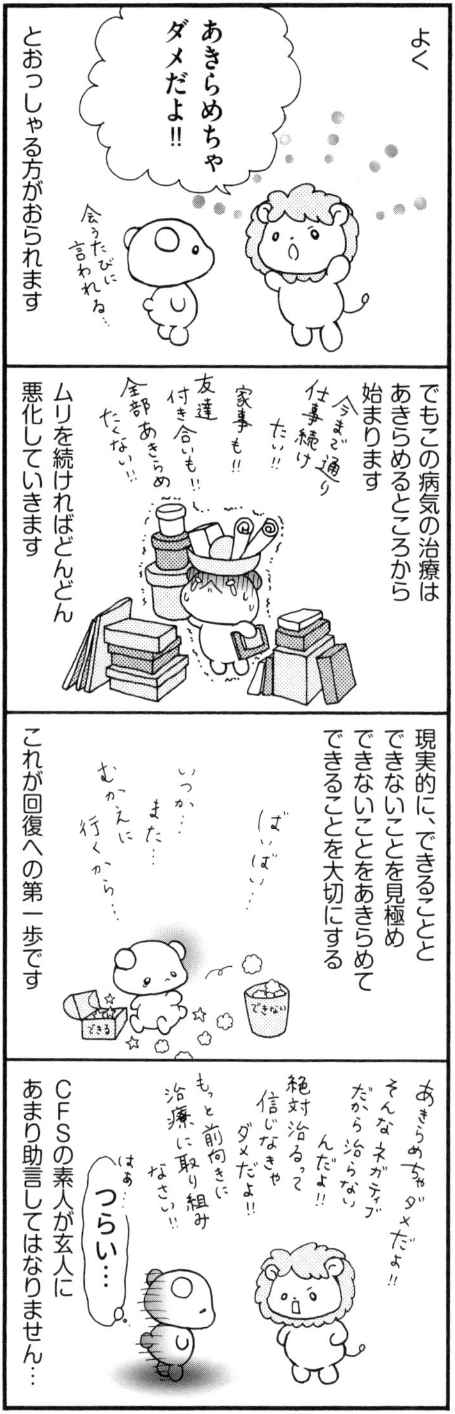
よく
あきらめちゃダメだよ!!
会うたびに言われる…
とおっしゃる方がおられます
でもこの病気の治療はあきらめるところから始まります
今まで通り仕事続けたい!!
家事も!!
友達付き合いも!!
全部あきらめたくない!!
ムリを続ければどんどん悪化していきます
現実的に、できることとできないことを見極めできないことをあきらめてできることを大切にする
ばいばい…
いつか…また…むかえに行くから…
できない
できる
これが回復への第一歩です
あきらめちゃダメだよ!!
そんなネガティブだから治らないんだよ!!
絶対治るって信じなきゃダメだよ!!
もっと前向きに治療に取り組みなさい!!
はぁ…
つらい…
CFSの素人が玄人にあまり助言してはなりません…

向き合ってくれる人

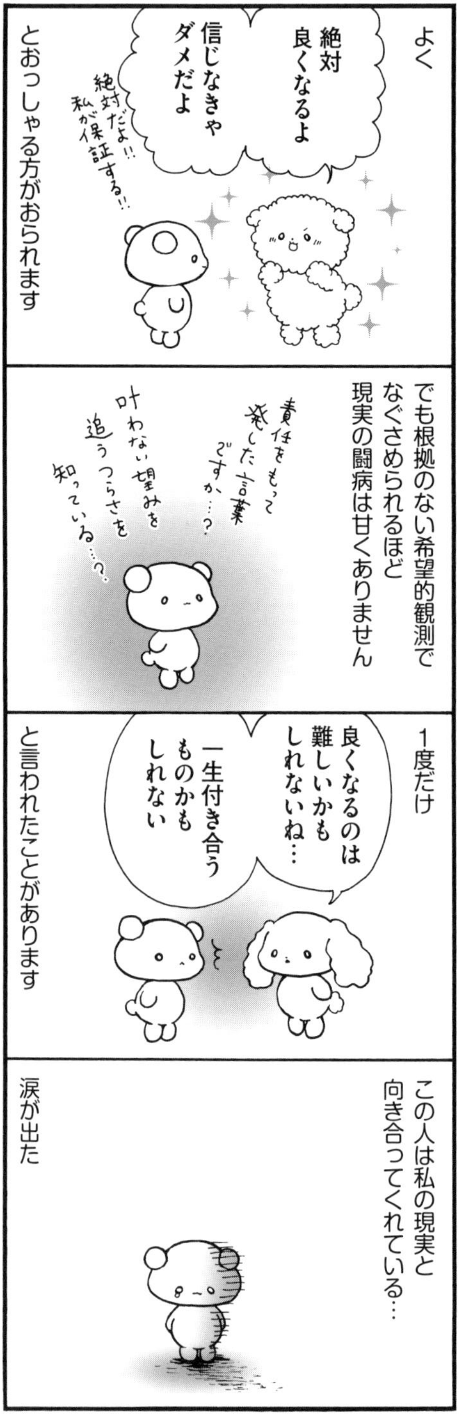
よく
絶対良くなるよ
信じなきゃダメだよ
絶対だよ!! 私が保証する!!
とおっしゃる方がおられます
でも根拠のない希望的観測でなぐさめられるほど現実の闘病は甘くありません
責任をもって発した言葉ですか…?
叶わない望みを追うつらさを知っている…?
1度だけ
良くなるのは難しいかもしれないね…
一生付き合うものかもしれない
と言われたことがあります
この人は私の現実と向き合ってくれている…
涙が出た

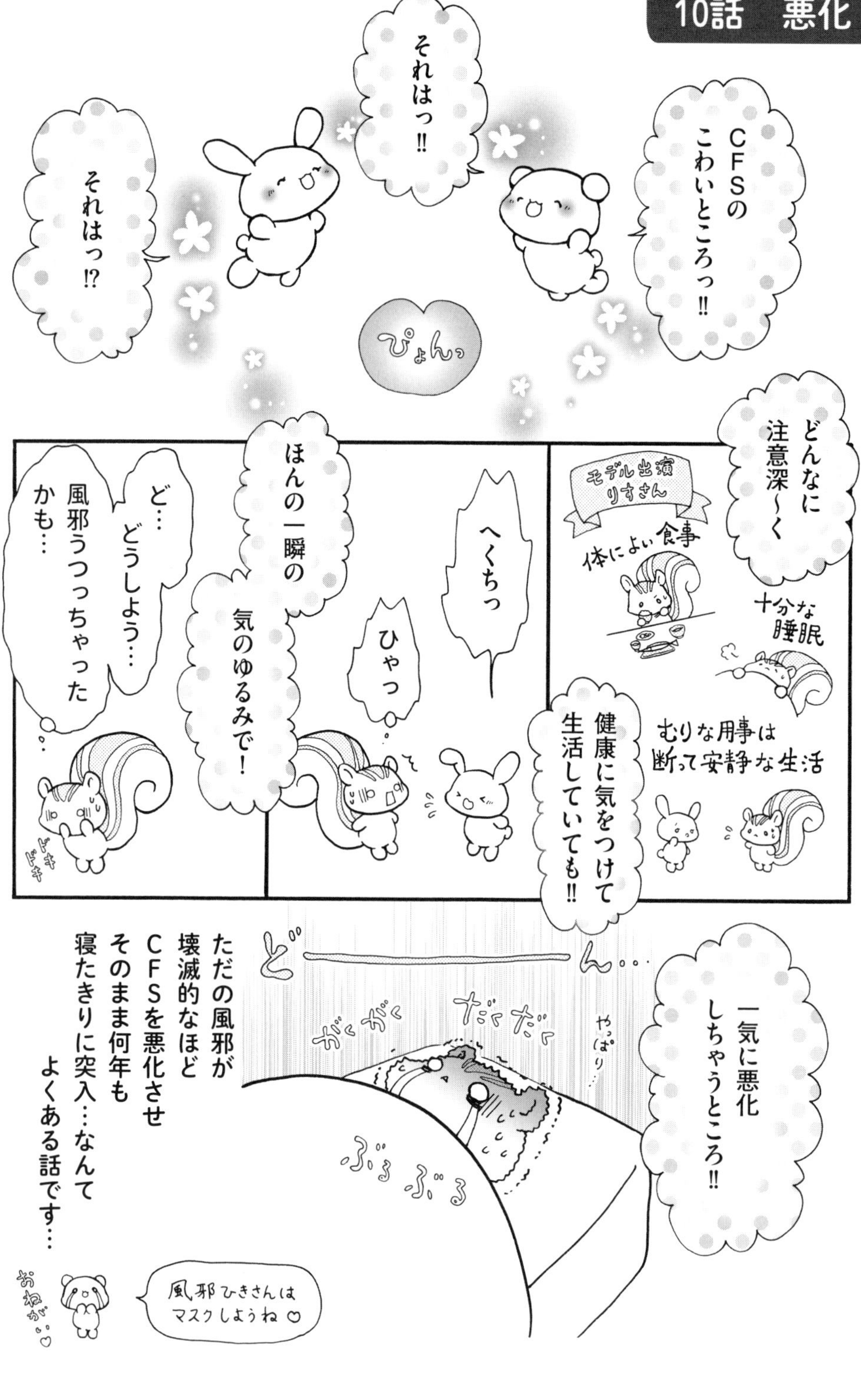
CFSのこわいところっ!!
それはっ!!
それはっ!?
ぴょんっ
どんなに注意深〜く
モデル出演 りすさん
体によい食事
十分な睡眠
むりな用事は断って安静な生活
健康に気をつけて生活していても!!
ほんの一瞬の気のゆるみで!
へくちっ
ひゃっ
ど…どうしよう…風邪うつっちゃったかも…
ドキドキ
一気に悪化しちゃうところ!!
ど——ん…
やっぱり…
だくだく
がくがく
ぷるぷる
ただの風邪が壊滅的なほどCFSを悪化させそのまま何年も寝たきりに突入…なんてよくある話です…
風邪ひきさんはマスクしようね♡
おねがい♡

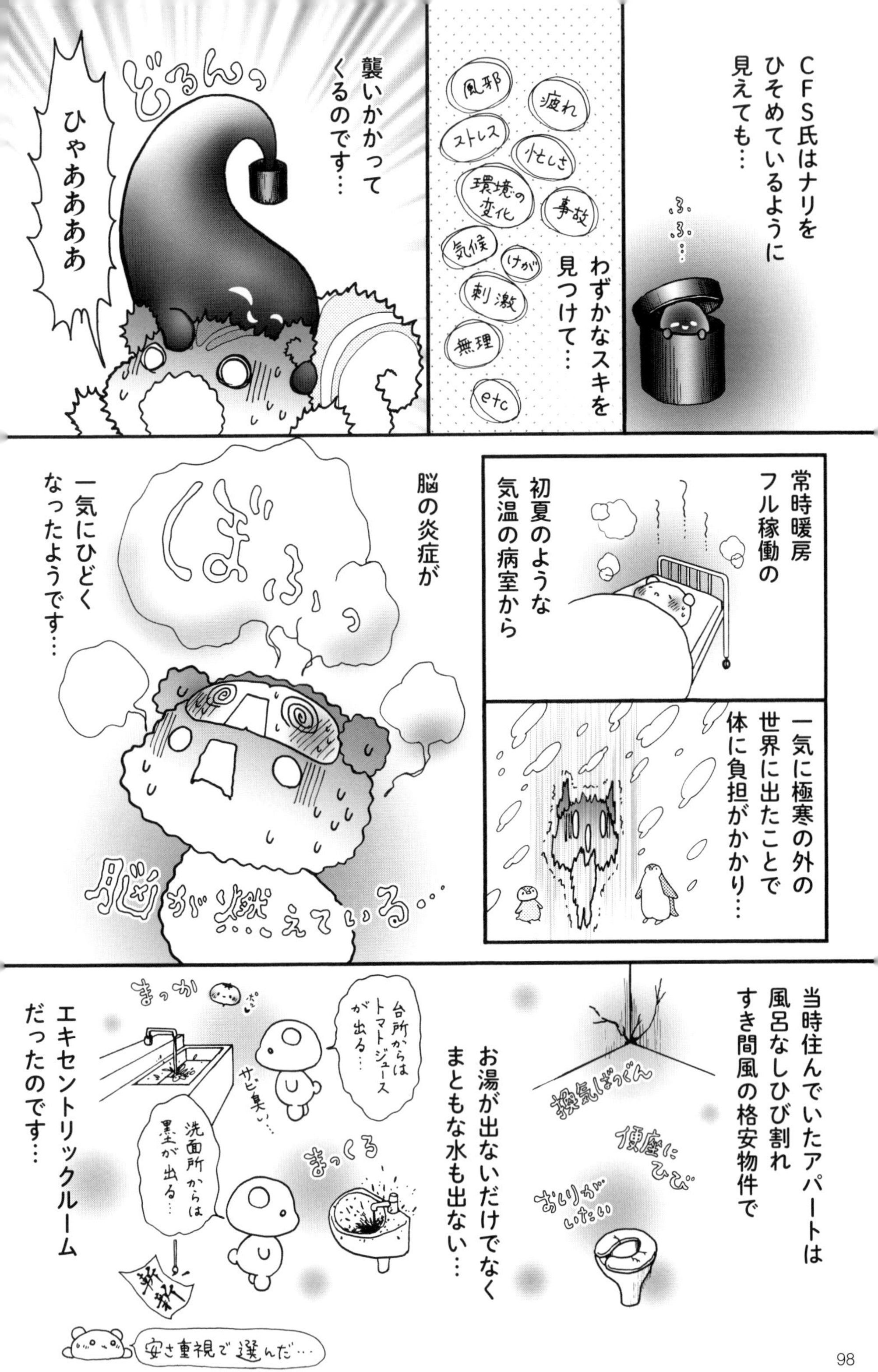
CFS氏はナリをひそめているように見えても…
ふ…ふ…
わずかなスキを見つけて…
風邪
疲れ
ストレス
忙しさ
環境の変化
事故
気候
けが
刺激
無理
etc
襲いかかってくるのです…
びるんっ
ひゃあああああ
常時暖房フル稼働の初夏のような気温の病室から
一気に極寒の外の世界に出たことで体に負担がかかり…
脳の炎症が
一気にひどくなったようです…
ぼふっ
脳が燃えている…
当時住んでいたアパートは風呂なしひび割れすき間風の格安物件で
換気ばつぐん
便座にひび
おしりがいたい
お湯が出ないだけでなくまともな水も出ない…
台所からはトマトジュースが出る…
サビ臭い…
まっか
洗面所からは墨が出る…
まっくろ
エキセントリックルームだったのです…
安さ重視で選んだ…

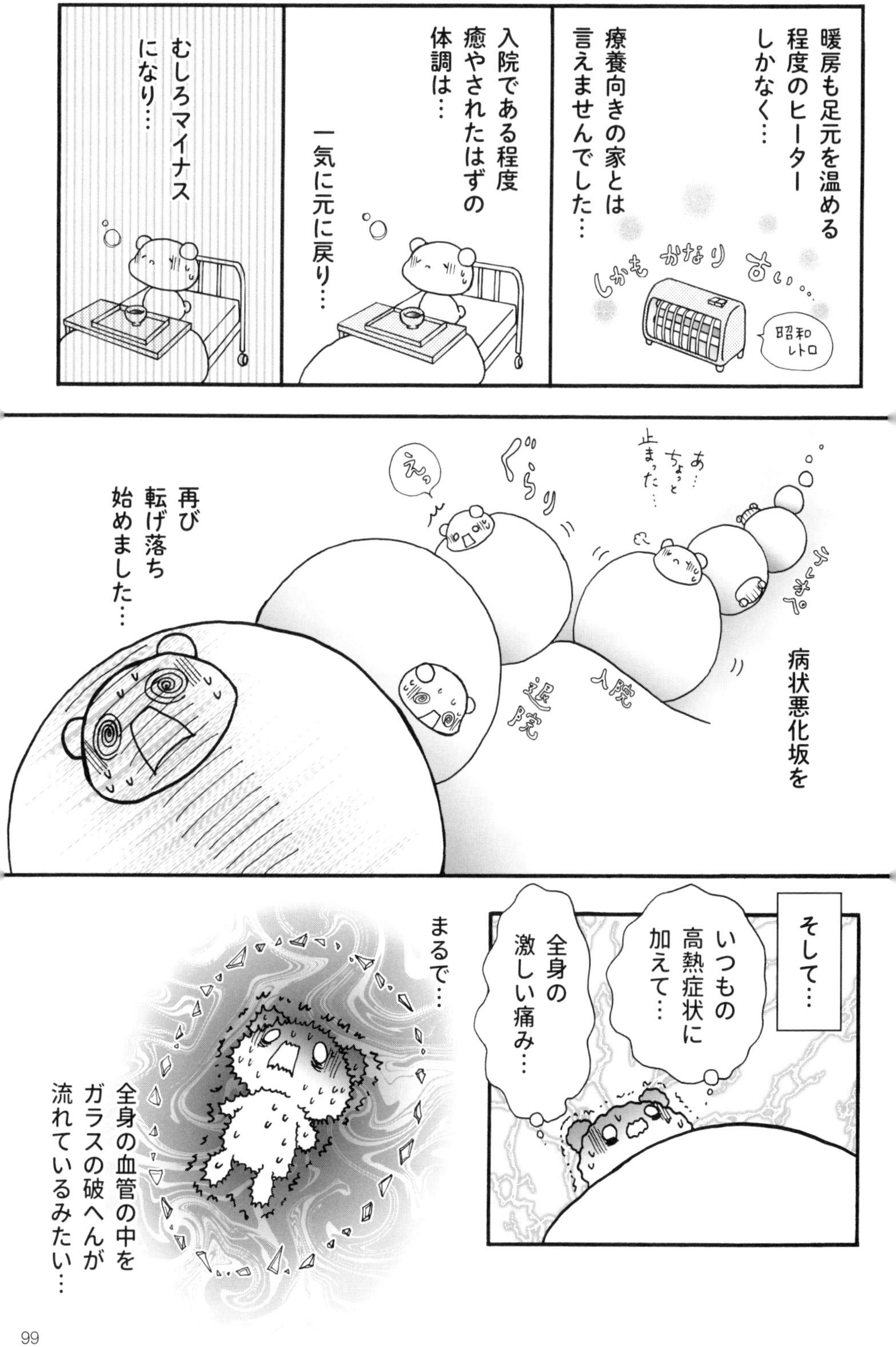
暖房も足元を温める程度のヒーターしかなく…
療養向きの家とは言えませんでした…
しかも かなり 古い…
昭和レトロ
入院である程度癒やされたはずの体調は…
一気に元に戻り…
むしろマイナスになり…
あ…ちょっと止まった…
ぐらり
えっ
入院
退院
病状悪化坂を
再び転げ落ち始めました…
そして…
いつもの高熱症状に加えて…
全身の激しい痛み…
まるで…
全身の血管の中をガラスの破へんが流れているみたい…

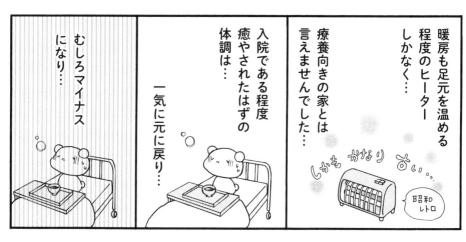

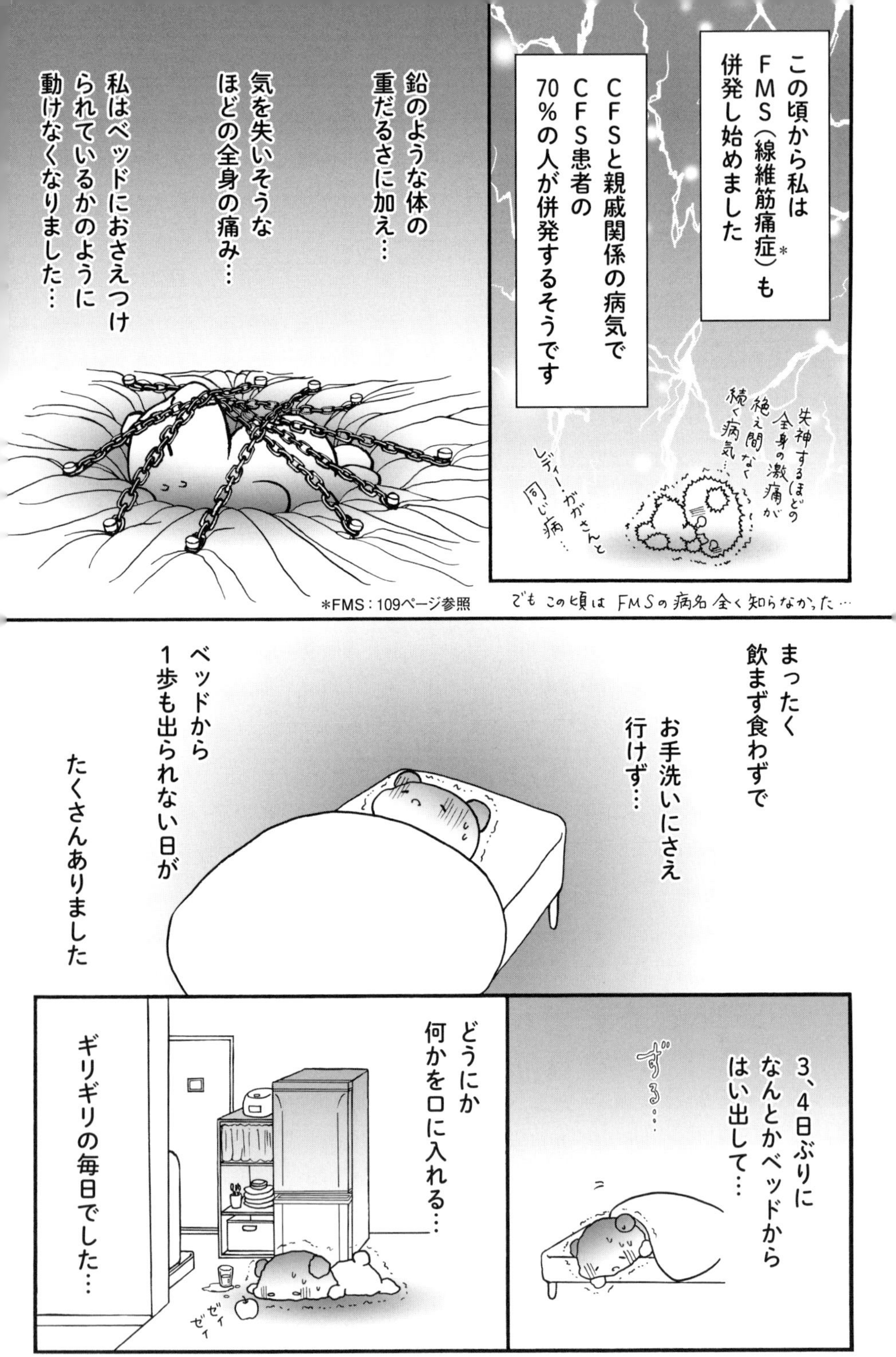
この頃から私は
FMS（線維筋痛症）*も
併発し始めました
CFSと親戚関係の病気で
CFS患者の
70％の人が併発するそうです
失神するほどの全身の激痛が絶え間なく続く病気…
レディー・ガガさんと同じ病…
でも この頃は FMSの病名 全く知らなかった…
鉛のような体の
重だるさに加え…
気を失いそうな
ほどの全身の痛み…
私はベッドにおさえつけ
られているかのように
動けなくなりました…
*FMS：109ページ参照
まったく
飲まず食わずで
お手洗いにさえ
行けず…
ベッドから
1歩も出られない日が
たくさんありました
3、4日ぶりに
なんとかベッドから
はい出して…
ずる…
どうにか
何かを口に入れる…
ギリギリの毎日でした…
ゼィゼィ

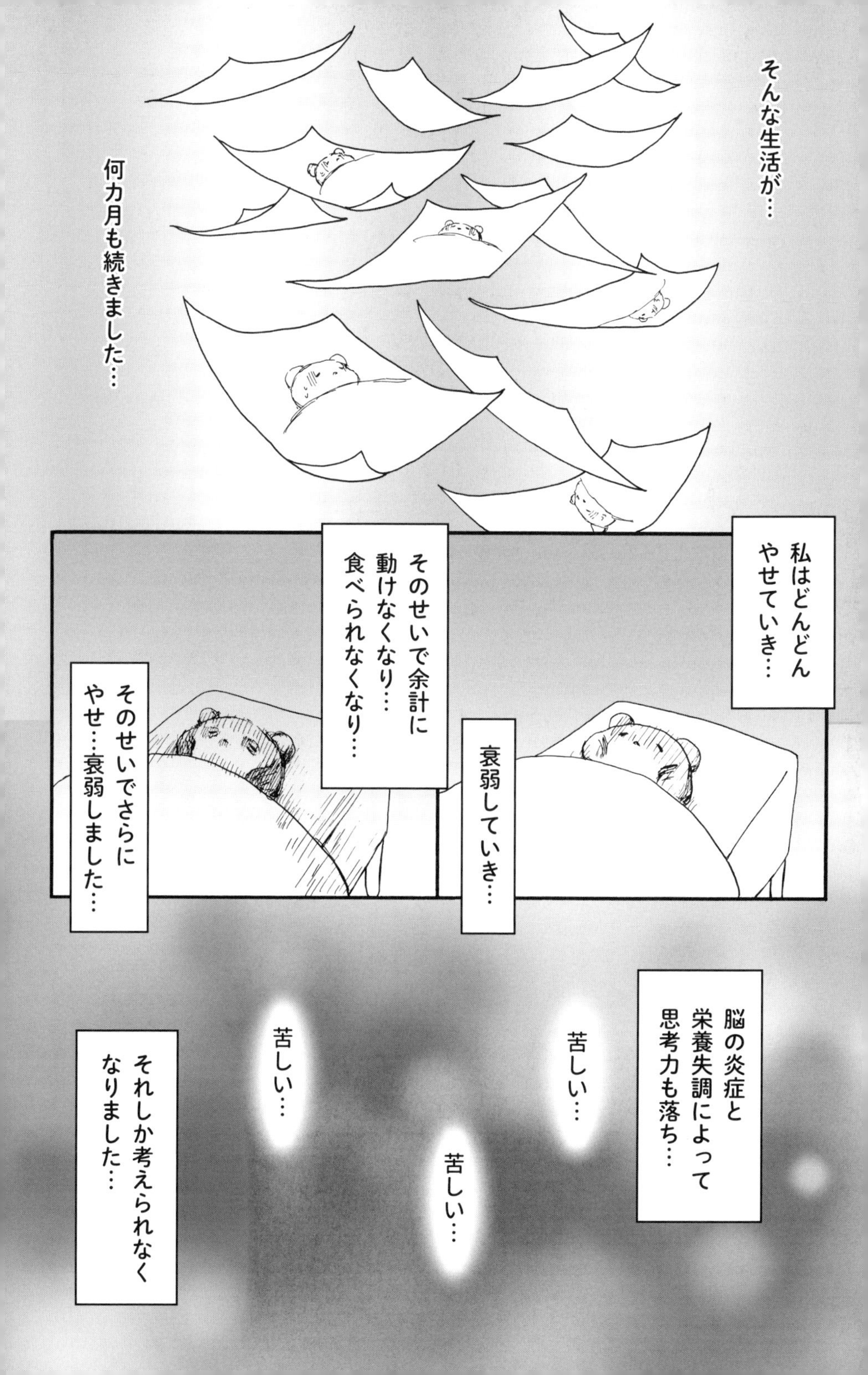
そんな生活が…
何カ月も続きました…
私はどんどんやせていき…
衰弱していき…
そのせいで余計に動けなくなり…食べられなくなり…
そのせいでさらにやせ…衰弱しました…
脳の炎症と栄養失調によって思考力も落ち…
苦しい…
苦しい…
苦しい…
それしか考えられなくなりました…

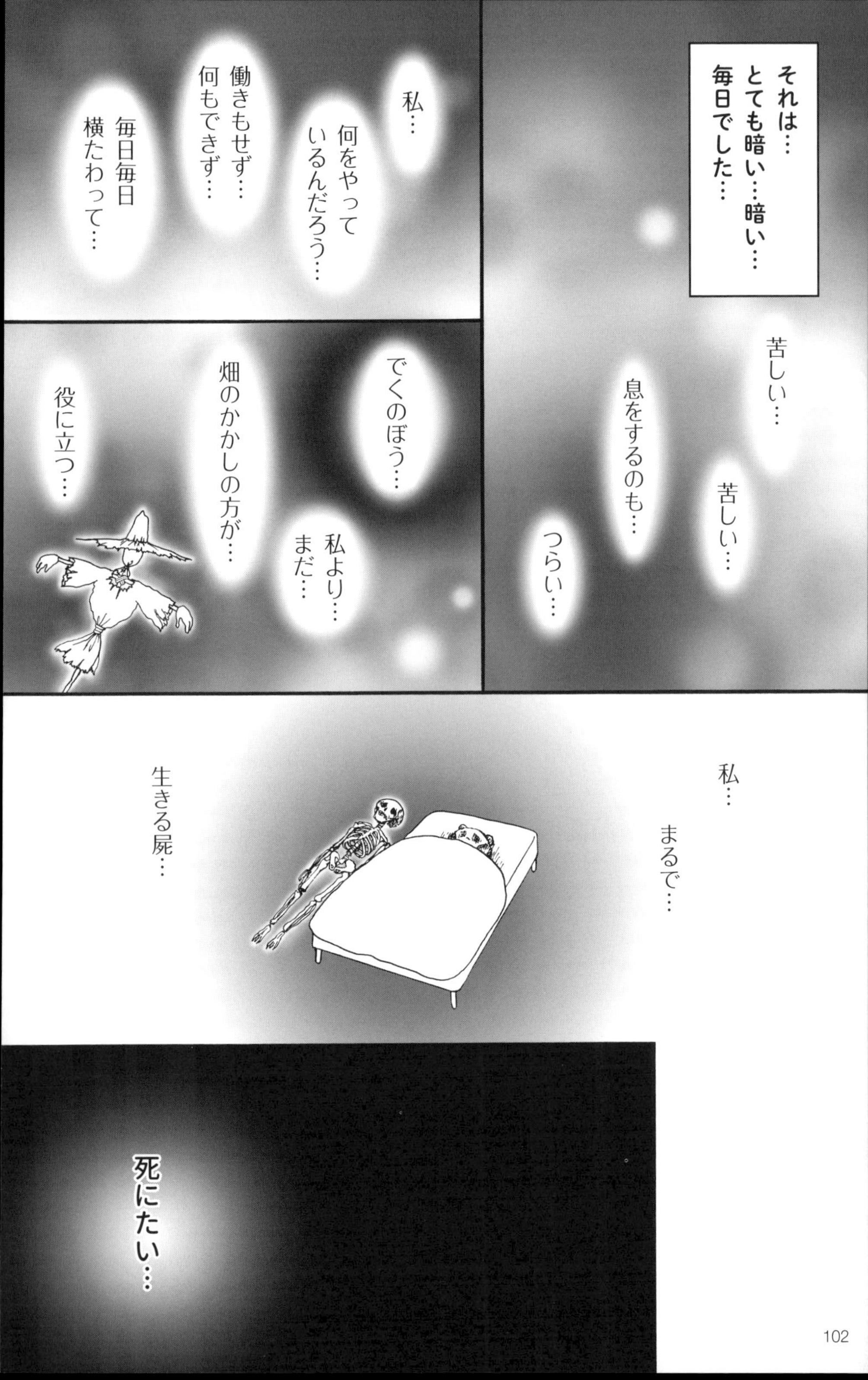

それは…
とても暗い…暗い…
毎日でした…
苦しい…
息をするのも…
苦しい…
つらい…
私…
何をやっているんだろう…
働きもせず…
何もできず…
毎日毎日
横たわって…
でくのぼう…
私より…
まだ…
畑のかかしの方が…
役に立つ…
私…
まるで…
生きる屍…
死にたい…

1秒生きているのも
絶え難い…

1秒後…自分が
生きているのかと思うと…
絶望する…

そんな日々が…

1年ほど続き…

私の体重は
生命の危険レベルまで
落ちていました…

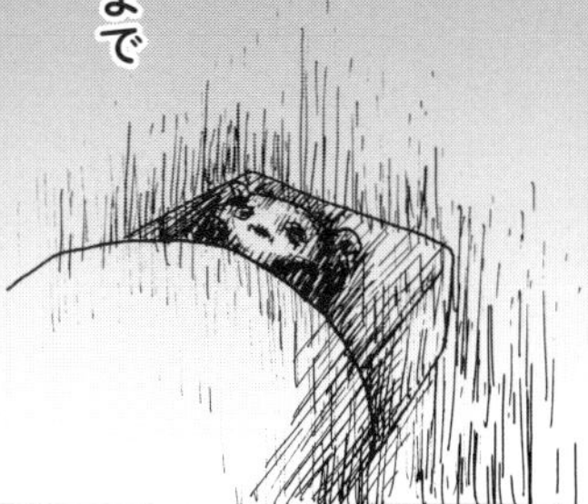

命の灯が
消えかけていた時…

私の体の生命維持機能が
動き始めたのです…

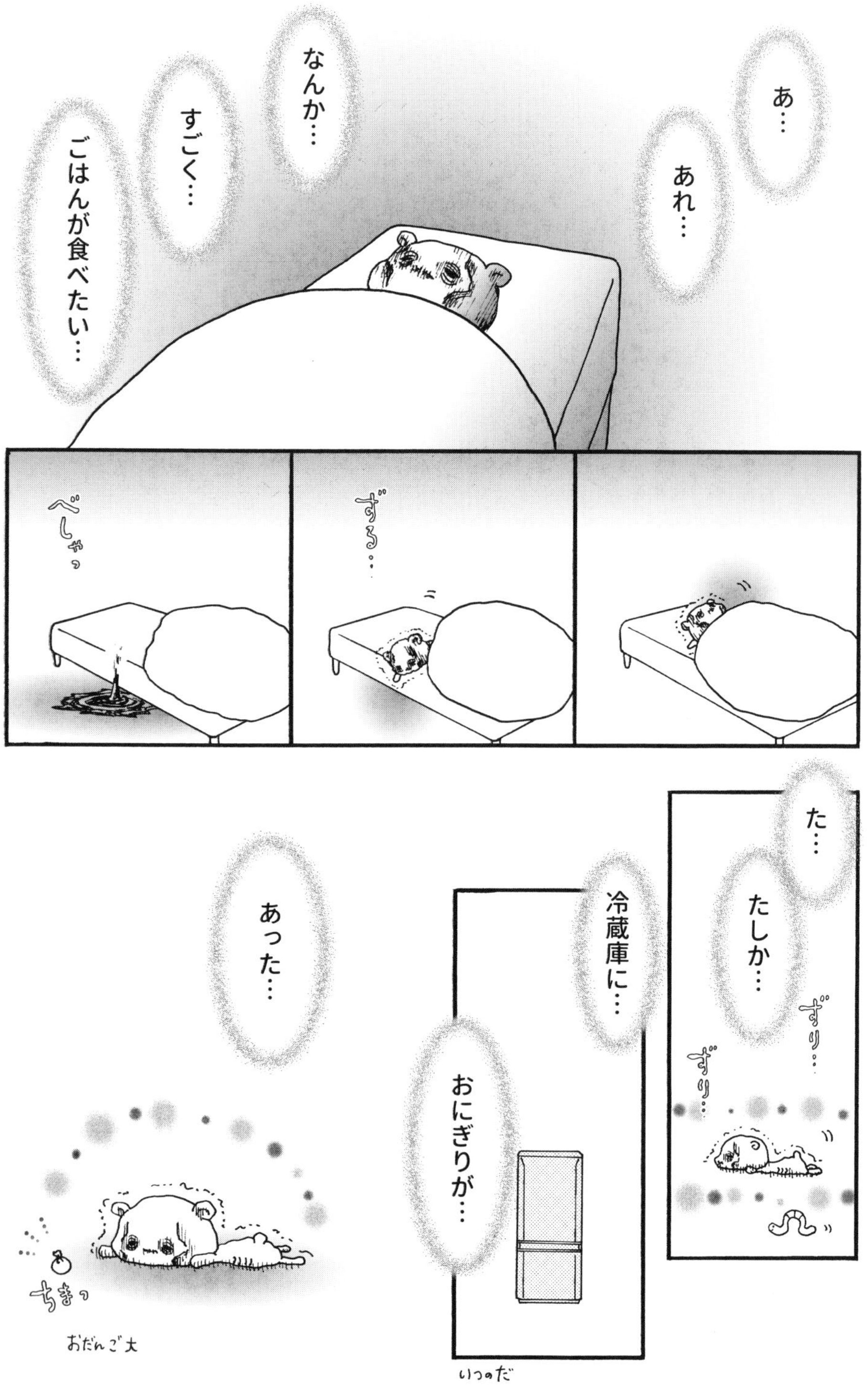

あ…
あれ…
なんか…
すごく…
ごはんが食べたい…
ずる…
べしゃっ
た…
たしか…
ずり…
ずり…
冷蔵庫に…
おにぎりが…
いつのだ
あった…
ちまっ
おだんご大

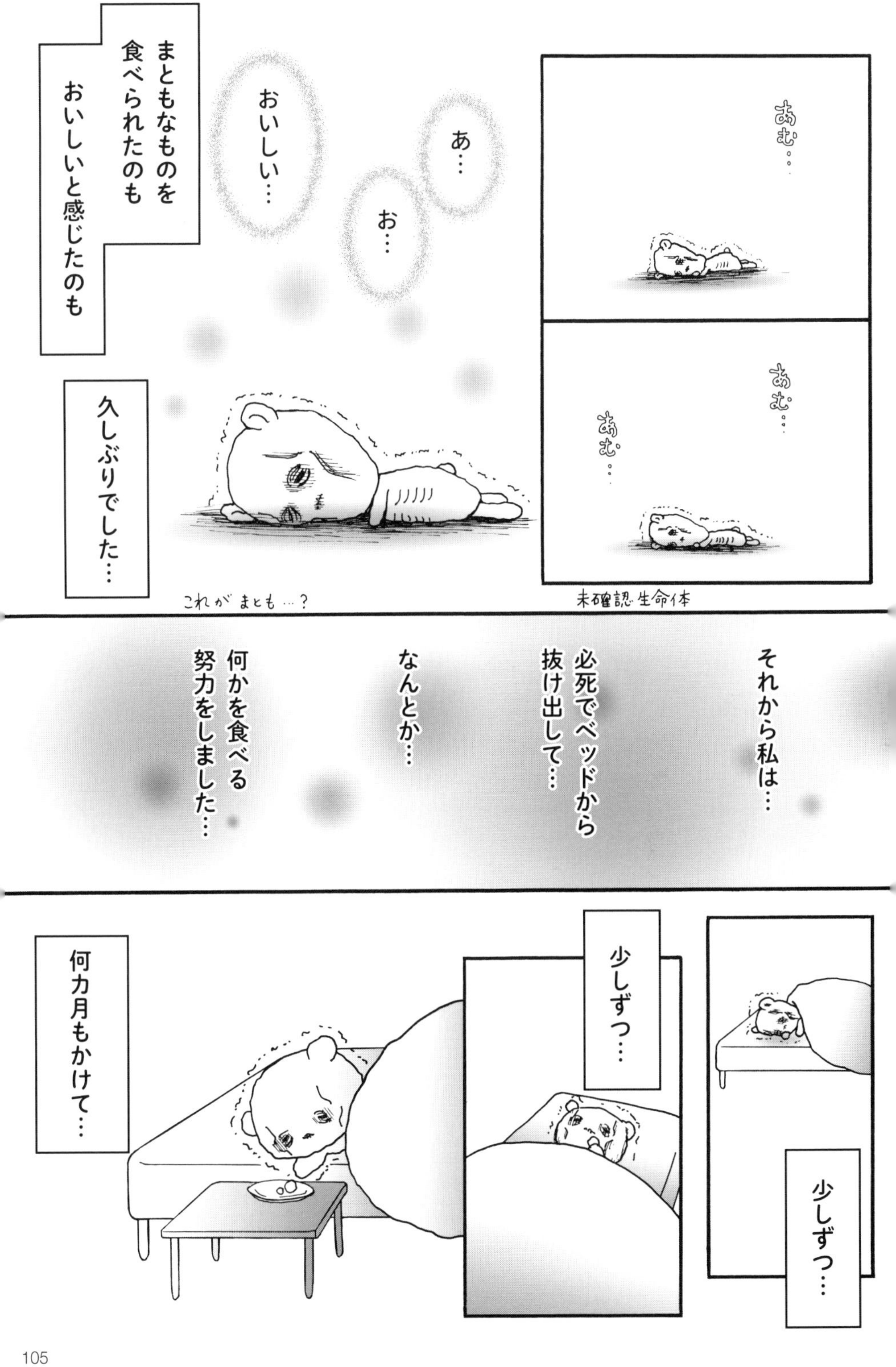
あむ・・・
あむ・・・
あむ・・・
未確認生命体
あ…
お…
おいしい…
まともなものを食べられたのもおいしいと感じたのも
久しぶりでした…
これが まとも…？
それから私は…
必死でベッドから抜け出して…
なんとか…
何かを食べる努力をしました…
少しずつ…
少しずつ…
何カ月もかけて…

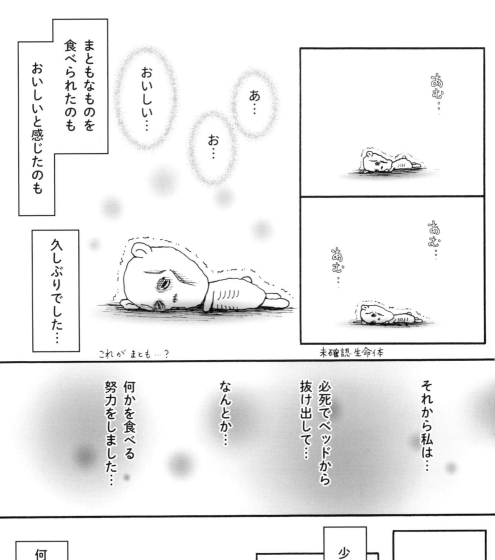

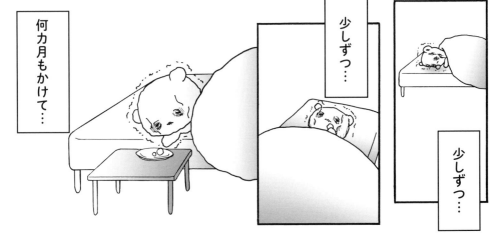

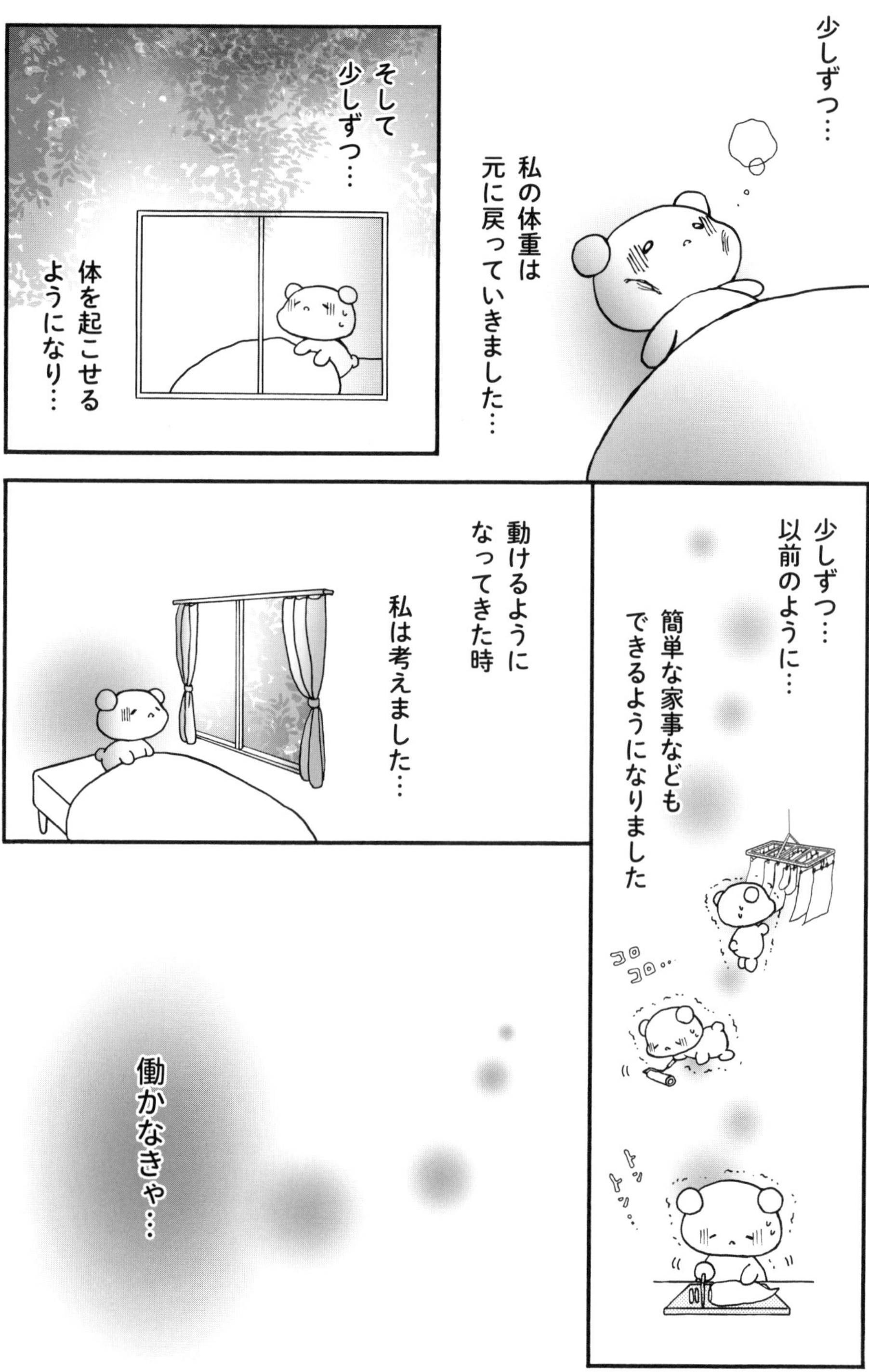
少しずつ…
私の体重は
元に戻っていきました…
そして
少しずつ…
体を起こせる
ようになり…
少しずつ…
以前のように…
簡単な家事なども
できるようになりました
コロコロ…
トットッ…
動けるように
なってきた時
私は考えました…
働かなきゃ…

私もお休みがほしい…

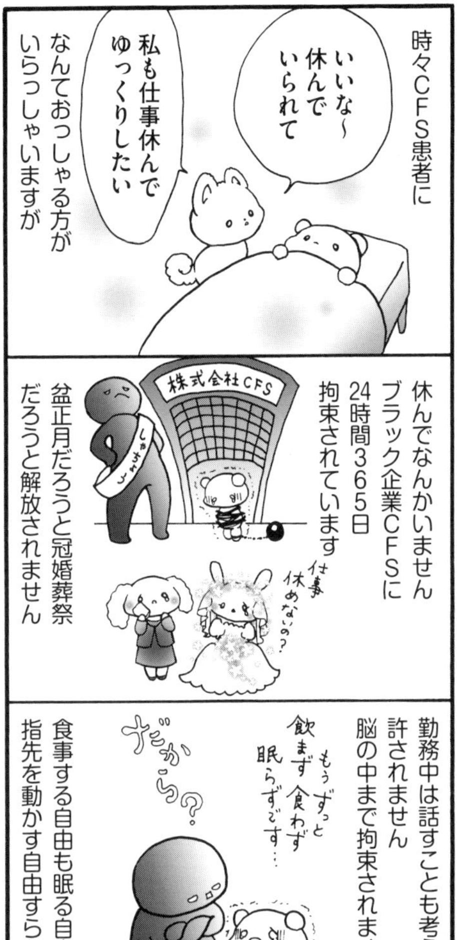
時々CFS患者に
いいな～ 休んでいられて
私も仕事休んでゆっくりしたい
なんておっしゃる方がいらっしゃいますが
休んでなんかいません
ブラック企業CFSに
24時間365日拘束されています
株式会社CFS
盆正月だろうと冠婚葬祭だろうと解放されません
仕事休めないの？
勤務中は話すことも考えることも
許されません
脳の中まで拘束されます
もうずっと飲まず食わず眠らずです…
食事する自由も眠る自由も指先を動かす自由すらありません
もちろん給料は出ません
逆に大金を搾取されます
病院代
薬代
通院費
介護費
車いす代
etc
さっさと出せ
うらやましいのでしたらいつでもお譲りいたしますとも
定年もなく辞職も許されない…

負のスパイラル

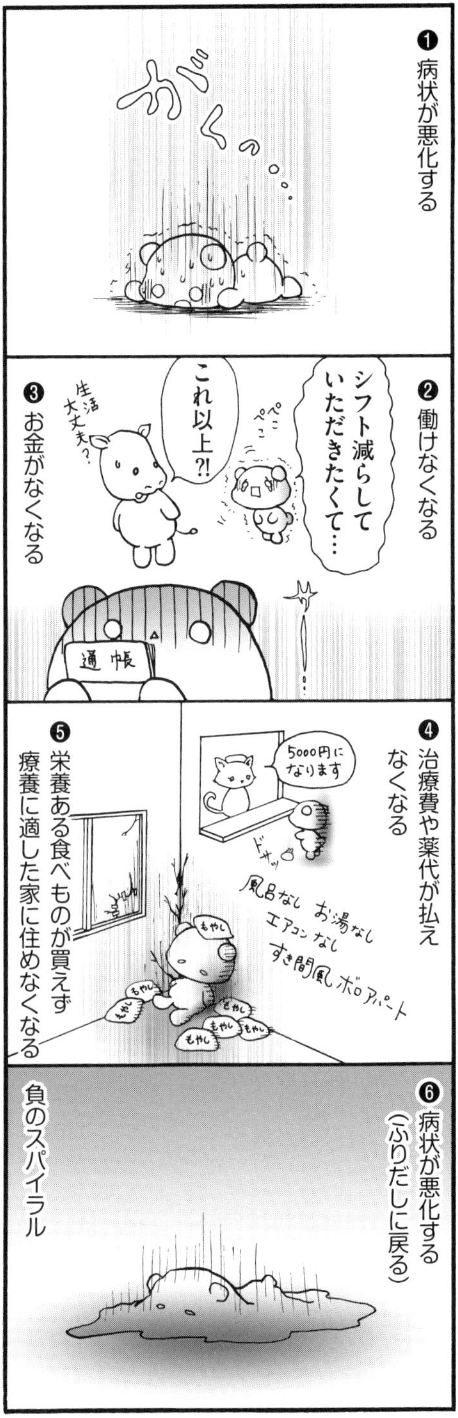
❶病状が悪化する
がくっ。。。
❷働けなくなる
シフト減らしていただきたくて…
ぺこぺこ
これ以上?!
生活大丈夫？
❸お金がなくなる
通帳
❹治療費や薬代が払えなくなる
5000円になります
ドサッ
❺栄養ある食べものが買えず療養に適した家に住めなくなる
風呂なし お湯なし
エアコンなし
すき間風ボロアパート
もやし
❻病状が悪化する（ふりだしに戻る）
負のスパイラル

1日でも1時間でもいいから…病気からのお休みがほしい…

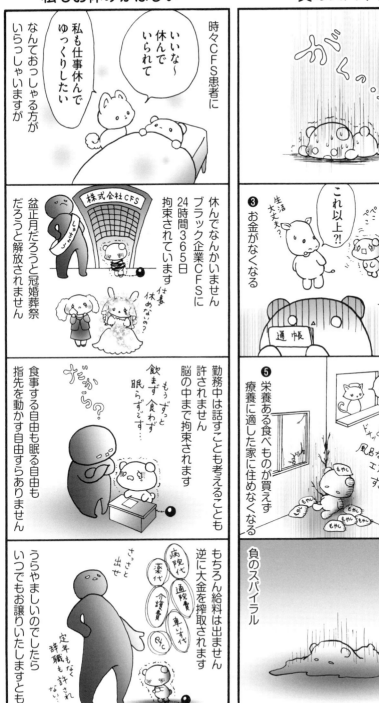

命にかかわる病気❶

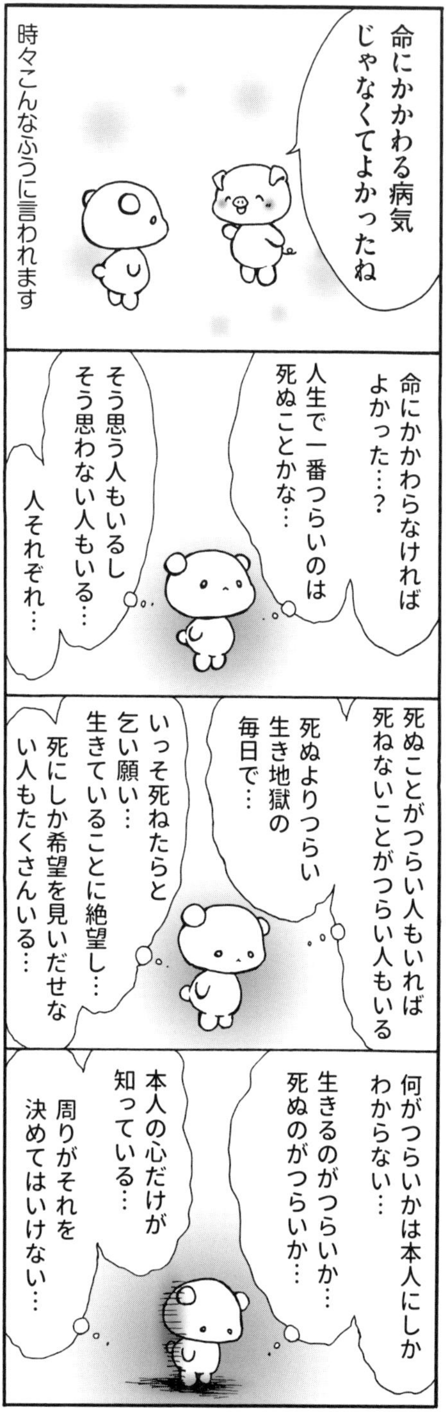
命にかかわる病気じゃなくてよかったね
時々こんなふうに言われます
命にかかわらなければよかった…？
人生で一番つらいのは死ぬことかな…
そう思う人もいるしそう思わない人もいる…
人それぞれ…
死ぬことがつらい人もいれば死ねないことがつらい人もいる
死ぬよりつらい生き地獄の毎日で…
いっそ死ねたらと乞い願い…
生きていることに絶望し…
死にしか希望を見いだせない人もたくさんいる…
何がつらいかは本人にしかわからない…
生きるのがつらいか死ぬのがつらいか…
本人の心だけが知っている…
周りがそれを決めてはいけない…

命にかかわる病気❷

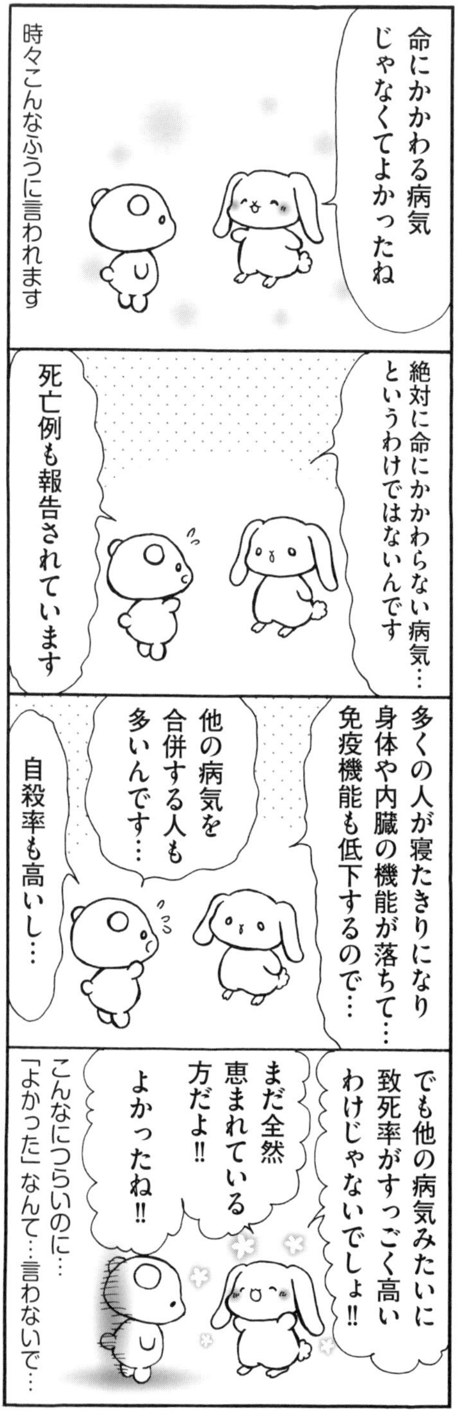

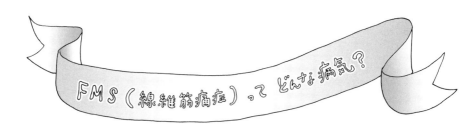

FMS（線維筋痛症）って どんな病気？

FMS（線維筋痛症）はとにかく24時間体が痛い病気です。
様々な痛みがあります。

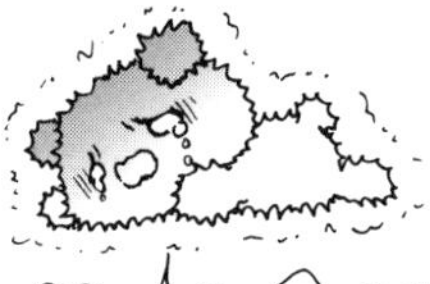

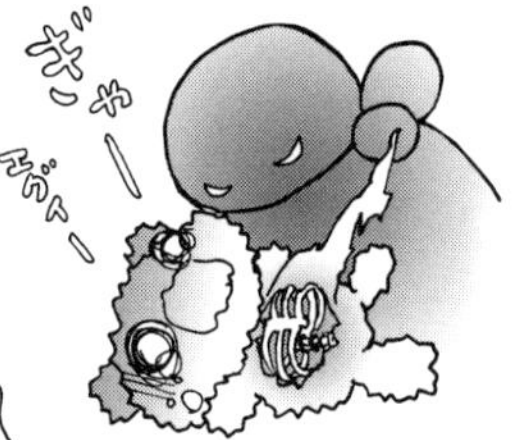
ぎゃー
エグィー

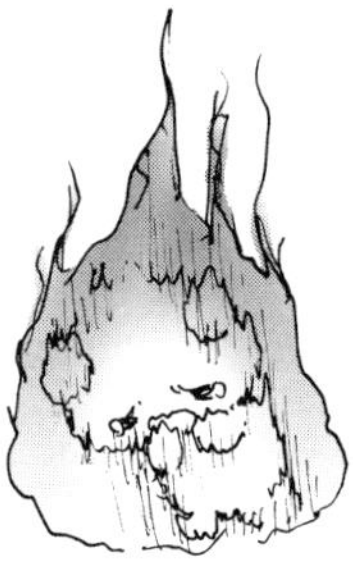

皮膚の下をガラスの破片が
ジャリジャリ
流れてるみたい…

骨から肉が引きちぎ
られているみたい…

全身大ヤケドを
負っているみたい…

全身ぎっくり腰とか

陣痛・出産が
エンドレスに続いてる

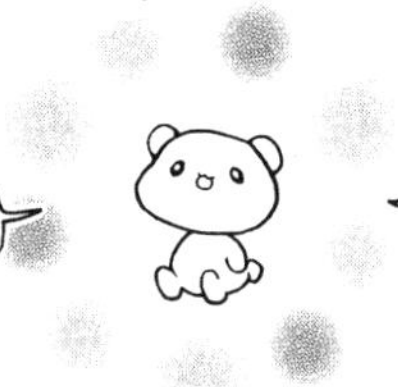

などと表現する人も
います

伝わる？

痛みの種類と部位は
流れるように変化
します

服も…光も…音も…空気も…
ふれるもの、見えるもの、聞こえるもの
すべてが刺激となり

1日に何度も失神することも…
その痛みは末期がんレベルとも
いわれています

治療法はなく
重度になると食事や排泄も
自力ではできなくなります

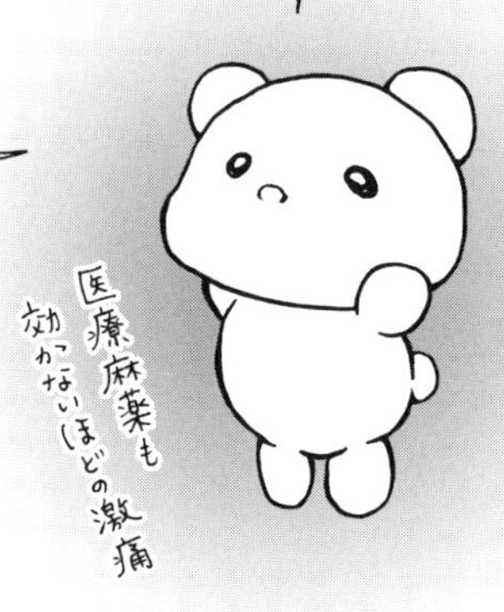
医療麻薬も
効かないほどの激痛

11話　心と体の闘い

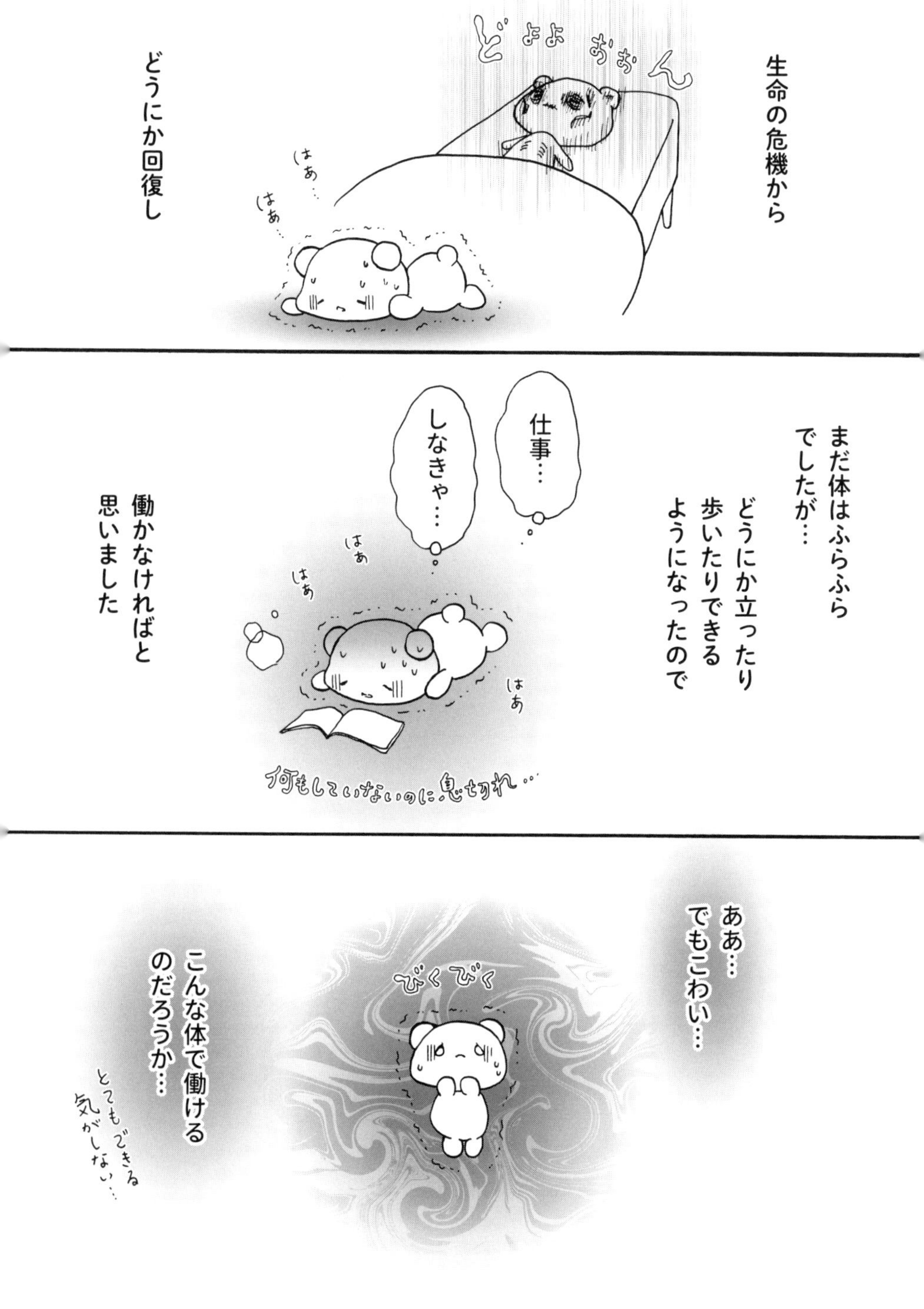
生命の危機から
どよよおおん
はあ…
はあ…
どうにか回復し
まだ体はふらふらでしたが…
どうにか立ったり歩いたりできるようになったので
仕事…
しなきゃ…
はあ
はあ
はあ
働かなければと思いました
何もしていないのに息切れ…
ああ…でもこわい…
びくびく
こんな体で働けるのだろうか…
とてもできる気がしない…

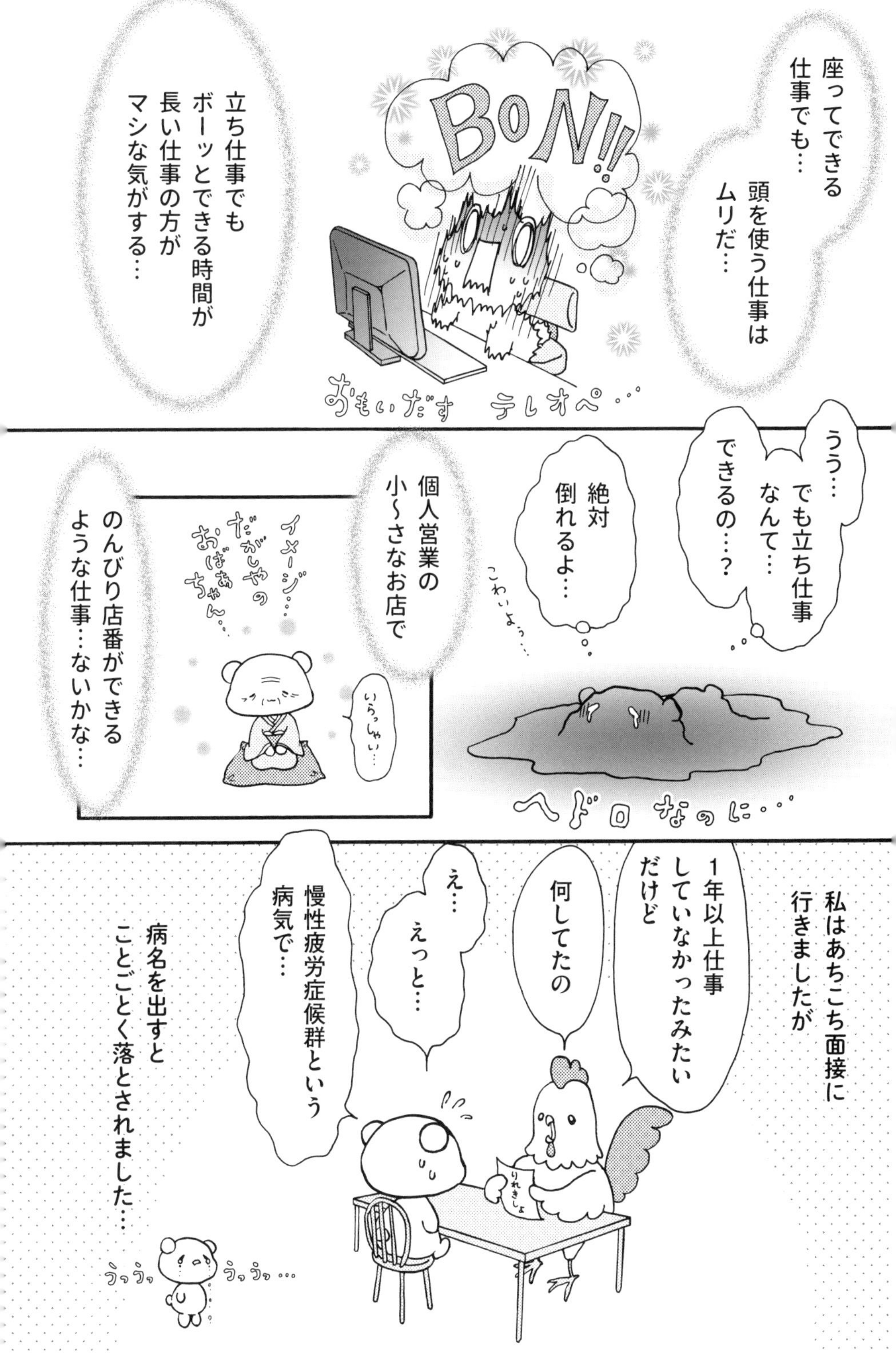
座ってできる仕事でも…
頭を使う仕事はムリだ…
BoN!!
立ち仕事でもボーッとできる時間が長い仕事の方がマシな気がする…
おもいだすテレオペ…
うう…でも立ち仕事なんてできるの…？
絶対倒れるよ…
こわいよぅ…
ヘドロなのに…
個人営業の小～さなお店で
のんびり店番ができるような仕事…ないかな…
イメージ…だがしやのおばあちゃん…
いらっしゃい…
私はあちこち面接に行きましたが
1年以上仕事していなかったみたいだけど
何してたの
え…
えっと…
慢性疲労症候群という病気で…
りれきしょ
病名を出すとことごとく落とされました…
うっうっ
うっうっ…

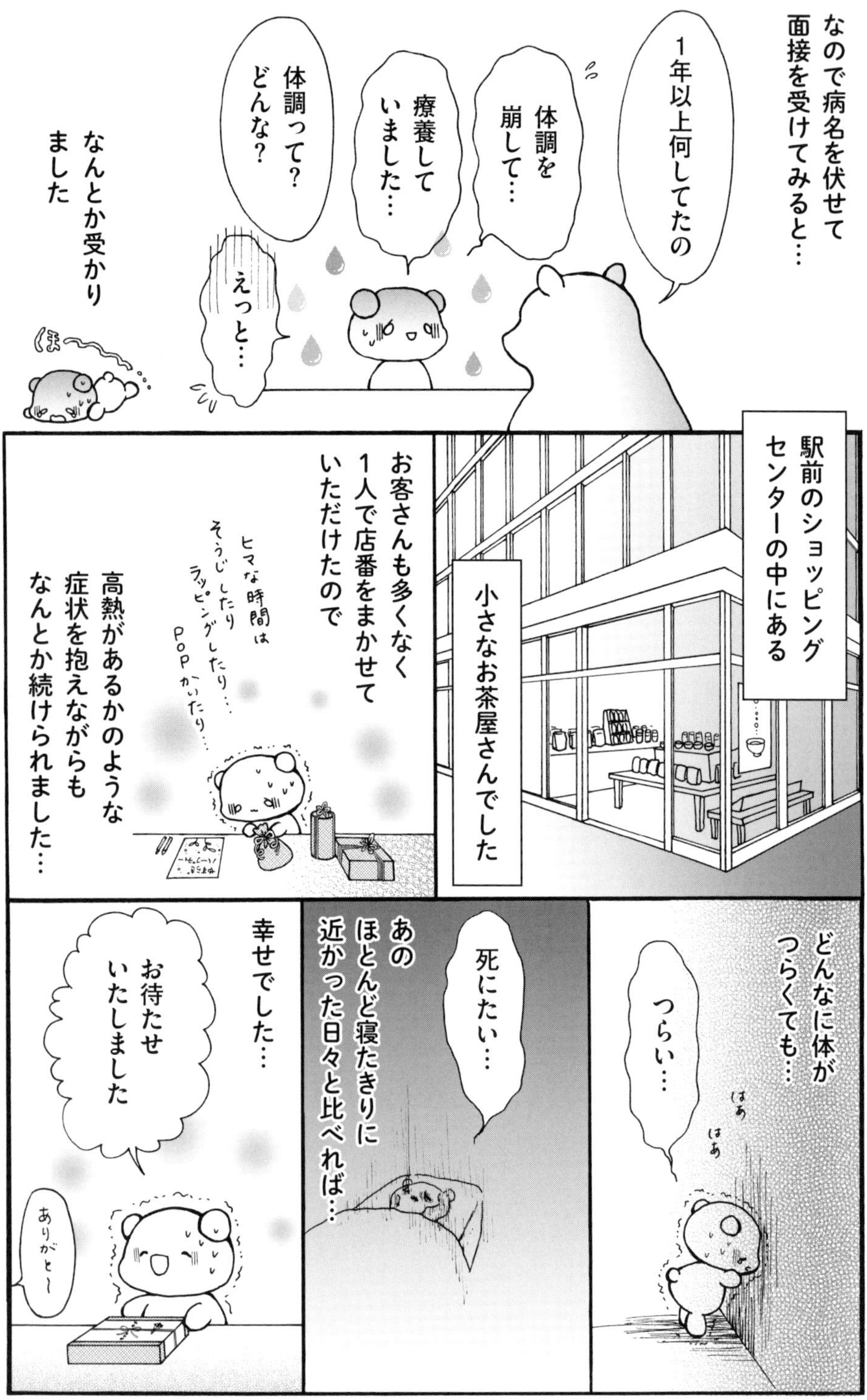

なので病名を伏せて面接を受けてみると…
1年以上何してたの
体調を崩して…
療養していました…
体調って？どんな？
えっと…
なんとか受かりました
くま〜
駅前のショッピングセンターの中にある
小さなお茶屋さんでした
お客さんも多くなく1人で店番をまかせていただけたので
ヒマな時間はそうじしたりラッピングしたりPOPかいたり…
高熱があるかのような症状を抱えながらもなんとか続けられました…
どんなに体がつらくても…
つらい…
はあ はあ
死にたい…
あのほとんど寝たきりに近かった日々と比べれば…
幸せでした…
お待たせいたしました
ありがと〜

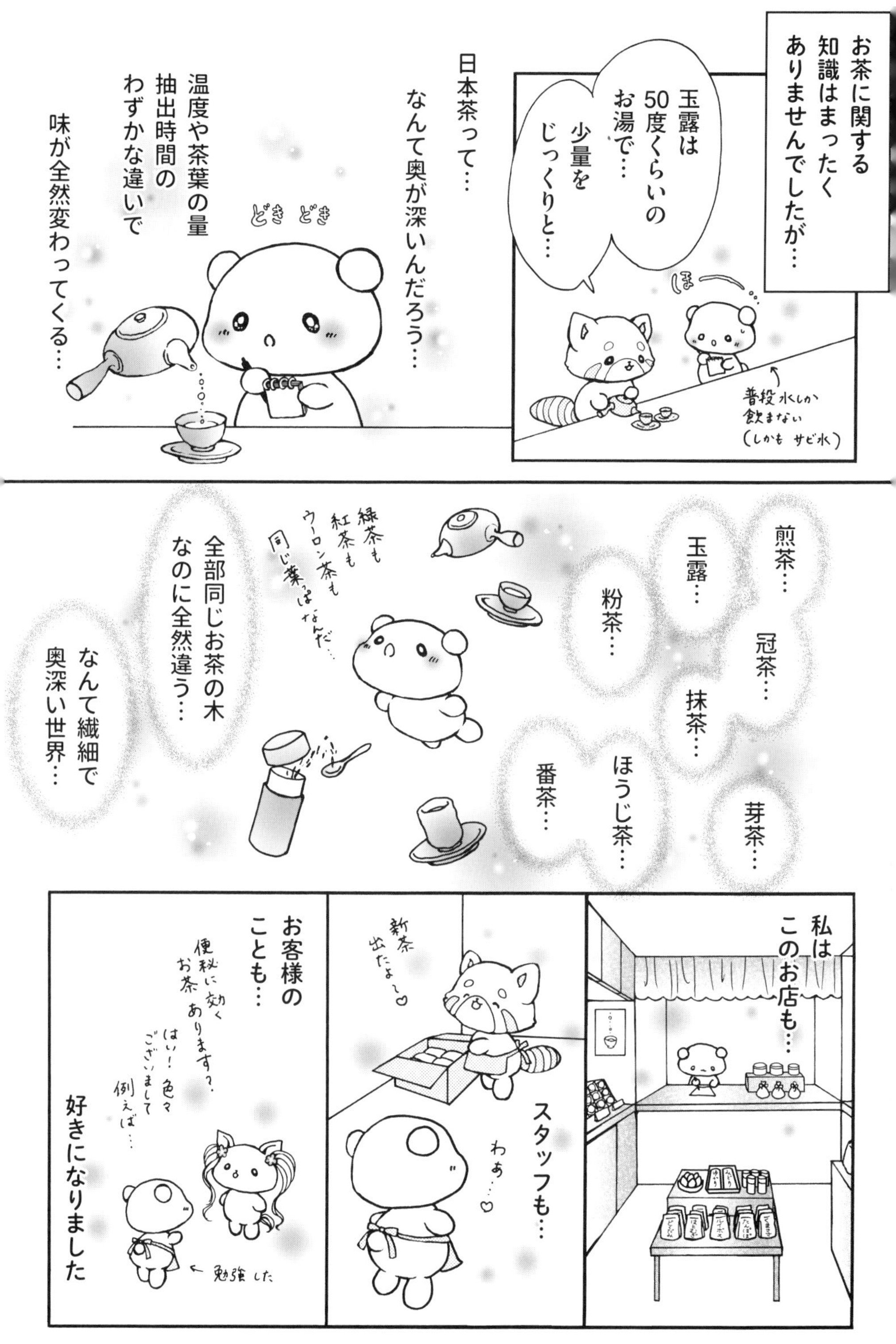
お茶に関する知識はまったくありませんでしたが…
玉露は50度くらいのお湯で…少量をじっくりと…
ほー…
普段水しか飲まない（しかも サビ水）
日本茶って…
なんて奥が深いんだろう…
どき どき
温度や茶葉の量抽出時間のわずかな違いで
味が全然変わってくる…
煎茶…
玉露…
冠茶…
粉茶…
抹茶…
芽茶…
ほうじ茶…
番茶…
緑茶も紅茶もウーロン茶も同じ葉っぱなんだ…
全部同じお茶の木なのに全然違う…
なんて繊細で奥深い世界…
私はこのお店も…
新茶出たよ〜♡
スタッフも…
わぁ…♡
お客様のことも…
便秘に効くお茶ありますか？
はい！色々ございまして例えば…
← 勉強した
好きになりました

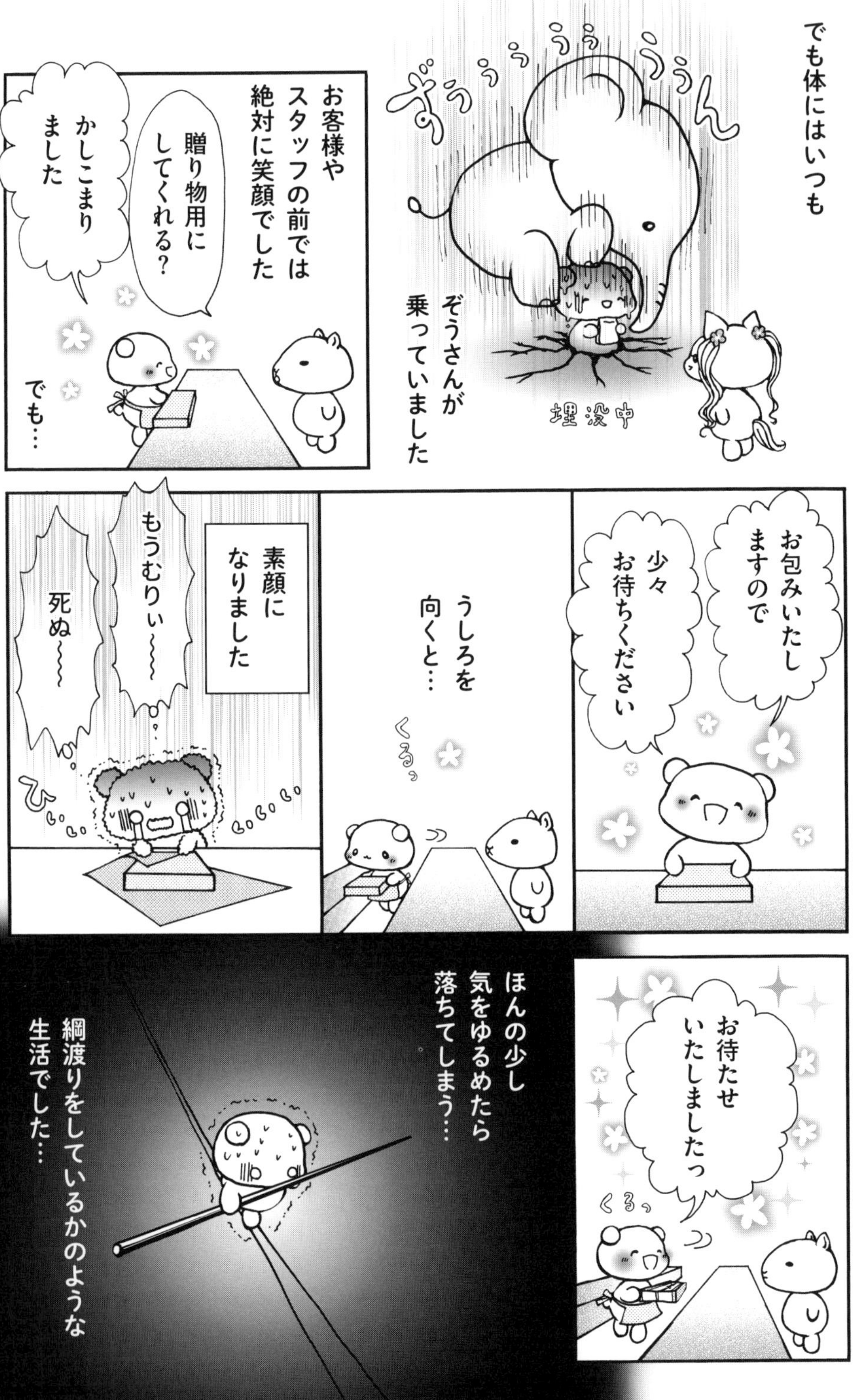
でも体にはいつも
ずうぅぅぅぅうん
ぞうさんが乗っていました
埋没中
お客様やスタッフの前では絶対に笑顔でした
贈り物用にしてくれる？
かしこまりました
でも…
お包みいたしますので
少々お待ちください
うしろを向くと…
くるっ
素顔になりました
もうむりぃ～～～
死ぬ～～～
ひぃ
お待たせいたしましたっ
くるっ
ほんの少し気をゆるめたら落ちてしまう…
綱渡りをしているかのような生活でした…

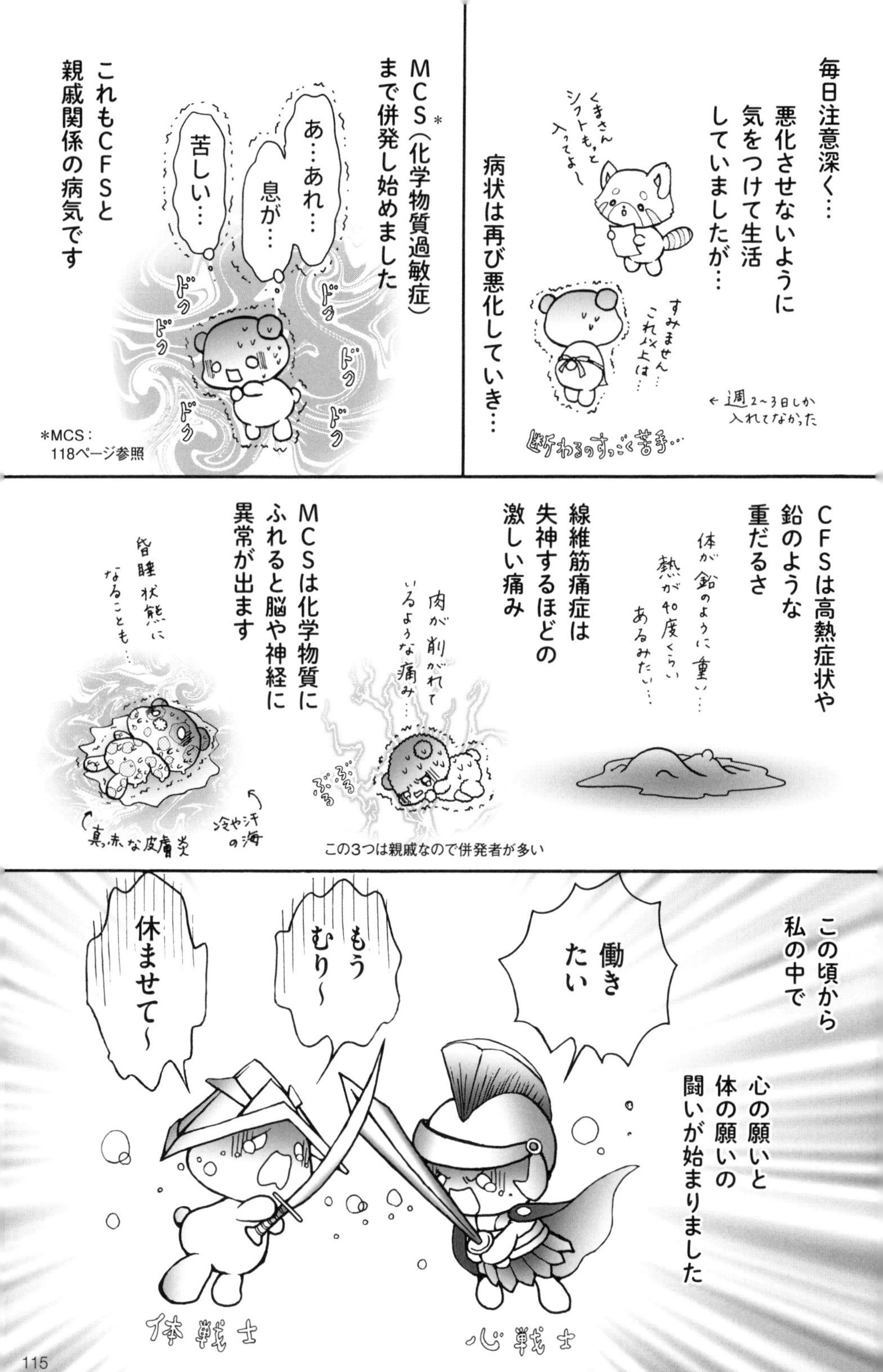

毎日注意深く…
悪化させないように
気をつけて生活
していましたが…
くまさん
シフトもっと
入ってよ～
すみません…
これ以上は…
←週2～3日しか
入れてなかった
断わるのすっごく苦手…
病状は再び悪化していき…
MCS*（化学物質過敏症）
まで併発し始めました
あ…あれ…
息が…
苦しい…
ドクドク
ドクドク
ドクドク
ドクドク
これもCFSと
親戚関係の病気です
*MCS：
118ページ参照
CFSは高熱症状や
鉛のような
重だるさ
体が鉛のように重い…
熱が40度くらい
あるみたい…
線維筋痛症は
失神するほどの
激しい痛み
肉が削がれて
いるような痛み…
ぷるぷる
MCSは化学物質に
ふれると脳や神経に
異常が出ます
昏睡状態に
なることも…
真っ赤な皮膚炎
冷やアセ
の海
この3つは親戚なので併発者が多い
この頃から
私の中で
心の願いと
体の願いの
闘いが始まりました
働き
たい
もう
むり～
休ませて～
心戦士
体戦士

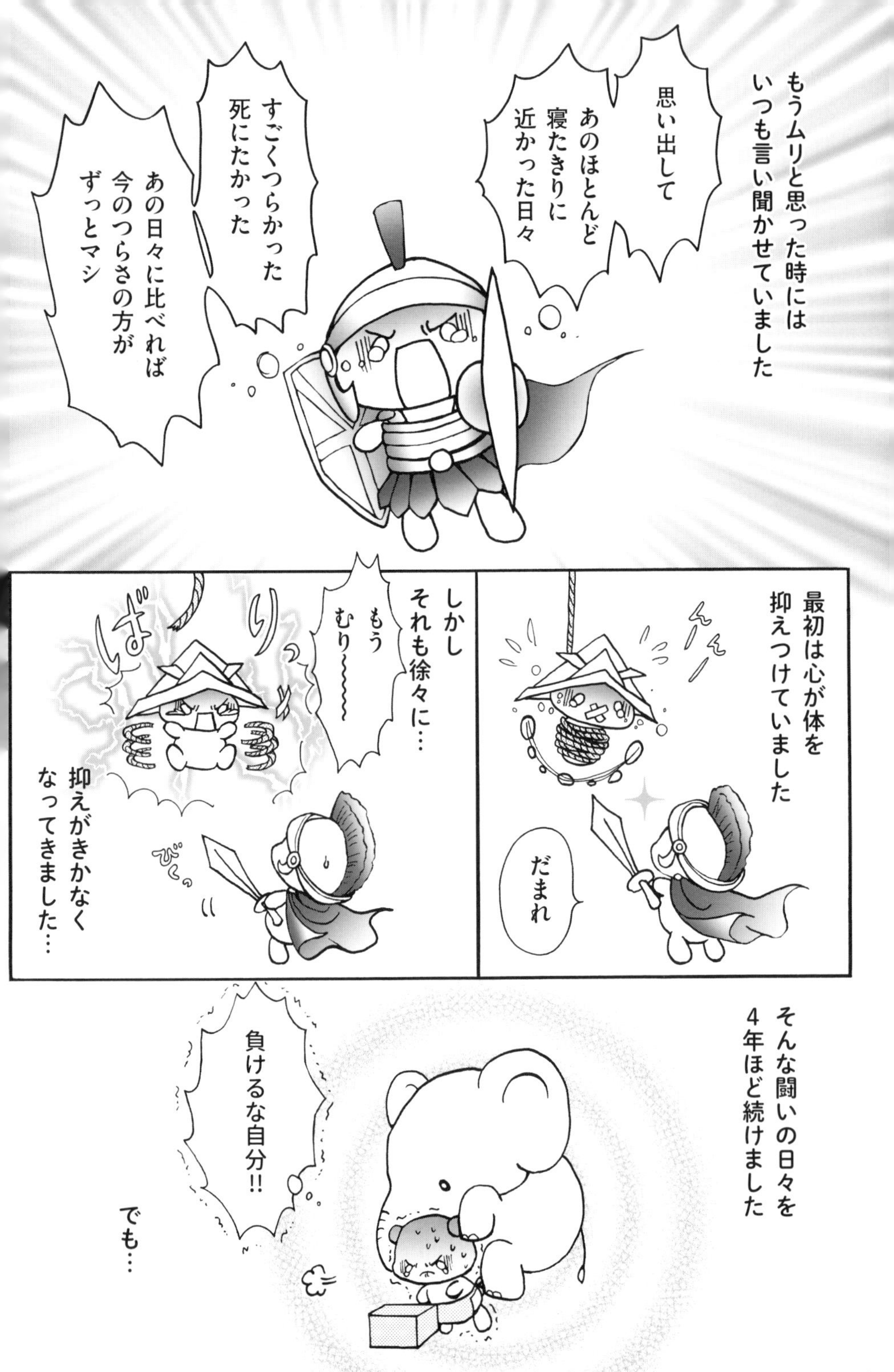
もうムリと思った時には
いつも言い聞かせていました
思い出して
あのほとんど寝たきりに近かった日々
すごくつらかった
死にたかった
あの日々に比べれば
今のつらさの方が
ずっとマシ
最初は心が体を抑えつけていました
んん
だまれ
しかし
それも徐々に…
もう
むり〜〜〜
ばり
びくっ
抑えがきかなく
なってきました…
そんな闘いの日々を
4年ほど続けました
負けるな自分!!
でも…

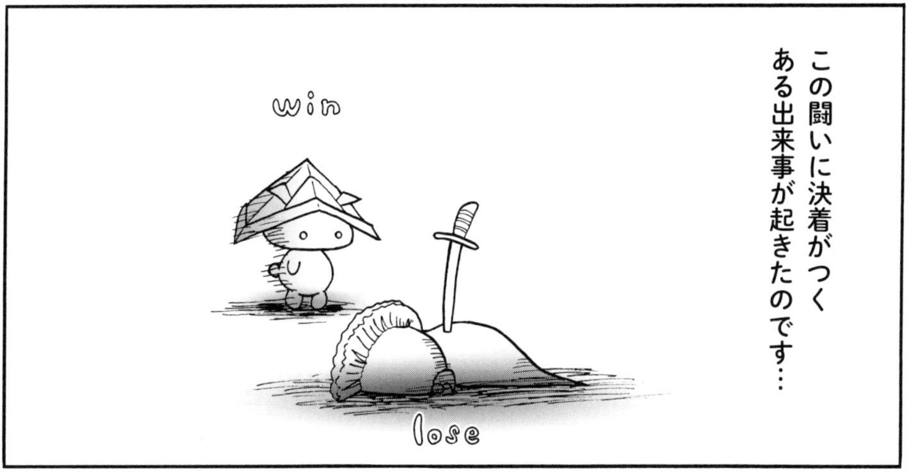
この闘いに決着がつく
ある出来事が起きたのです…
win
lose

その出来事とは……

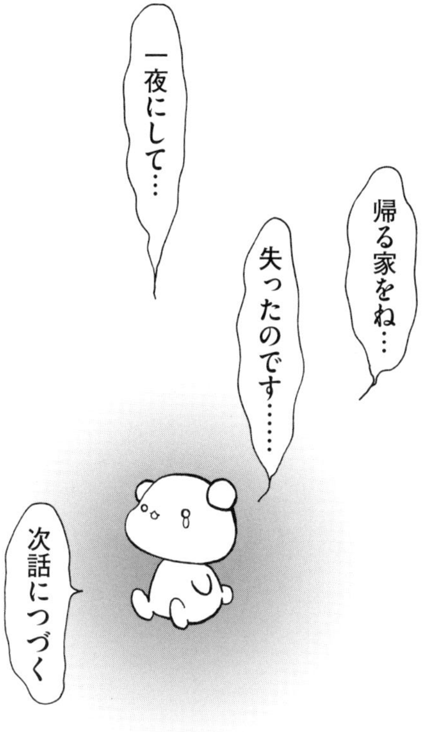
一夜にして…
帰る家をね…
失ったのです……
次話につづく

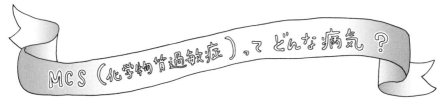

MCS（化学物質過敏症）ってどんな病気？

MCS（化学物質過敏症）は
化学物質によって脳や神経などに異常が出る病気です。

こういうのぜーんぶ
使えないだけでなく

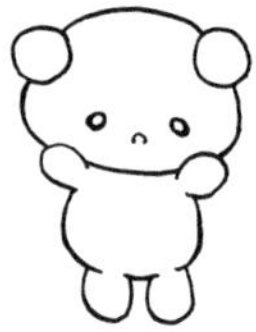

使っている人と同じ空間に
いるだけでも症状が
出ちゃいます

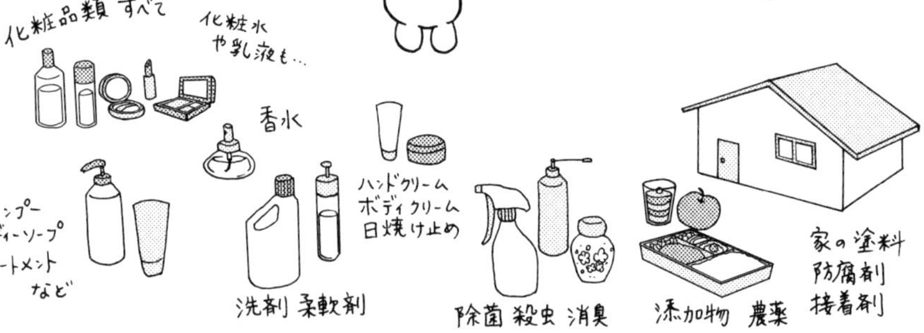

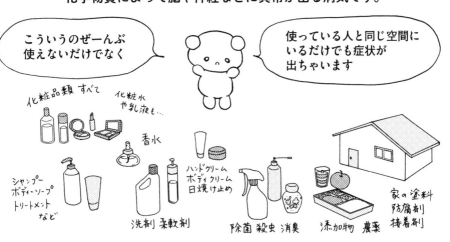

どの化学物質で
どんな症状が出るかは
人によって様々…

人が集まる密閉空間では
いろんな化学物質が充満しているので
私は必ず症状が出てしまいます
時には呼吸困難や昏睡状態に
なることも…

嘔吐、発熱、めまい、冷や汗、頭痛、脱力、ふるえ、
吐き気、全身倦怠感、健忘、振戦、動悸、発汗異常、神経痛、
皮膚炎、不眠、記憶障害、知覚障害、睡眠障害、運動障害、
不整脈、月経困難、排尿困難、体温調節障害など

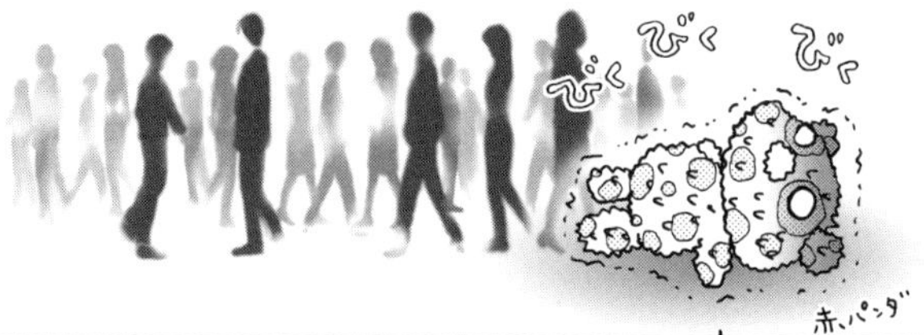

ほんのわずかな化学物質に一瞬近づいただけでも
重い症状が出る人もいます

来客

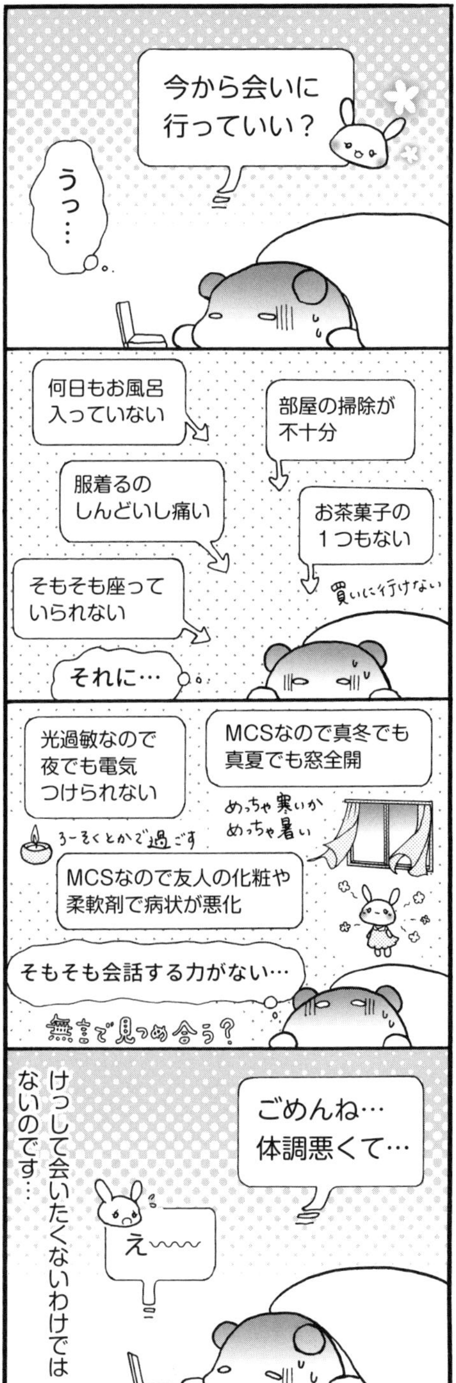
今から会いに行っていい？
うっ…
何日もお風呂入っていない
部屋の掃除が不十分
服着るのしんどいし痛い
お茶菓子の1つもない
買いに行けない
そもそも座っていられない
それに…
光過敏なので夜でも電気つけられない
MCSなので真冬でも真夏でも窓全開
めっちゃ寒いかめっちゃ暑い
ろーそくとかで過ごす
MCSなので友人の化粧や柔軟剤で病状が悪化
そもそも会話する力がない…
無言で見つめ合う？
ごめんね…体調悪くて…
え〜〜〜
けっして会いたくないわけではないのです…

見えない障害

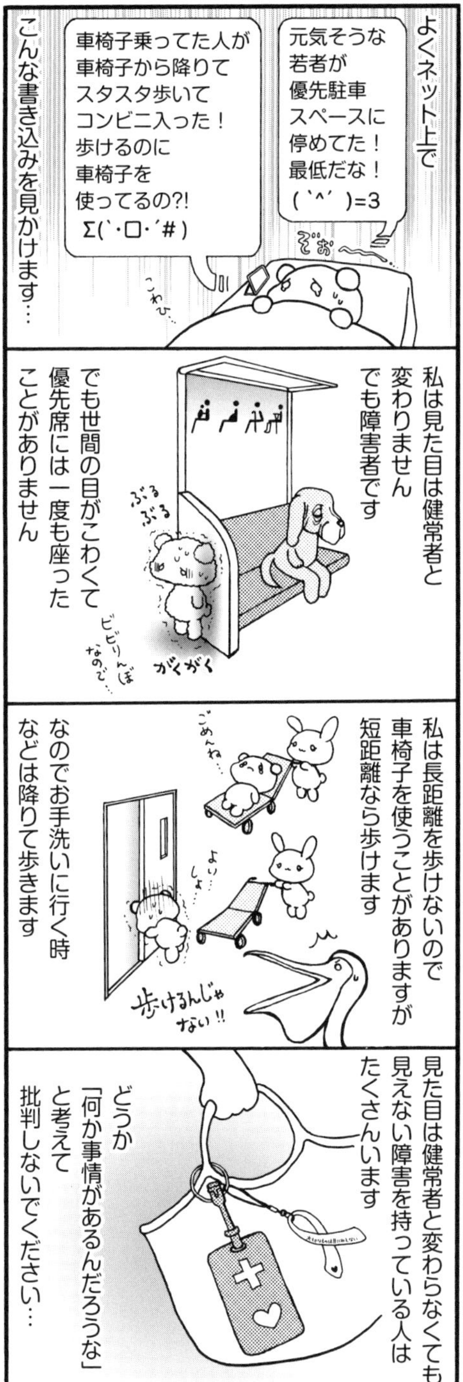
よくネット上で
元気そうな若者が優先駐車スペースに停めてた！最低だな！(`^´)=3
車椅子乗ってた人が車椅子から降りてスタスタ歩いてコンビニ入った！歩けるのに車椅子を使ってるの?! Σ(`・□・´#)
こんな書き込みを見かけます…
ぞお〜〜
こわひ…
私は見た目は健常者と変わりませんでも障害者です
でも世間の目がこわくて優先席には一度も座ったことがありません
ぶるぶる
ビビリんぼなので…
がくがく
私は長距離を歩けないので車椅子を使うことがありますが短距離なら歩けます
なのでお手洗いに行く時などは降りて歩きます
ごめんね…
よいしょ…
歩けるんじゃない!!
見た目は健常者と変わらなくても見えない障害を持っている人はたくさんいます
どうか「何か事情があるんだろうな」と考えて批判しないでください…

⇦ヘルプマーク　⇦見えない障害バッジ　どちらも、見えない障害を持っていることを表すマークです

12話　カウントダウン

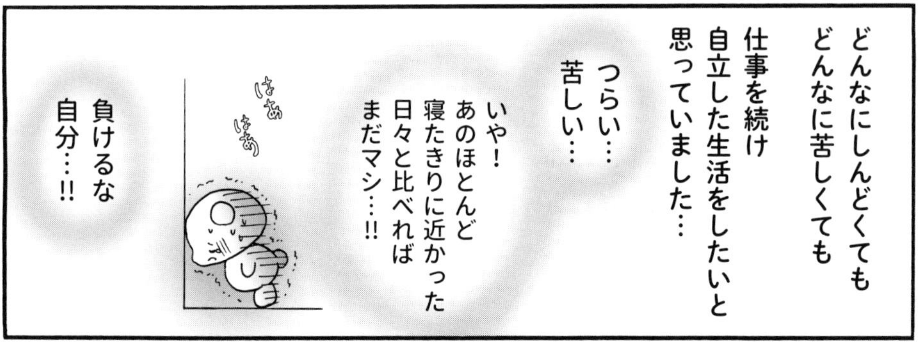
どんなにしんどくても
どんなに苦しくても
仕事を続け
自立した生活をしたいと
思っていました…
つらい…
苦しい…
いや！
あのほとんど
寝たきりに近かった
日々と比べれば
まだマシ…!!
はぁ
はぁ
負けるな
自分…!!

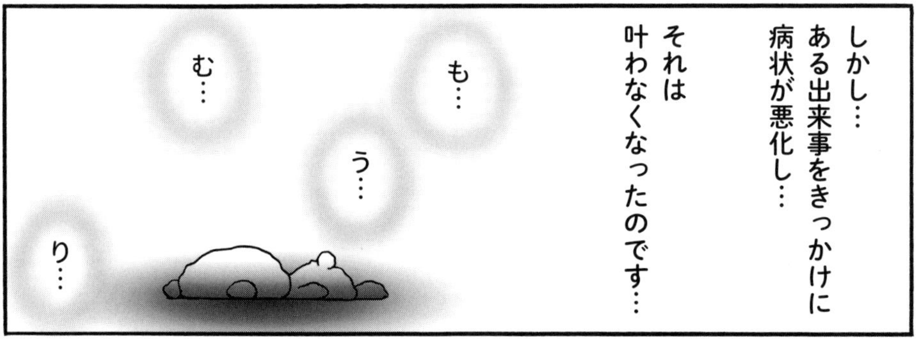
しかし…
ある出来事をきっかけに
病状が悪化し…
それは
叶わなくなったのです…
も…
う…
む…
り…

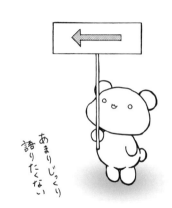

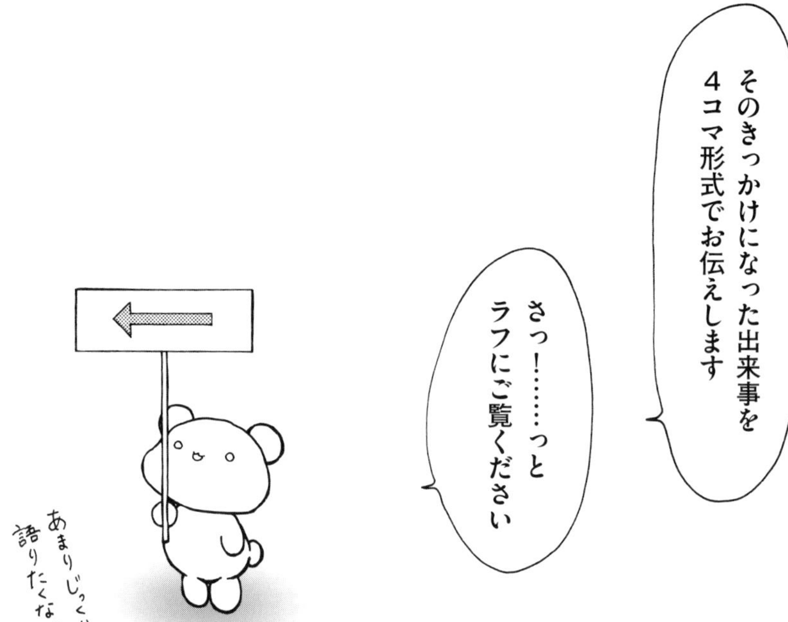
そのきっかけになった出来事を
４コマ形式でお伝えします
さっ！……っと
ラフにご覧ください
あまりじっくり
語りたくない

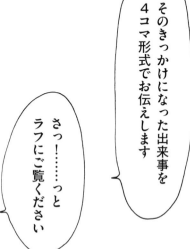

ついてくるんじゃない

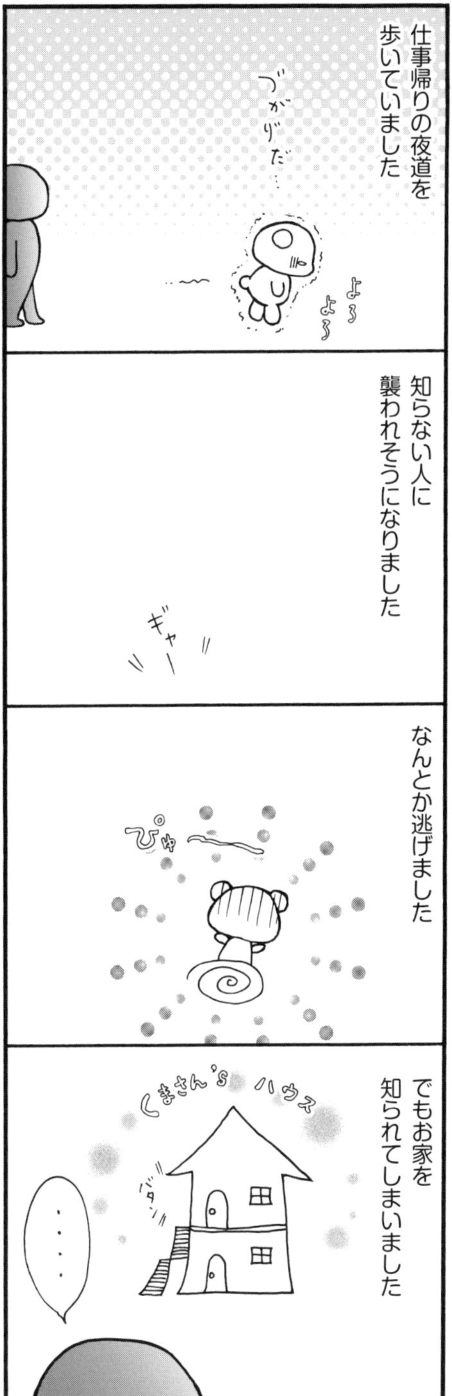

んなあほな

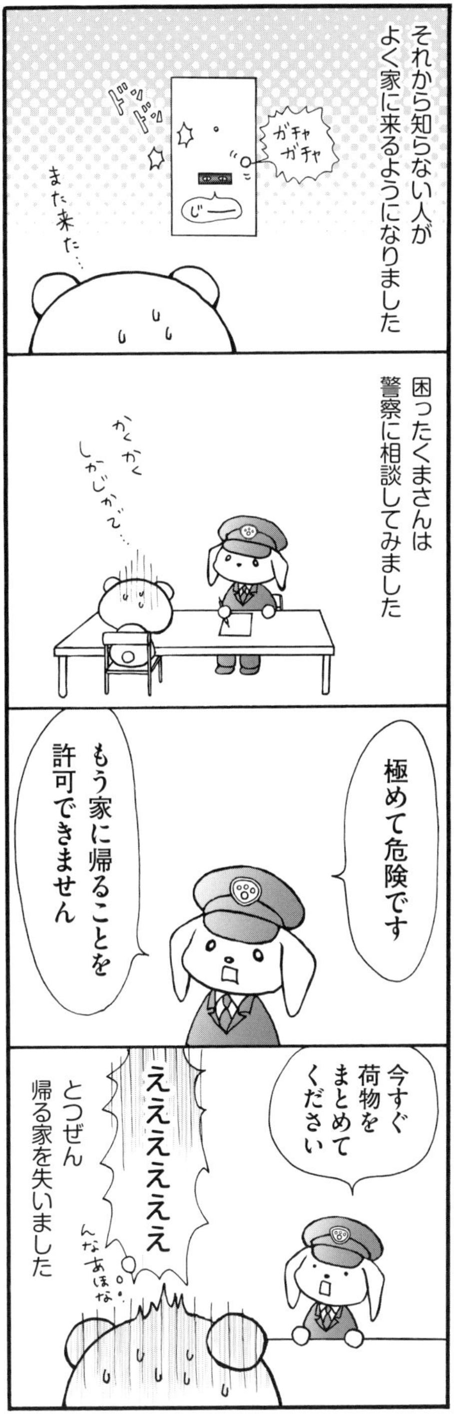

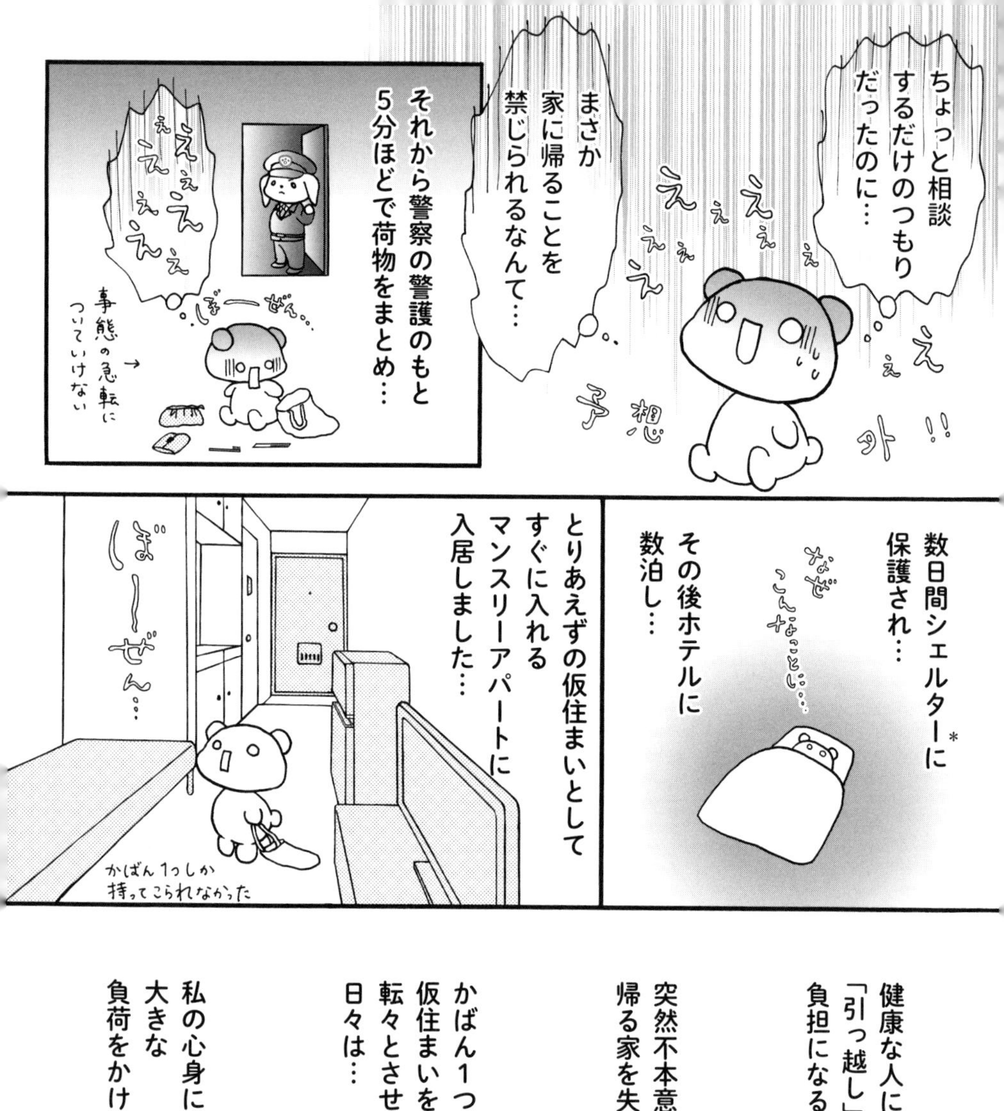
ちょっと相談するだけのつもりだったのに…
ええええええええ
予想外!!
まさか家に帰ることを禁じられるなんて…
それから警察の警護のもと5分ほどで荷物をまとめ…
ええええええ
ぼーぜん…
事態の急転についていけない
数日間シェルター*に保護され…
なぜこんなことに…
その後ホテルに数泊し…
とりあえずの仮住まいとしてすぐに入れるマンスリーアパートに入居しました…
ぼ～ぜん…
かばん1つしか持ってこられなかった

健康な人にとっても「引っ越し」は心身の負担になるものです

突然不本意に帰る家を失い…

かばん1つで仮住まいを転々とさせられる日々は…

私の心身に大きな負荷をかけました…

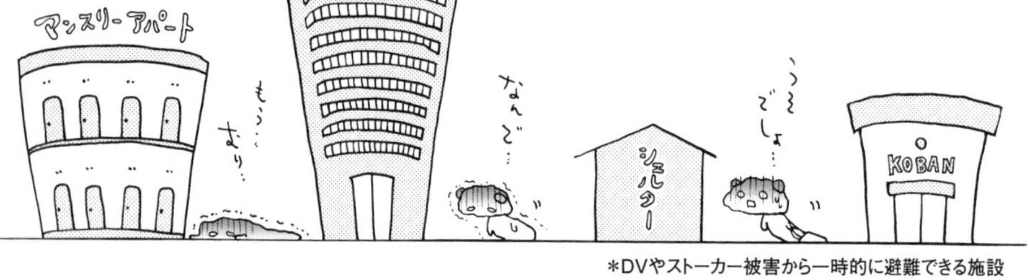
マンスリーアパート
HOTEL
もう…むり…
なんで…
シェルター
うそでしょ…
KOBAN

＊DVやストーカー被害から一時的に避難できる施設

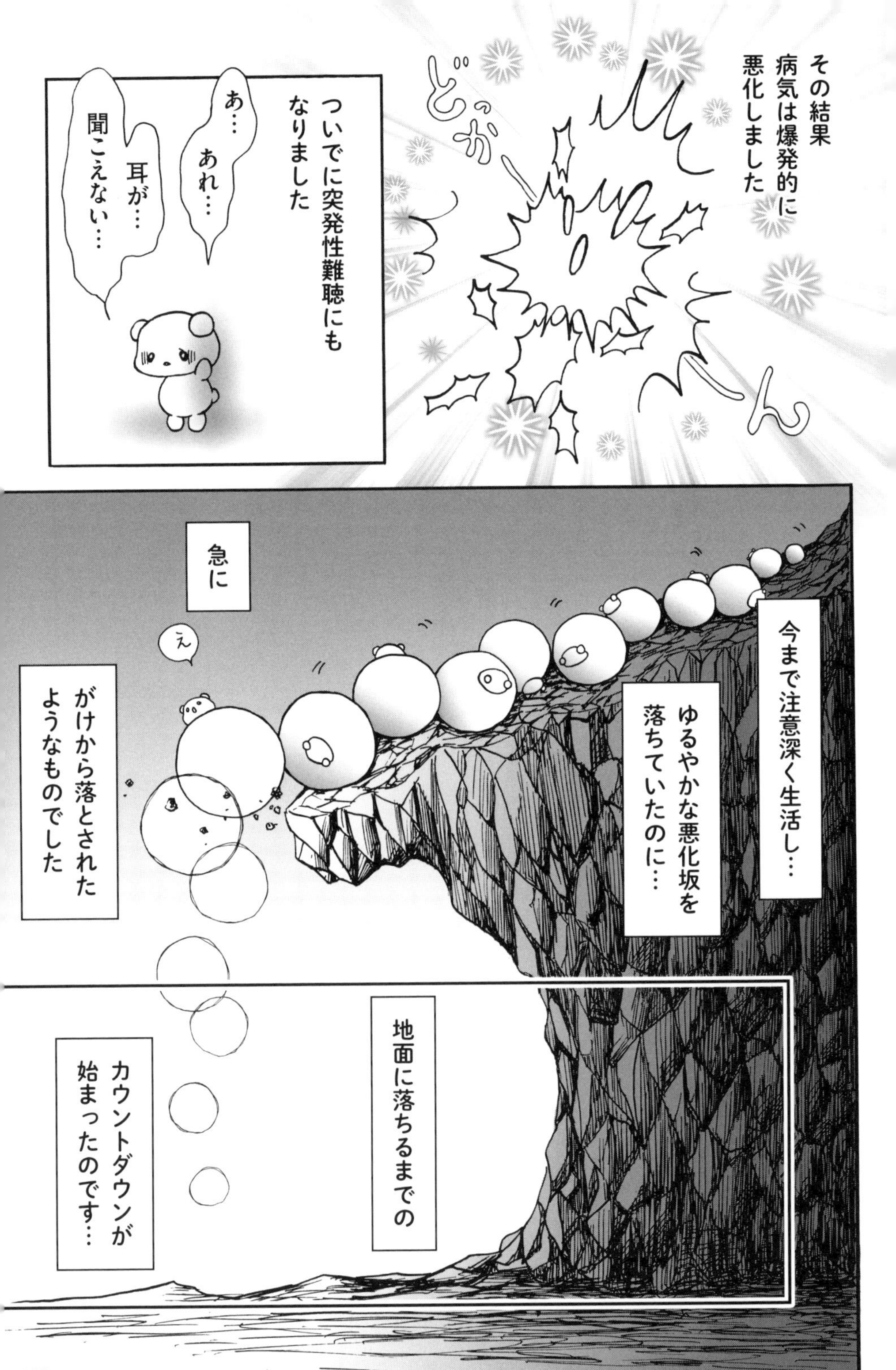
その結果
病気は爆発的に
悪化しました
どっかーん
ついでに突発性難聴にも
なりました
あ…
あれ…
耳が…
聞こえない…
今まで注意深く生活し…
ゆるやかな悪化坂を
落ちていたのに…
急に
え
がけから落とされた
ようなものでした
地面に落ちるまでの
カウントダウンが
始まったのです…

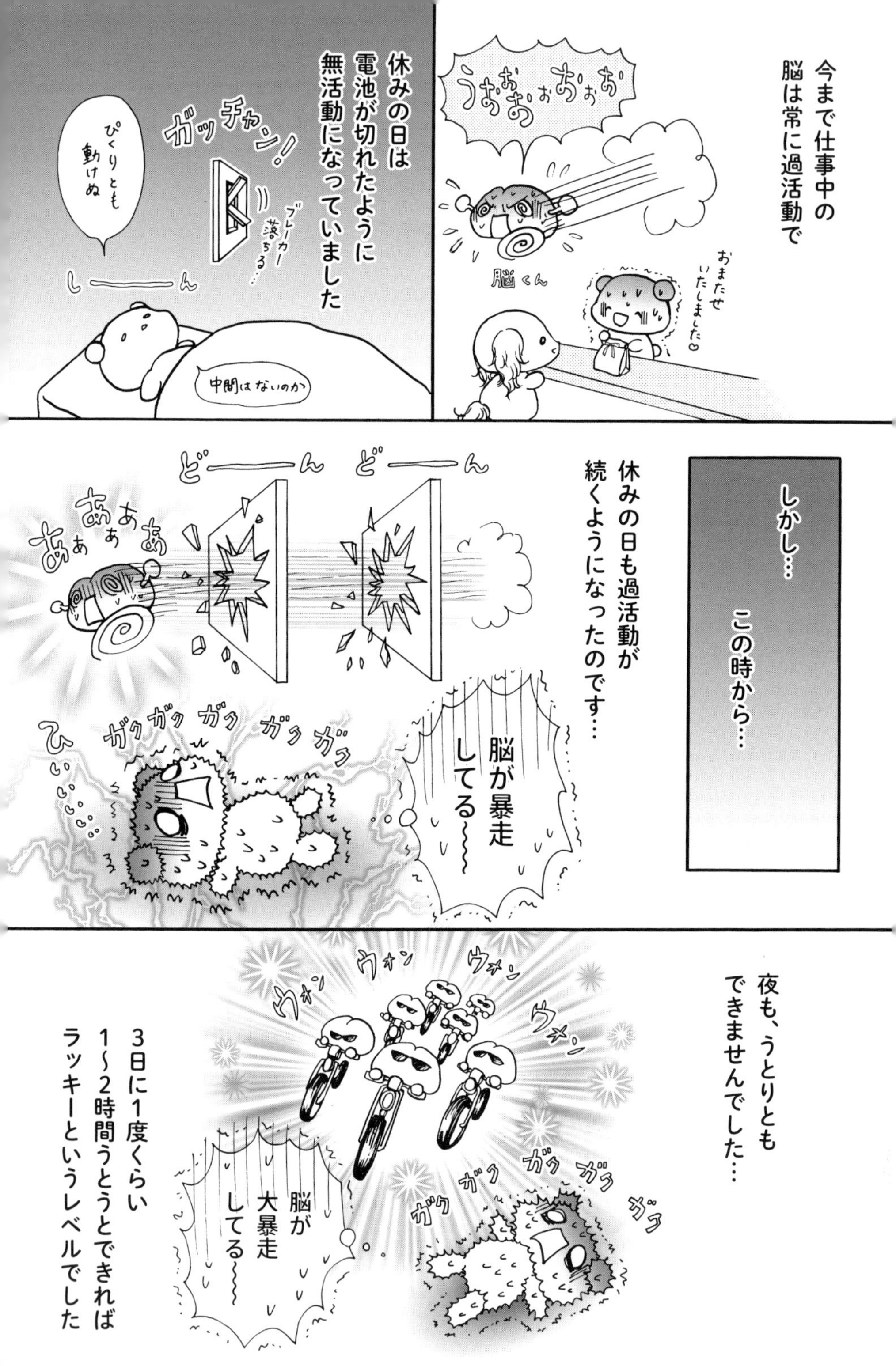

今まで仕事中の
脳は常に過活動で
うぉぉぉぉぉぉぉ
脳くん
おまたせいたしました♡
休みの日は
電池が切れたように
無活動になっていました
ガッチャン!
ブレーカー落ちる…
ぴくりとも動けぬ
しーーーん
中間はないのか
しかし…
この時から…
休みの日も過活動が
続くようになったのです…
どーーーん どーーーん
あぁあぁあぁあ
脳が暴走してる~~
ひぃぃぃ
ガクガク ガクガク ガクガク
夜も、うとりとも
できませんでした…
ウォン ウォン ウォン ウォン
脳が大暴走してる~~
ガクガク ガクガク ガクガク
3日に1度くらい
1~2時間うとうとできれば
ラッキーというレベルでした

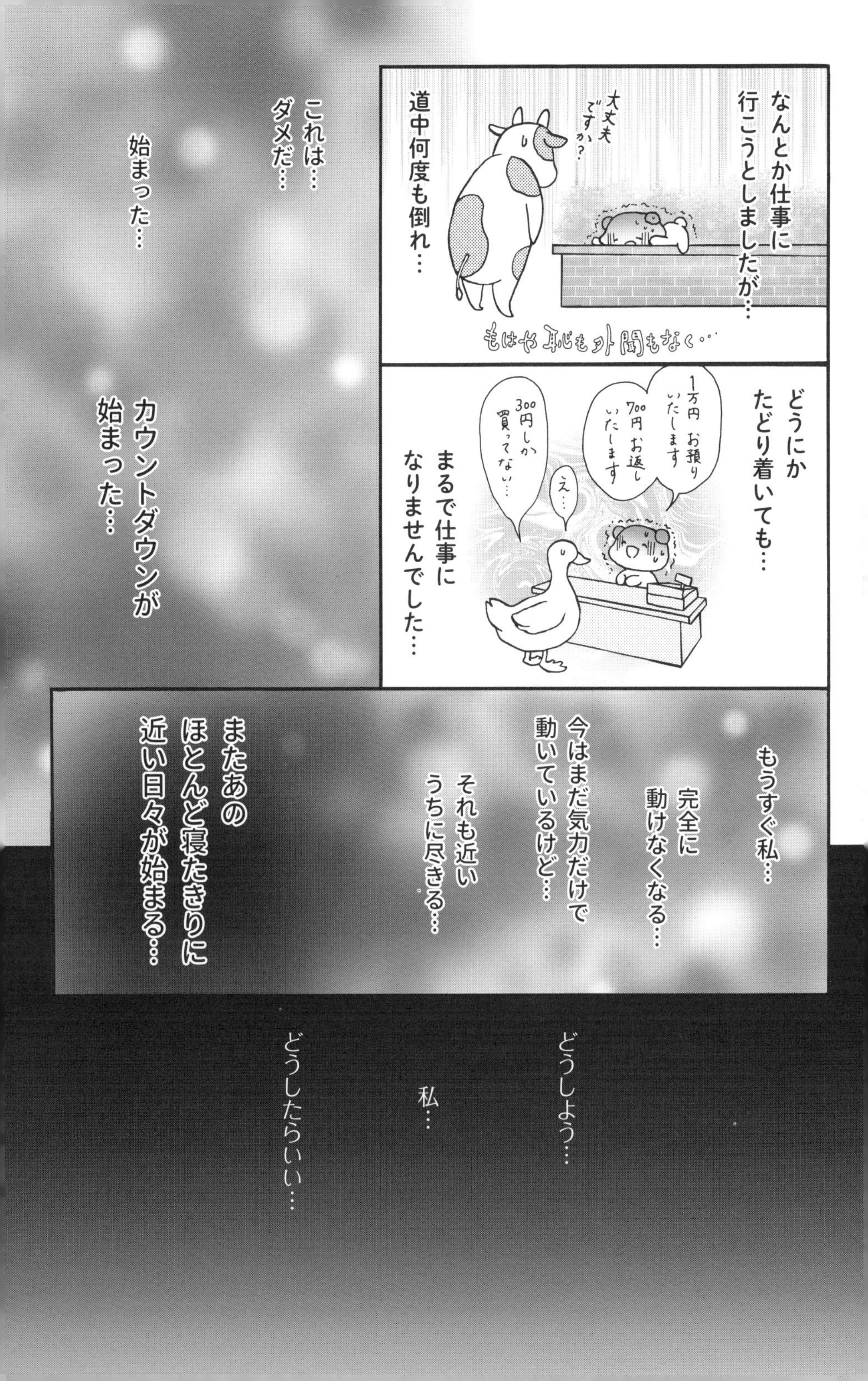

なんとか仕事に行こうとしましたが…
大丈夫ですか?
道中何度も倒れ…
もはや恥も外聞もなく…
どうにかたどり着いても…
1万円お預りいたします
700円お返しいたします
え…
300円しか買ってない…
まるで仕事になりませんでした…
これは…ダメだ…
始まった…
カウントダウンが始まった…
もうすぐ私…
完全に動けなくなる…
今はまだ気力だけで動いているけど…
それも近いうちに尽きる…
またあのほとんど寝たきりに近い日々が始まる…
どうしよう…
私…
どうしたらいい…

言えなかった言葉❶

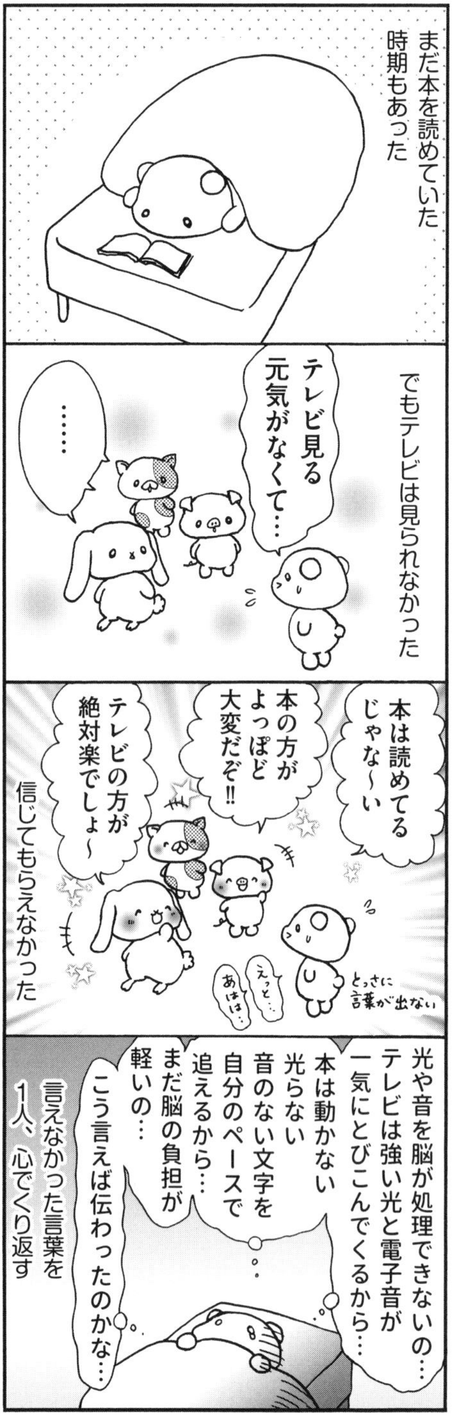
まだ本を読めていた時期もあった
でもテレビは見られなかった
テレビ見る元気がなくて…
……
本は読めてるじゃな～い
本の方がよっぽど大変だぞ!!
テレビの方が絶対楽でしょ～
信じてもらえなかった
えっと…
あはは…
とっさに言葉が出ない
光や音を脳が処理できないの…テレビは強い光と電子音が一気にとびこんでくるから…
本は動かない光らない音のない文字を自分のペースで追えるから…まだ脳の負担が軽いの…
こう言えば伝わったのかな…
言えなかった言葉を1人、心でくり返す

言えなかった言葉❷

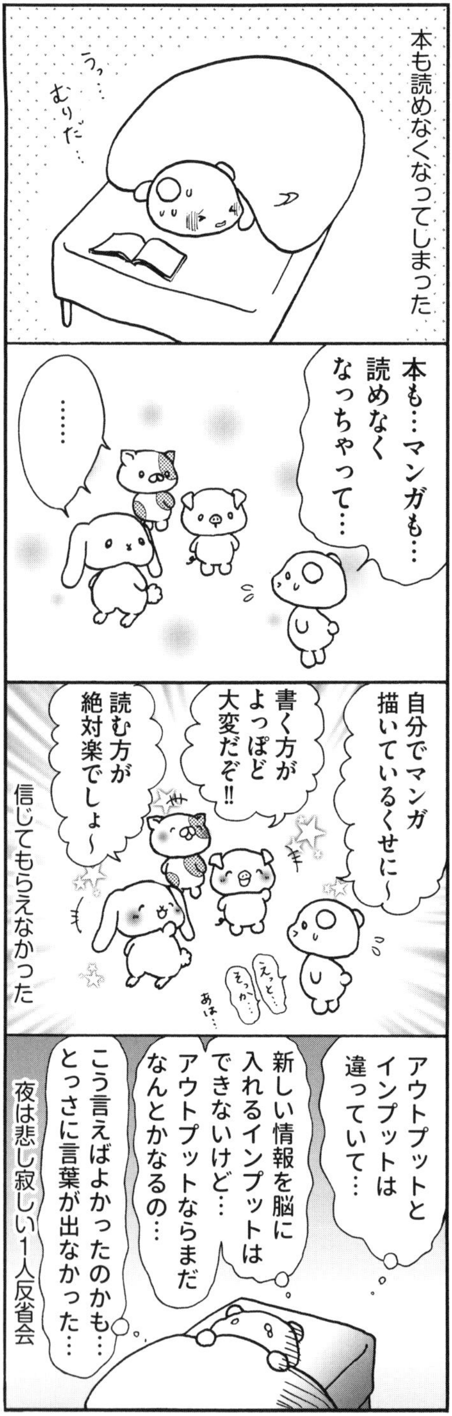
本も読めなくなってしまった
うっ…
むりだ…
本も…マンガも…読めなくなっちゃって…
……
自分でマンガ描いているくせに～
書く方がよっぽど大変だぞ!!
読む方が絶対楽でしょ～
信じてもらえなかった
えっと…
そっか…
あは…
アウトプットとインプットは違っていて…
新しい情報を脳に入れるインプットはできないけど…アウトプットならまだなんとかなるの…
こう言えばよかったのかも…とっさに言葉が出なかった…
夜は悲し寂しい1人反省会

笑顔≠元気

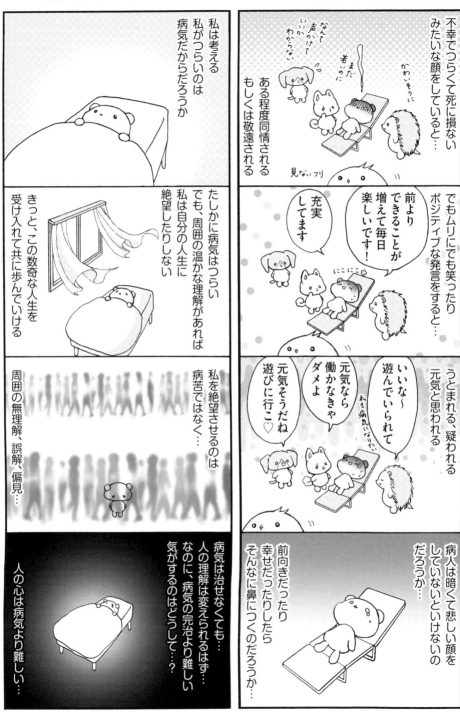

病気よりつらいもの

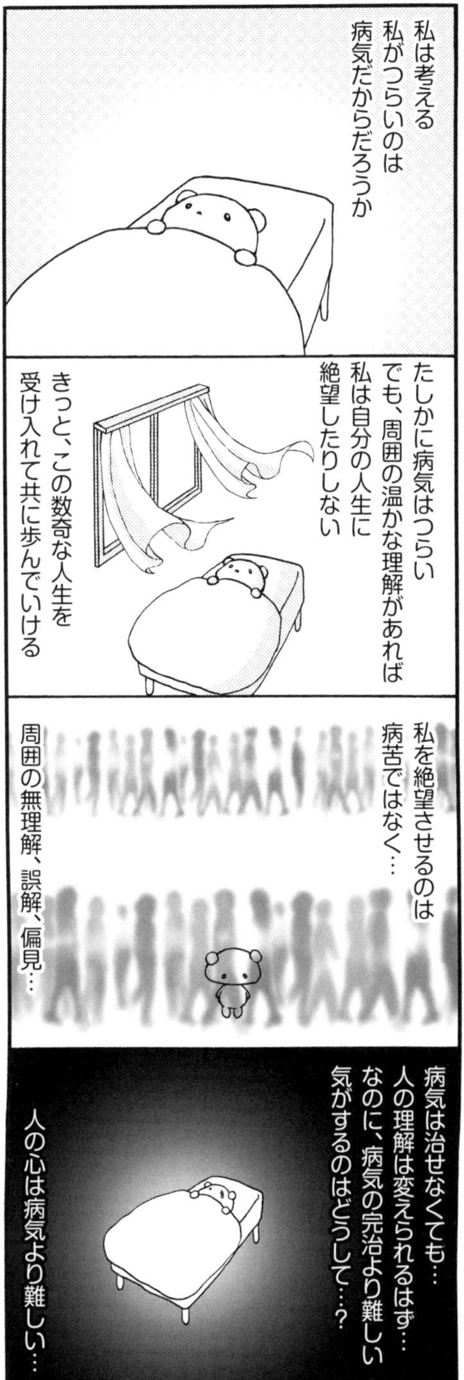

13話　救いを求めて

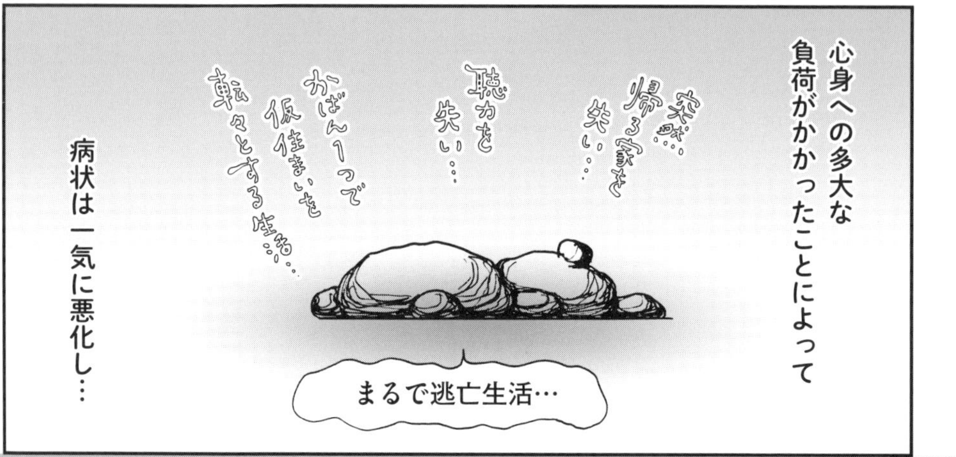

心身への多大な
負荷がかかったことによって
突然…
帰る家を
失い…
聴力を
失い…
かばん1つで
仮住まいを
転々とする生活…
まるで逃亡生活…
病状は一気に悪化し…

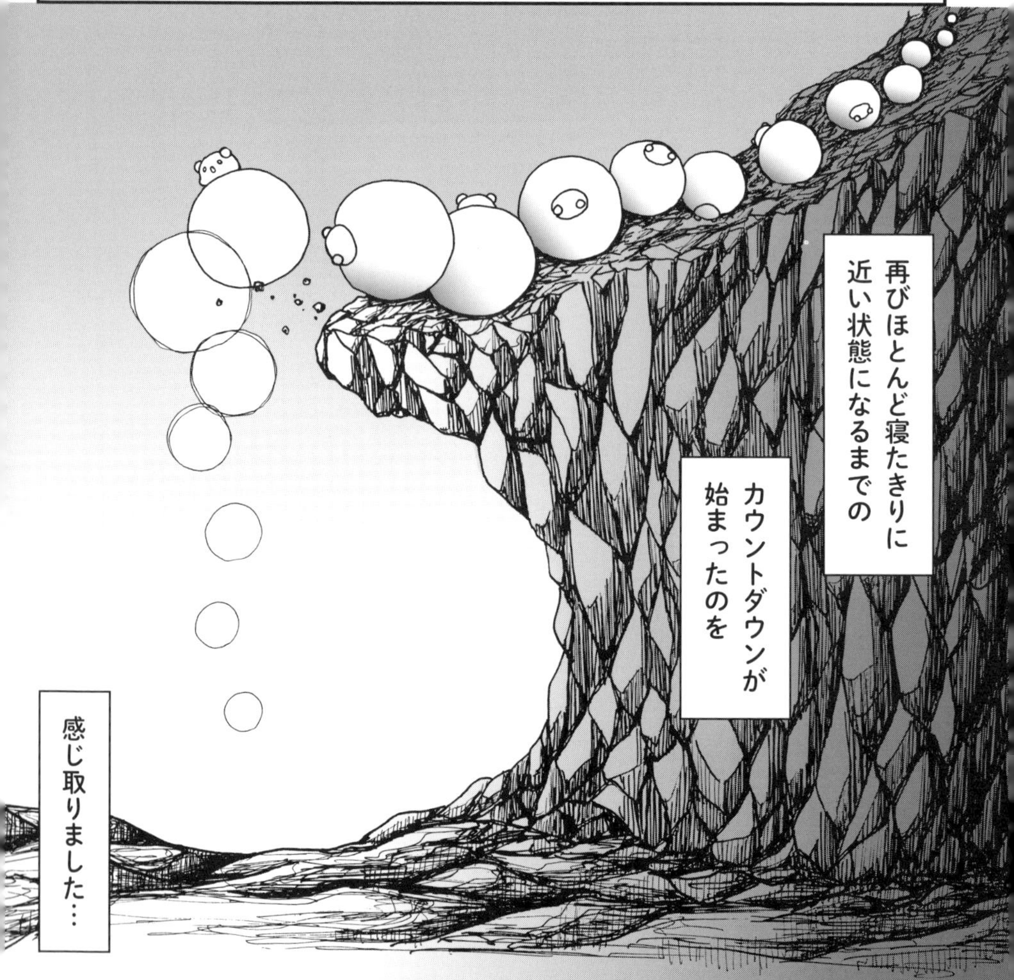

再びほとんど寝たきりに
近い状態になるまでの
カウントダウンが
始まったのを
感じ取りました…

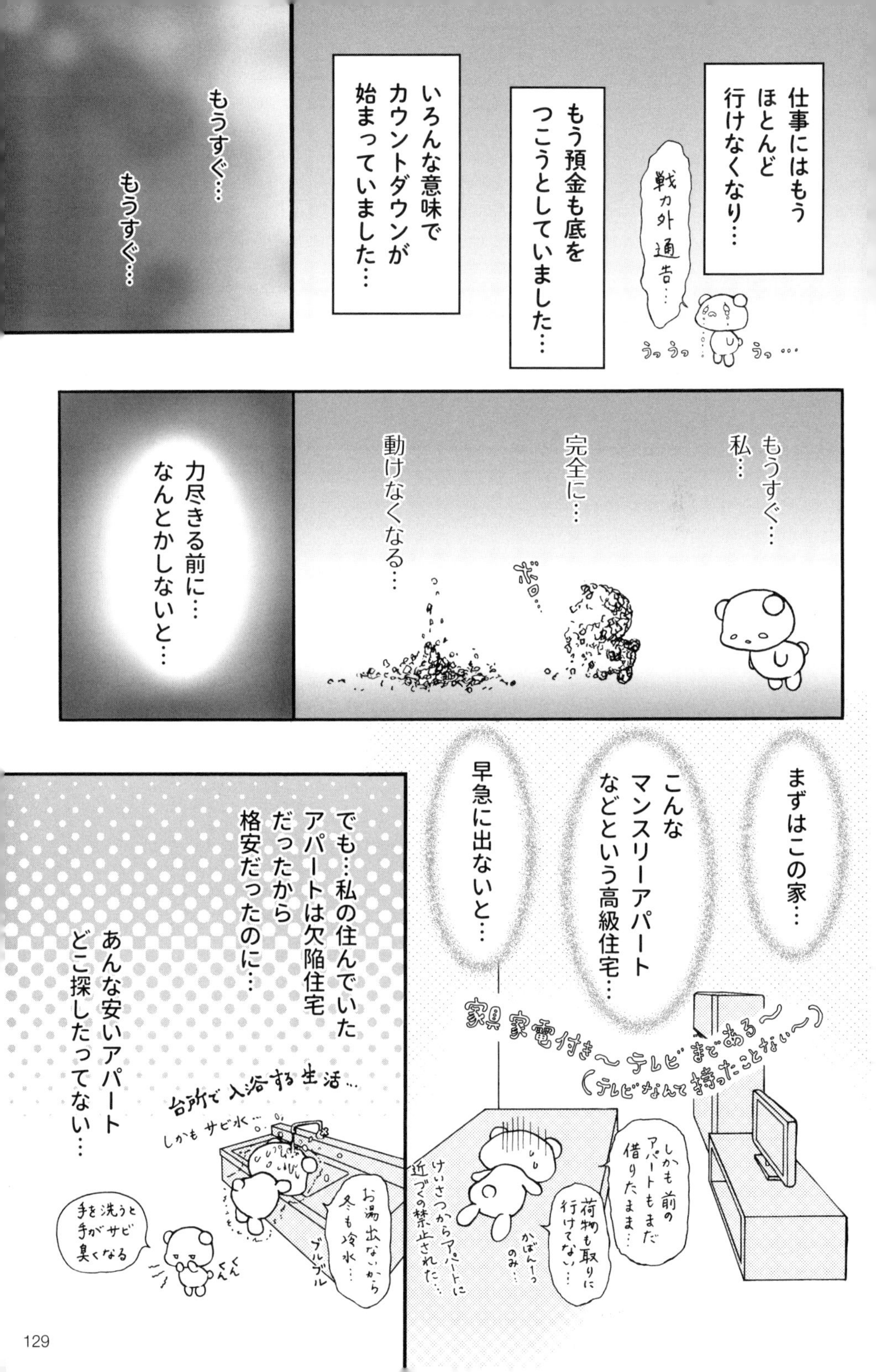
仕事にはもう
ほとんど
行けなくなり…
戦力外通告…
うっうっ
うっ…
もう預金も底を
つこうとしていました…
いろんな意味で
カウントダウンが
始まっていました…
もうすぐ…
もうすぐ…
もうすぐ…
私…
完全に…
ボロ…
動けなくなる…
力尽きる前に…
なんとかしないと…
まずはこの家…
こんな
マンスリーアパート
などという高級住宅…
早急に出ないと…
家具家電付き〜テレビまである〜
(テレビなんて持ったことない〜)
しかも前の
アパートもまだ
借りたまま…
荷物も取りに
行けてない…
かばん1つのみ…
けいさつからアパートに
近づくの禁止された…
でも…私の住んでいた
アパートは欠陥住宅
だったから
格安だったのに…
あんな安いアパート
どこ探したってない…
台所で入浴する生活…
しかもサビ水…
お湯出ないから
冬も冷水…
ブルブル
手を洗うと
手がサビ
臭くなる
くんくん

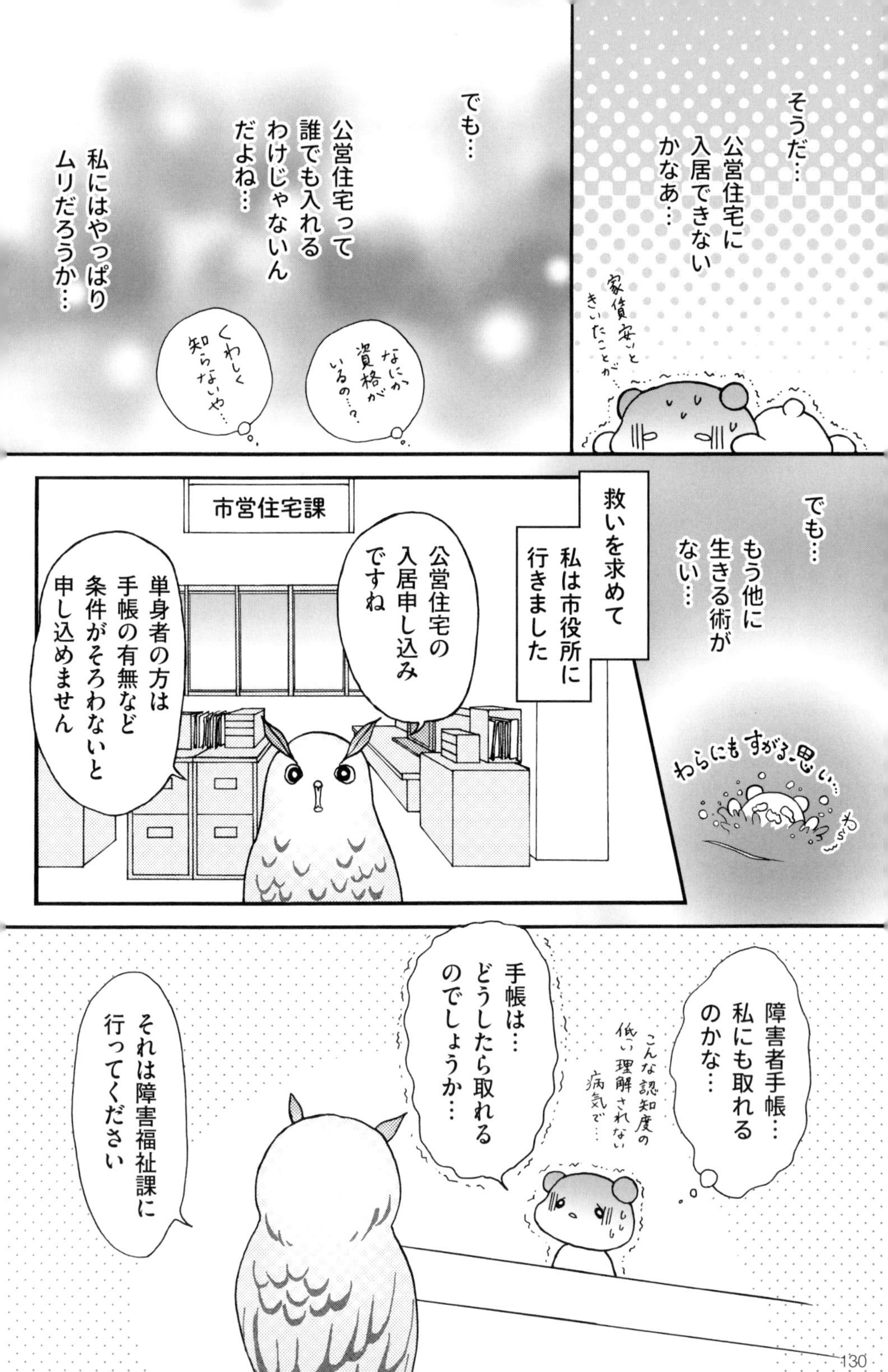
そうだ…
公営住宅に入居できないかなあ…
家賃安いと きいたことが…
でも…
公営住宅って誰でも入れるわけじゃないんだよね…
私にはやっぱりムリだろうか…
なにか資格がいるの…？
くわしく知らないや…
でも…
もう他に生きる術がない…
わらにもすがる思い…
救いを求めて
私は市役所に行きました
市営住宅課
公営住宅の入居申し込みですね
単身者の方は手帳の有無など条件がそろわないと申し込めません
障害者手帳…私にも取れるのかな…
こんな認知度の低い理解されない病気で…
手帳は…どうしたら取れるのでしょうか…
それは障害福祉課に行ってください

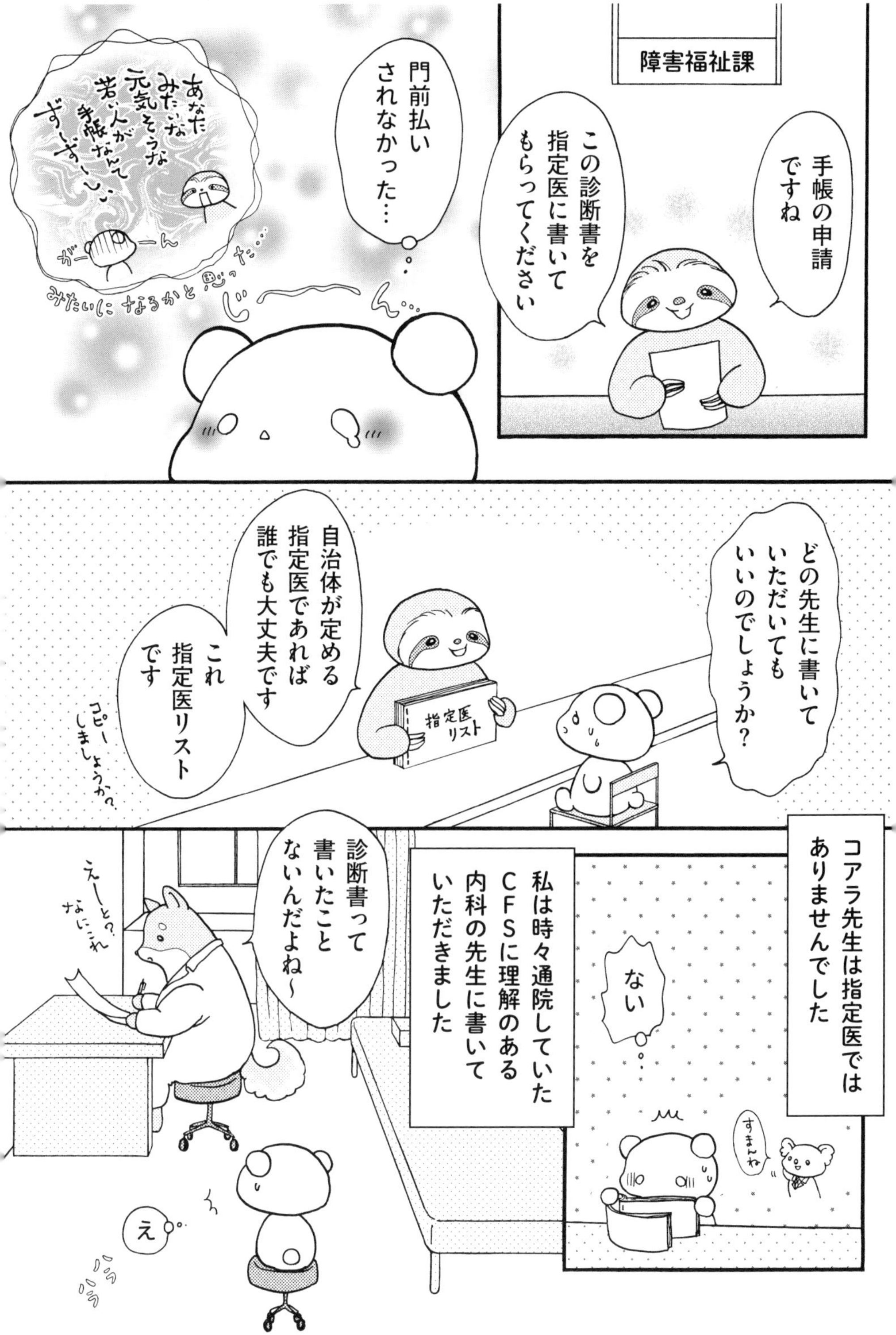
障害福祉課
手帳の申請ですね
この診断書を指定医に書いてもらってください
門前払いされなかった…
あなたみたいな元気そうな若い人が手帳なんてずーずーしい
があーーん
みたいになるかと思ったら…
じーーーん…
どの先生に書いていただいてもいいのでしょうか？
自治体が定める指定医であれば誰でも大丈夫です
これ指定医リストです
指定医リスト
コピーしましょうか？
コアラ先生は指定医ではありませんでした
ない
すまんね
私は時々通院していたCFSに理解のある内科の先生に書いていただきました
診断書って書いたことないんだよね～
えーと？なにこれ
え

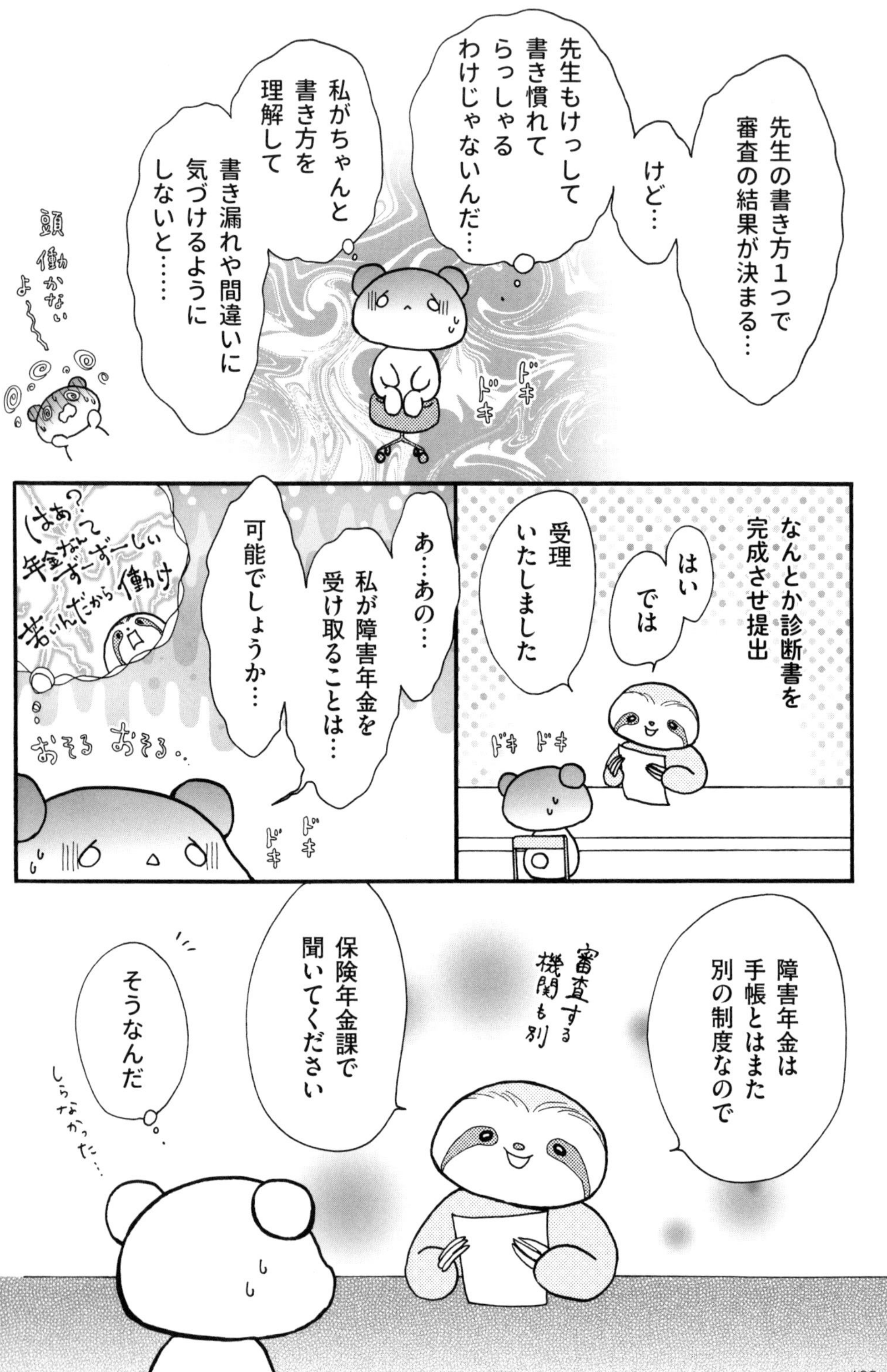
先生の書き方1つで審査の結果が決まる…
けど…
先生もけっして書き慣れてらっしゃるわけじゃないんだ…
私がちゃんと書き方を理解して
書き漏れや間違いに気づけるようにしないと……
ドキドキ
頭働かないよ～～～
なんとか診断書を完成させ提出
はい では
受理いたしました
ドキドキ
あ…あの…
私が障害年金を受け取ることは…
可能でしょうか…
はあ？年金なんてずーずーしい 若いんだから働け
おそるおそる…
ドキドキ
障害年金は手帳とはまた別の制度なので
審査する機関も別
保険年金課で聞いてください
そうなんだ
しらなかった…

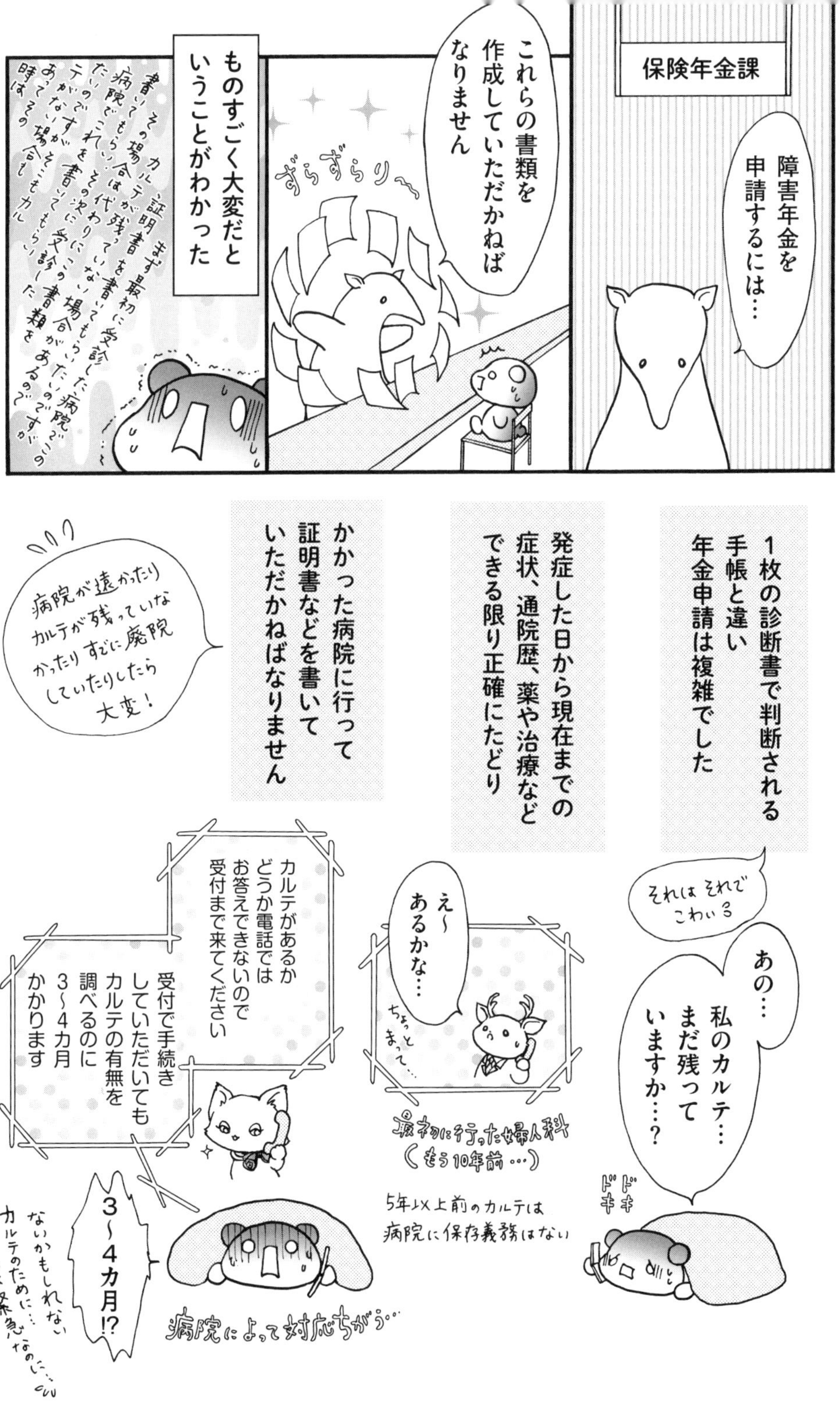
保険年金課
障害年金を申請するには…
これらの書類を作成していただかねばなりません
ずらずらり〜
ものすごく大変だということがわかった
まず最初に受診した病院でこの証明書を書いてもらいたいのですが カルテが残っていない場合があるので その場合は代わりにこの書類を書いてもらい その次に受診した病院でこれを書いてもらいたいのですが そこもカルテがない場合もあってその時は
1枚の診断書で判断される手帳と違い年金申請は複雑でした
発症した日から現在までの症状、通院歴、薬や治療などできる限り正確にたどり
かかった病院に行って証明書などを書いていただかねばなりません
病院が遠かったりカルテが残っていなかったりすでに廃院していたりしたら大変！
それはそれでこわい
あの…私のカルテ…まだ残っていますか…？
ドキドキ
え〜あるかな…
ちょっとまって…
最初に行った婦人科（もう10年前…）
5年以上前のカルテは病院に保存義務はない
カルテがあるかどうか電話ではお答えできないので受付まで来てください
受付で手続きしていただいてもカルテの有無を調べるのに3〜4カ月かかります
3〜4カ月!?
ないかもしれないカルテのために…状況は緊急なのに…
病院によって対応ちがう…

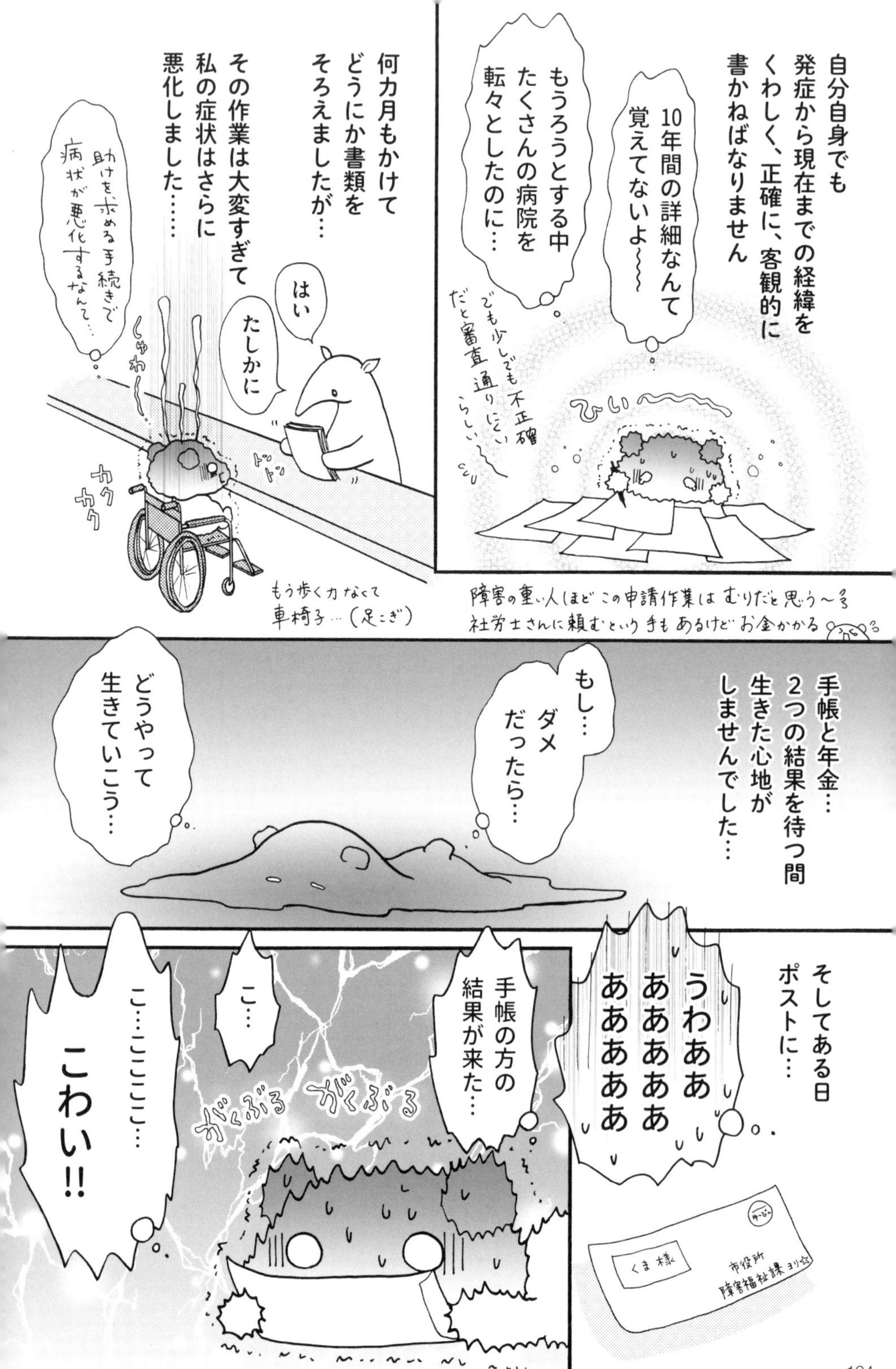
自分自身でも発症から現在までの経緯をくわしく、正確に、客観的に書かねばなりません
10年間の詳細なんて覚えてないよ〜〜〜
もうろうとする中たくさんの病院を転々としたのに…
でも少しでも不正確だと審査通りにくいらしい〜
ひぃ〜〜
障害の重い人ほどこの申請作業はむりだと思う〜
社労士さんに頼むという手もあるけどお金かかる
何カ月もかけてどうにか書類をそろえましたが…
はい
たしかに
その作業は大変すぎて私の症状はさらに悪化しました……
助けを求める手続きで病状が悪化するなんて……
しゅわ〜
ドン
カクカク
もう歩く力なくて車椅子…（足こぎ）
手帳と年金…2つの結果を待つ間生きた心地がしませんでした…
もし…ダメだったら…
どうやって生きていこう…
そしてある日ポストに…
うわあああああああああああ
くま様
市役所障害福祉課ヨリ☆
手帳の方の結果が来た…
こ…
こ…ここここ…
こわい!!
がくぶる
がくぶる

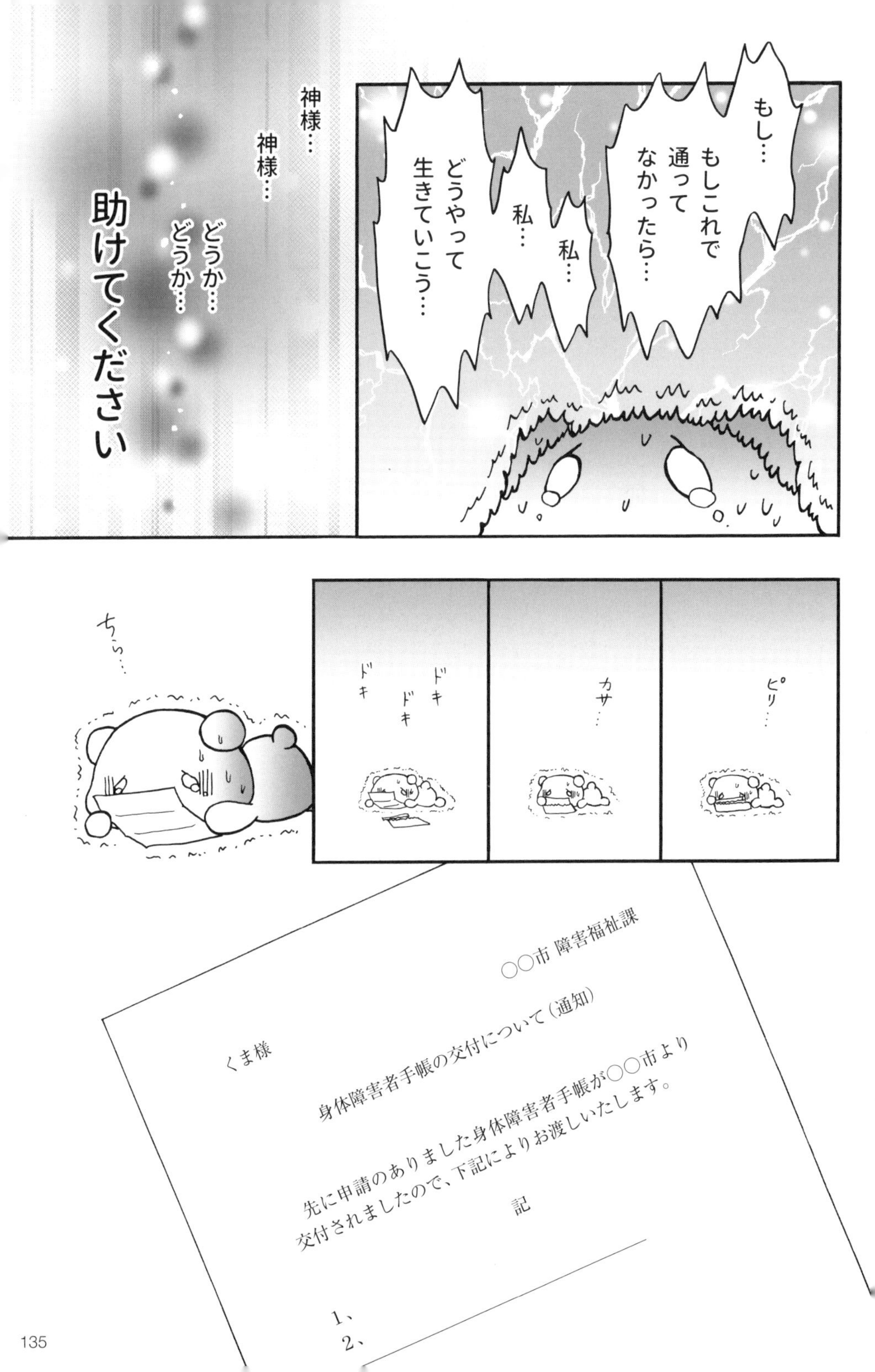

もし…
もしこれで通ってなかったら…
私…
私…
どうやって生きていこう…
神様…
神様…
どうか…
どうか…
助けてください
ピリ…
カサ…
ドキドキ
ちら…
○○市 障害福祉課
くま様
身体障害者手帳の交付について（通知）
先に申請のありました身体障害者手帳が○○市より交付されましたので、下記によりお渡しいたします。
記
1、
2、

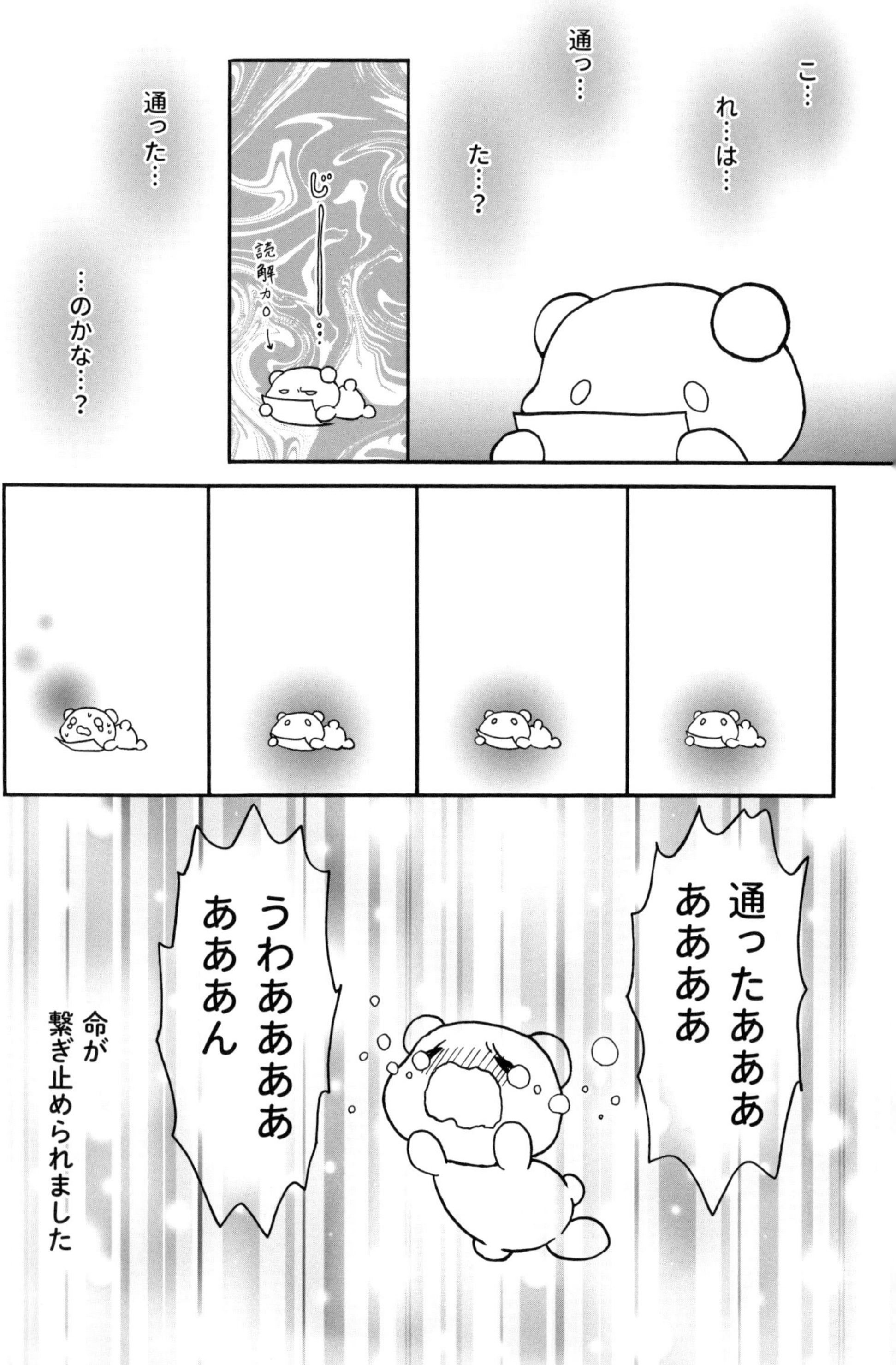
こ…
れ…は…
通っ…
た…?
じーーー…
読解力。
通った…
…のかな…?
通ったあああああ
うわああああああん
命が繋ぎ止められました

障害者手帳の申請用診断書作成のヒント

…になれば幸いです…

CFSは血液検査や
レントゲン撮影をしても
わかりやすい異常が
確認できないため

障害者手帳の申請をしても
審査に通るのは
とても難しいのです

あとCFSをご存知の先生が少ない…

握力などの筋力テストやふらつきテスト、生活がどの程度できているかなどで、障害の程度を客観的に証明することができます。

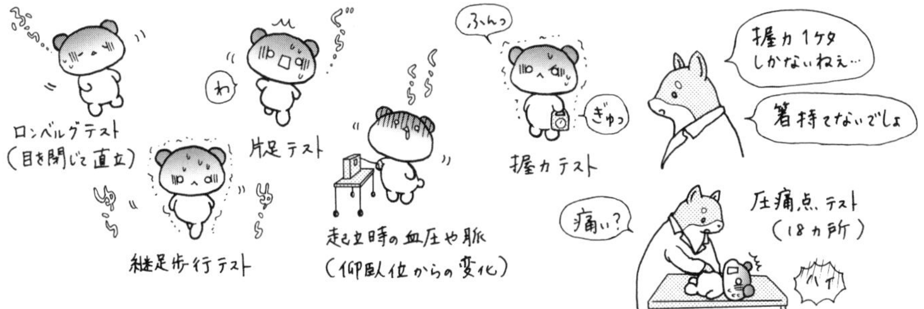

私の手帳の診断書は 体幹運動失調 、筋力低下 を中心に
起立不耐、座位不耐、ロンベルグ試験陽性、片足立ち不能、
継足歩行不能、平衡障害ありなどが書かれ、
ほかにも、発熱、全身倦怠感持続、不眠、頭痛、記憶障害あり、
情報処理困難あり、食品や化学物質に過敏あり、
労作後消耗感高度遷延、圧痛点18/18、筋力低下著明
……などが記入されました。

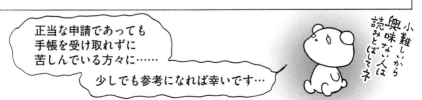

正当な申請であっても
手帳を受け取れずに
苦しんでいる方々に……
少しでも参考になれば幸いです…

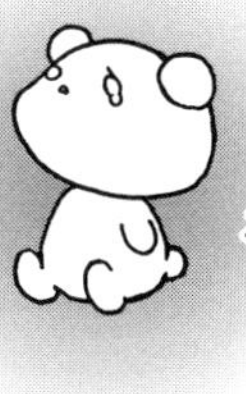

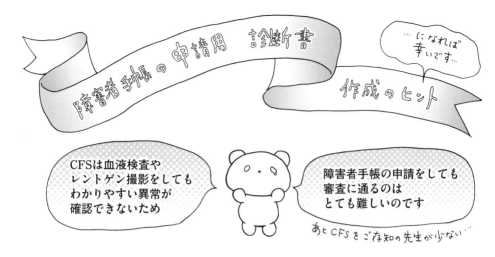

小難しいから興味ない人は読みとばしてネ

経験と上達が反比例

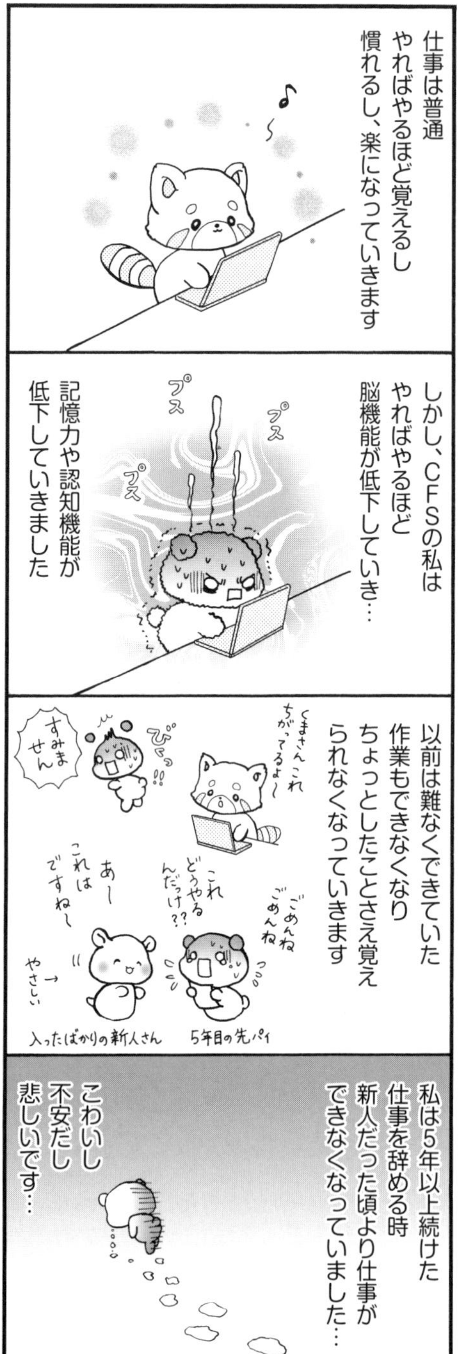
仕事は普通
やればやるほど覚えるし
慣れるし、楽になっていきます
しかし、CFSの私は
やればやるほど
脳機能が低下していき…
記憶力や認知機能が
低下していきました
プス
プス
プス
以前は難なくできていた
作業もできなくなり
ちょっとしたことさえ覚え
られなくなっていきます
くまさんこれちがってるよ〜
ぴゃっ!!
すみません
これどうやるんだっけ??
ごめんねごめんね
あ〜これはですね〜
やさしい→
入ったばかりの新人さん
5年目の先パイ
私は5年以上続けた
仕事を辞める時
新人だった頃より仕事が
できなくなっていました…
こわいし
不安だし
悲しいです…
涙→

けっこう忙しいんです

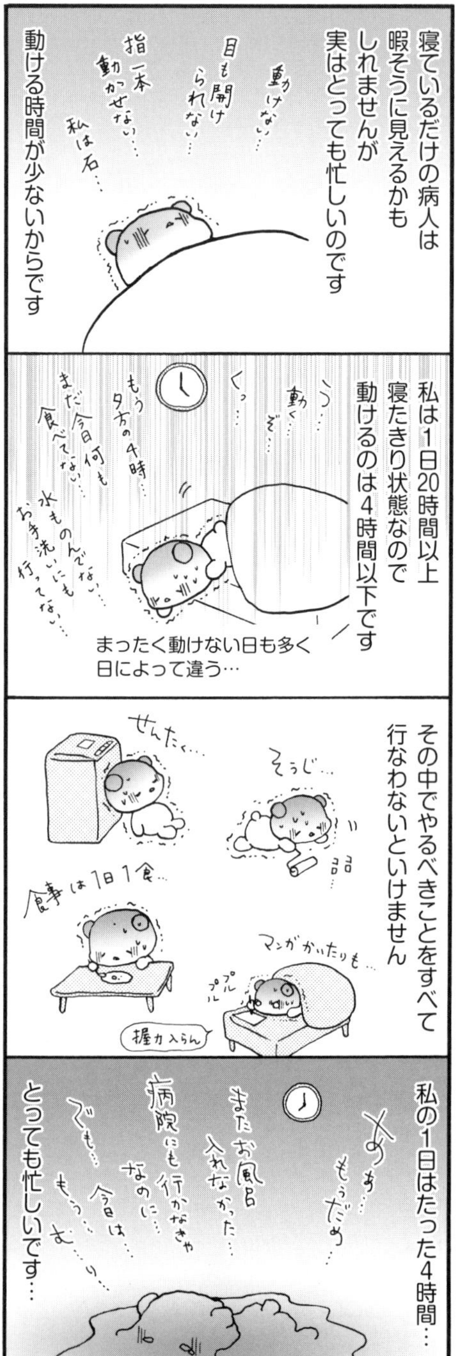

14話　静か…

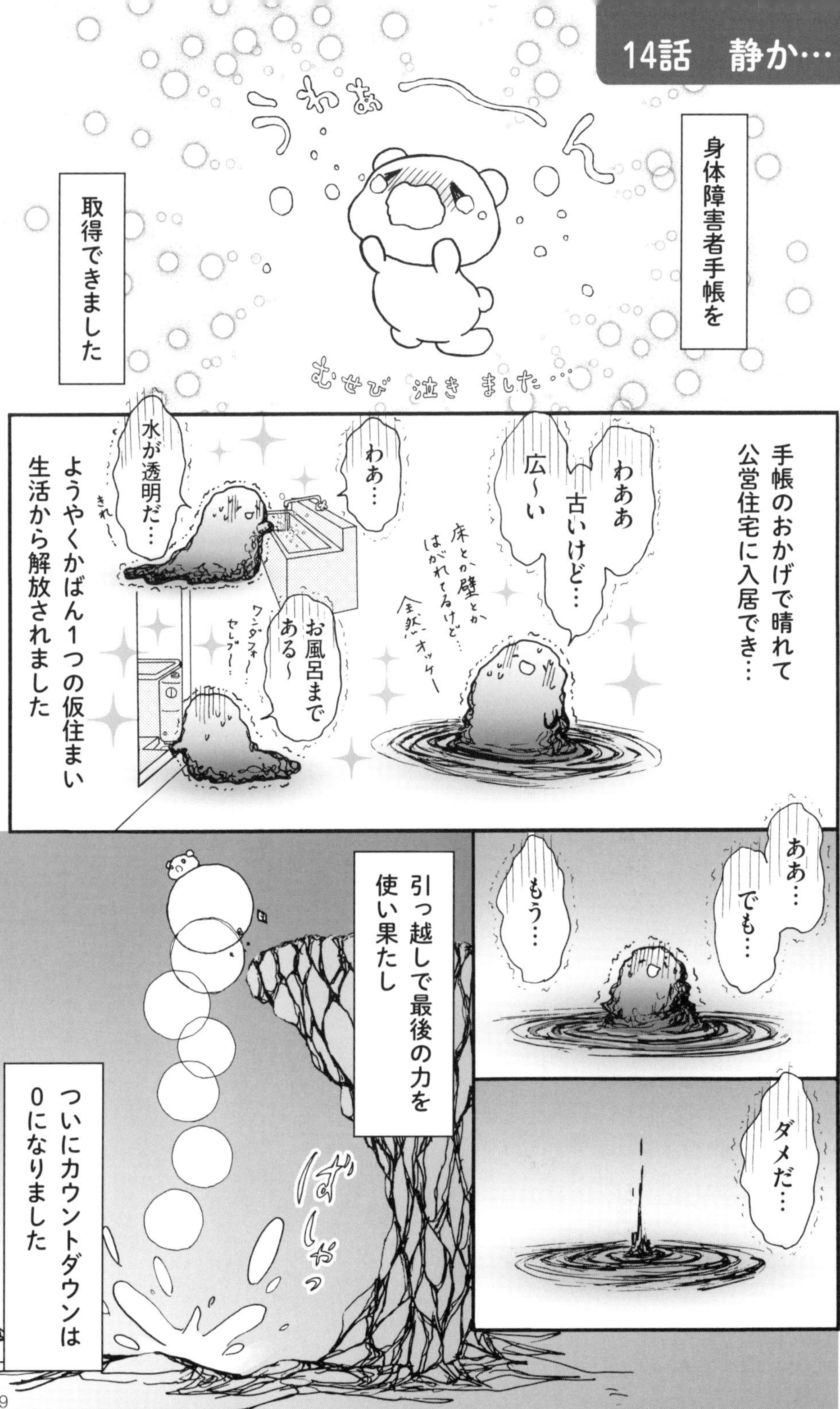

身体障害者手帳を
取得できました
うわぁ〜〜ん
むせび泣きました…
手帳のおかげで晴れて公営住宅に入居でき…
わぁあ 古いけど…
広〜い
床とか壁とかはがれてるけど…
全然オッケー
わぁ…
お風呂まである〜
ワンダフォ〜… セレブ〜…
水が透明だ…
きれ〜
ようやくかばん1つの仮住まい生活から解放されました
ああ… でも…
もう…
ダメだ…
引っ越しで最後の力を使い果たし
ぱしゃっ
ついにカウントダウンは0になりました

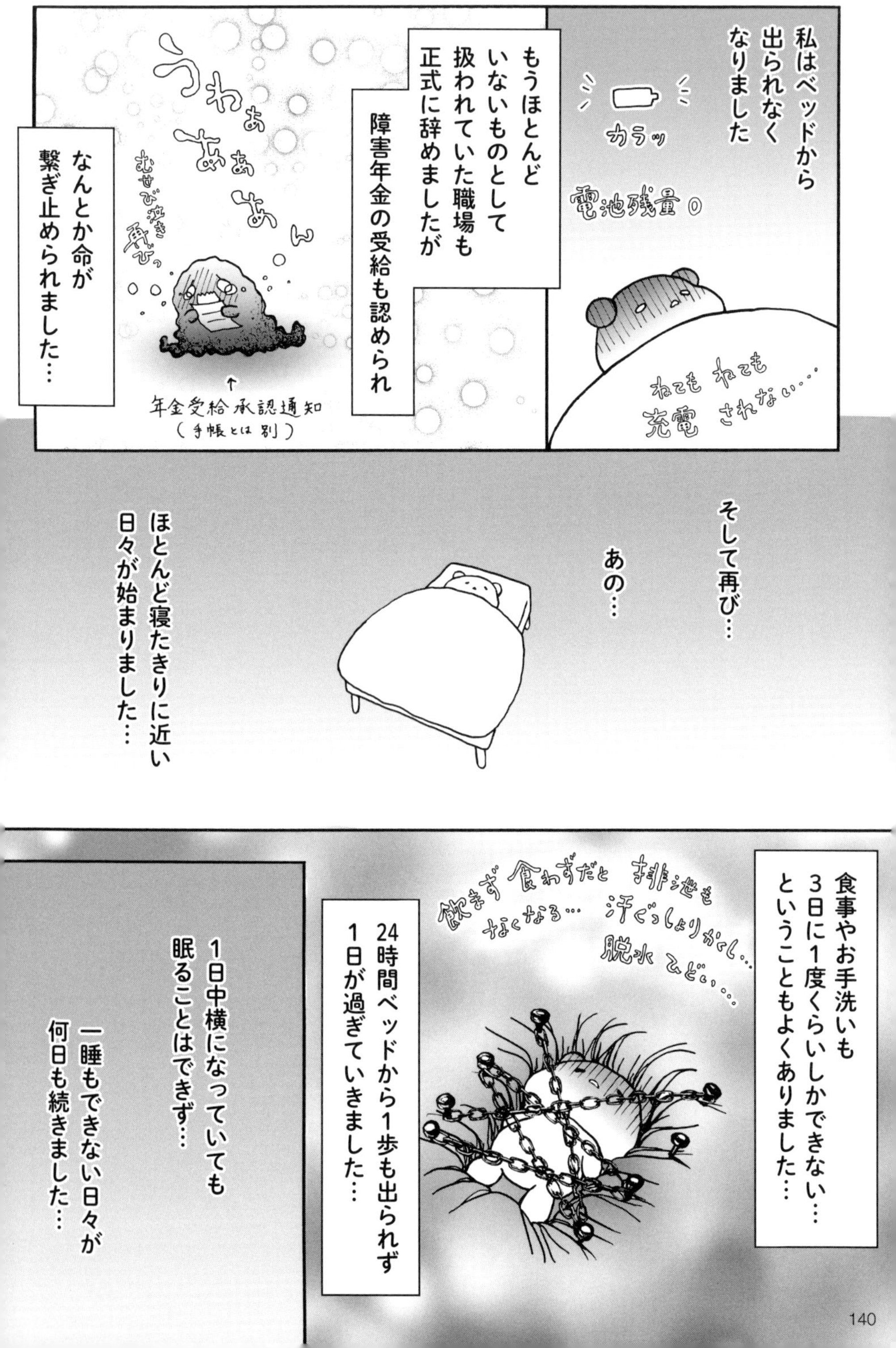
私はベッドから出られなくなりました
カラッ
電池残量0
ねても ねても 充電 されない…
もうほとんどいないものとして扱われていた職場も正式に辞めましたが
障害年金の受給も認められ
うわぁあぁあん
むせび泣き再びっ
年金受給承認通知（手帳とは別）
なんとか命が繋ぎ止められました…
そして再び…
あの…
ほとんど寝たきりに近い日々が始まりました…
食事やお手洗いも3日に1度くらいしかできないということもよくありました…
飲まず食わずだと排泄もなくなる… 汗ぐっしょりかくし… 脱水ひどい…
24時間ベッドから1歩も出られず1日が過ぎていきました…
1日中横になっていても眠ることはできず…
一睡もできない日々が何日も続きました…

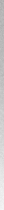

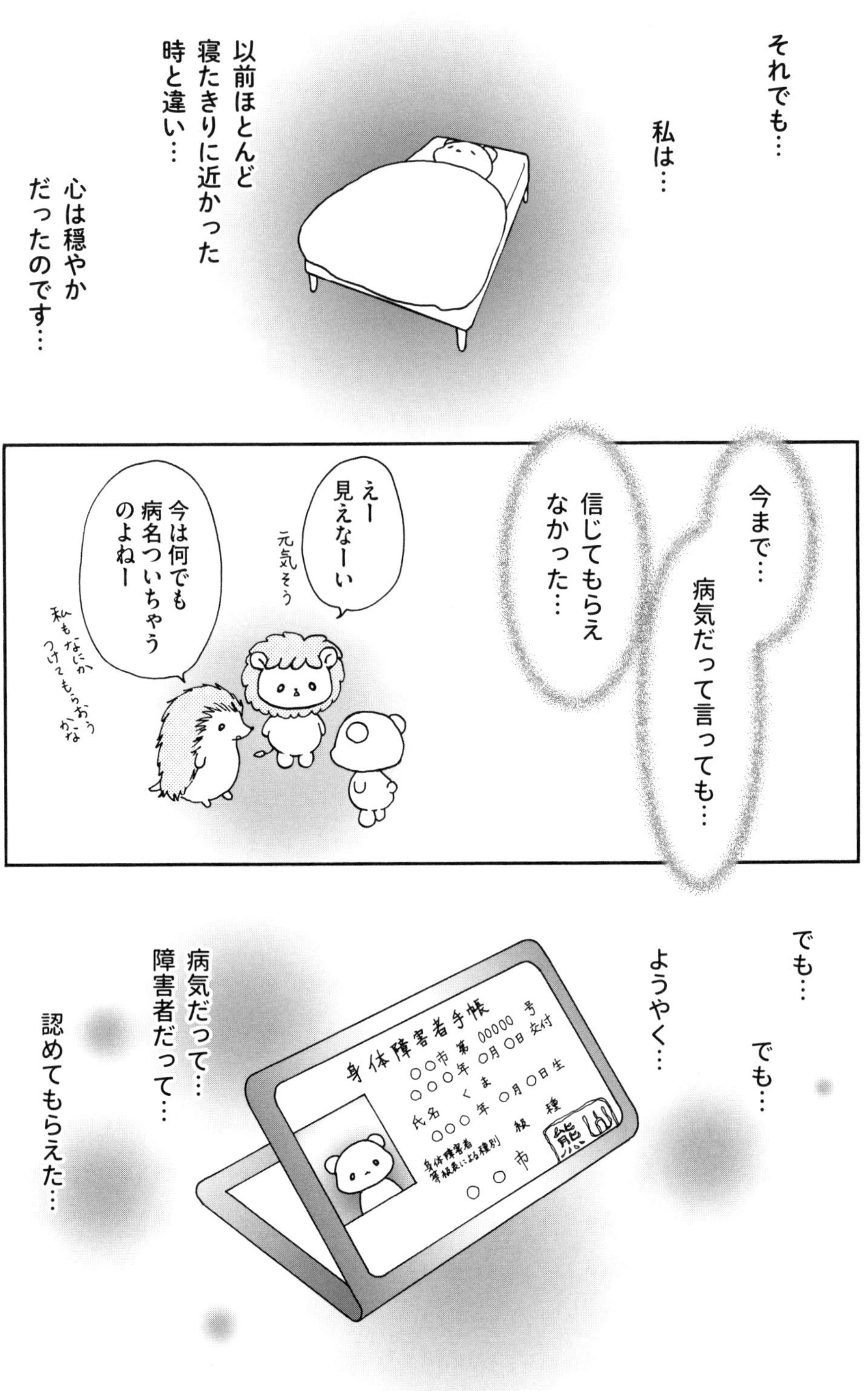
それでも…
私は…
以前ほとんど寝たきりに近かった時と違い…
心は穏やかだったのです…
今まで…
病気だって言っても…
信じてもらえなかった…
えー見えなーい
元気そう
今は何でも病名ついちゃうのよねー
私もなにかつけてもらおうかな
でも…
でも…
ようやく…
病気だって障害者だって…
認めてもらえた…
身体障害者手帳
○○市第00000号
○○○年○月○日交付
○○○年○月○日生
氏名 くま
○○○年
身体障害者等級表による種別 級 種
○○市

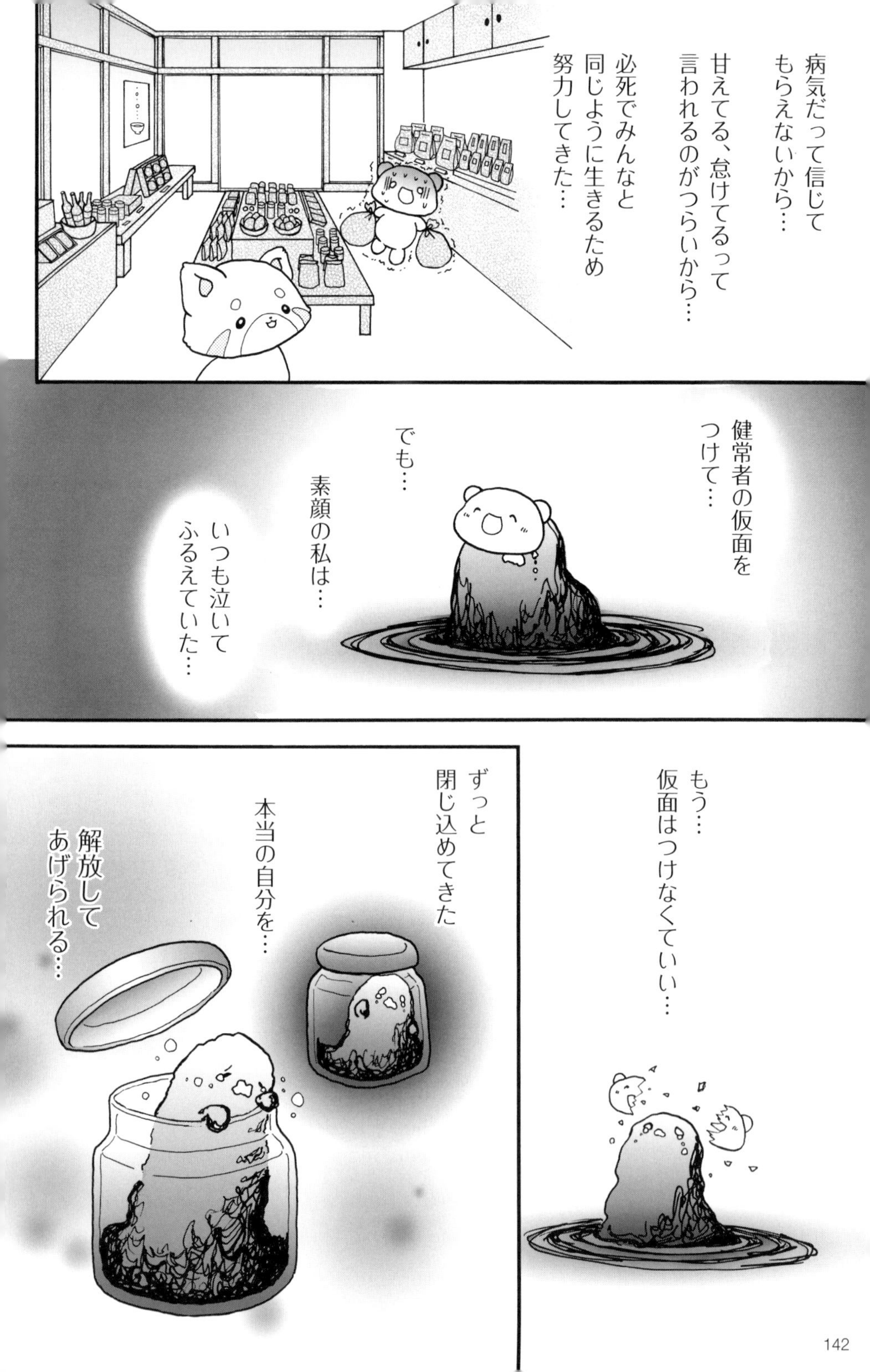
病気だって信じて
もらえないから…
甘えてる、怠けてるって
言われるのがつらいから…
必死でみんなと
同じように生きるため
努力してきた…
健常者の仮面を
つけて…
でも…
素顔の私は…
いつも泣いて
ふるえていた…
もう…
仮面はつけなくていい…
ずっと
閉じ込めてきた
本当の自分を…
解放して
あげられる…

静か…

耐え難いほど
苦しいけど…

気が遠くなるほど
痛いけど…

心が静か…

願いもあった
目標もあった

学びたい知識も
叶えたい夢もあった

でも

全部失った

失いたくなかった…

失いたくないから
死にものぐるいで
闘ってきた…

でも…
もういい…
もう何もいらない…

なんにもいらないから…

ただ…
静かに…

休みたい…

できることが減っていく…

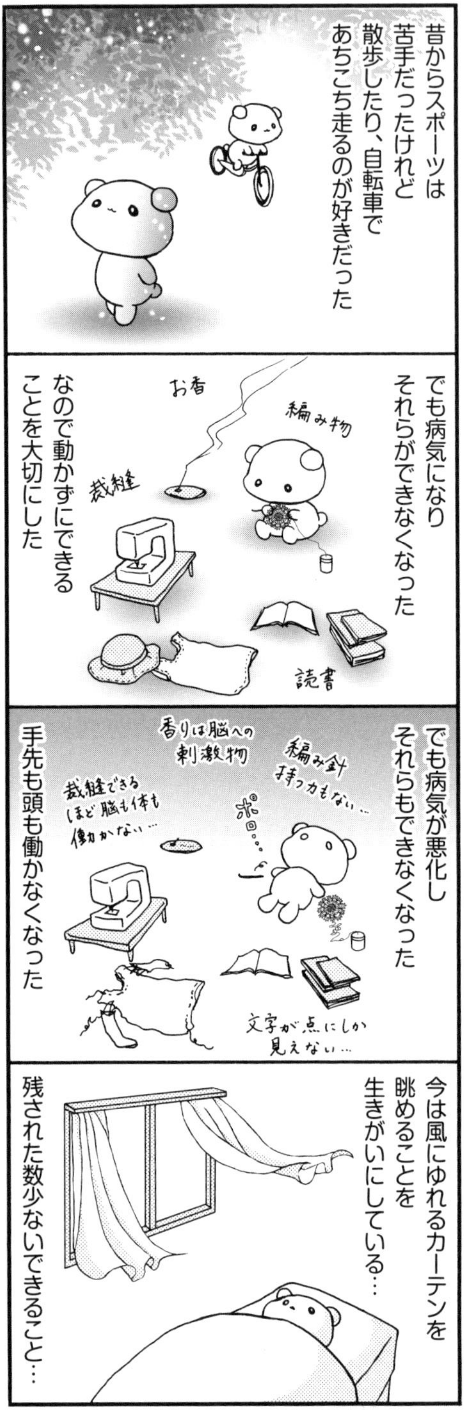

人間になりたい

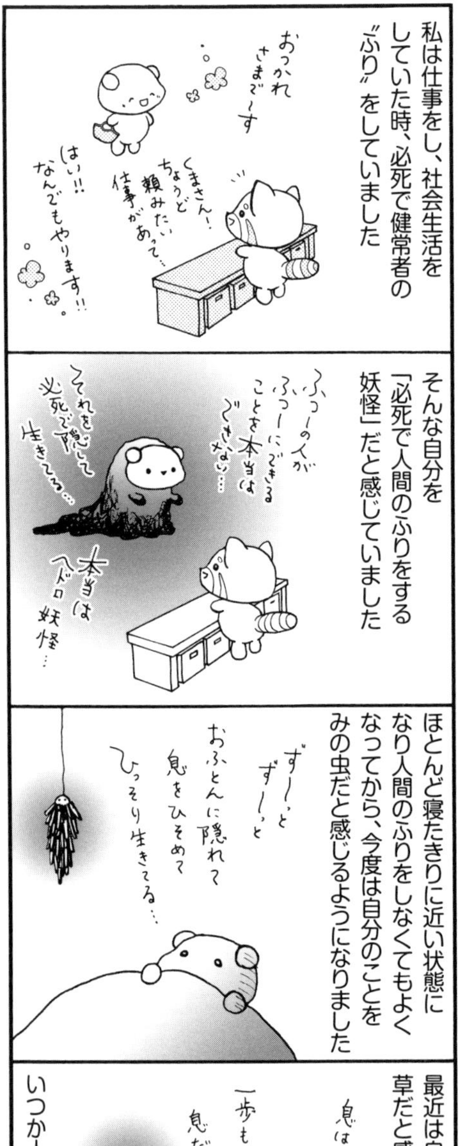

私は仕事をし、社会生活をしていた時、必死で健常者の〝ふり〟をしていました
おつかれさまで～す
くまさん！ちょうど頼みたい仕事があって…
はい!! なんでもやります!!
そんな自分を「必死で人間のふりをする妖怪」だと感じていました
ふつーの人がふつーにできることさえ本当はできない…
それを隠して必死で生きてる…
本当はヘドロ妖怪…
ほとんど寝たきりに近い状態になり人間のふりをしなくてもよくなってから、今度は自分のことをみの虫だと感じるようになりました
ずーっとずーっと
おふとんに隠れて息をひそめてひっそり生きてる…
最近は自分のことを草だと感じています…
息はしてる… それだけ…
一歩も動けない…
息だけしてる…
いつか人間になりたい…

もっと最近は自分のことを飛蚊症で見える浮遊物のように感じています…
存在していない…
"ふよーん"

地獄の淵を這うような…

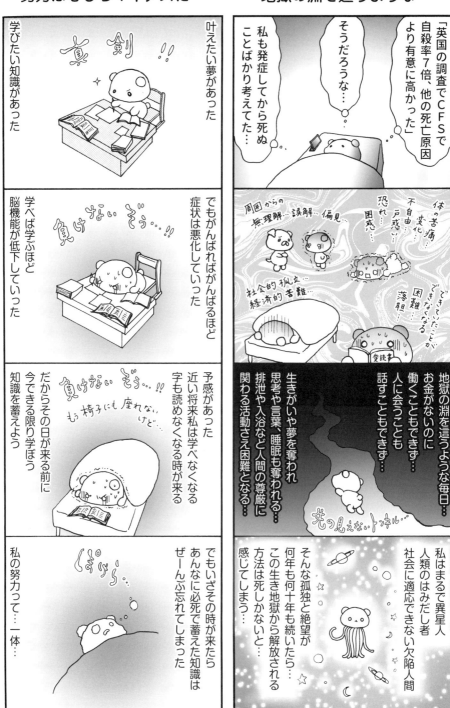

私個人の感じ方で…患者さんみんながこう思うとは限らないです…

努力はむしろマイナスに…

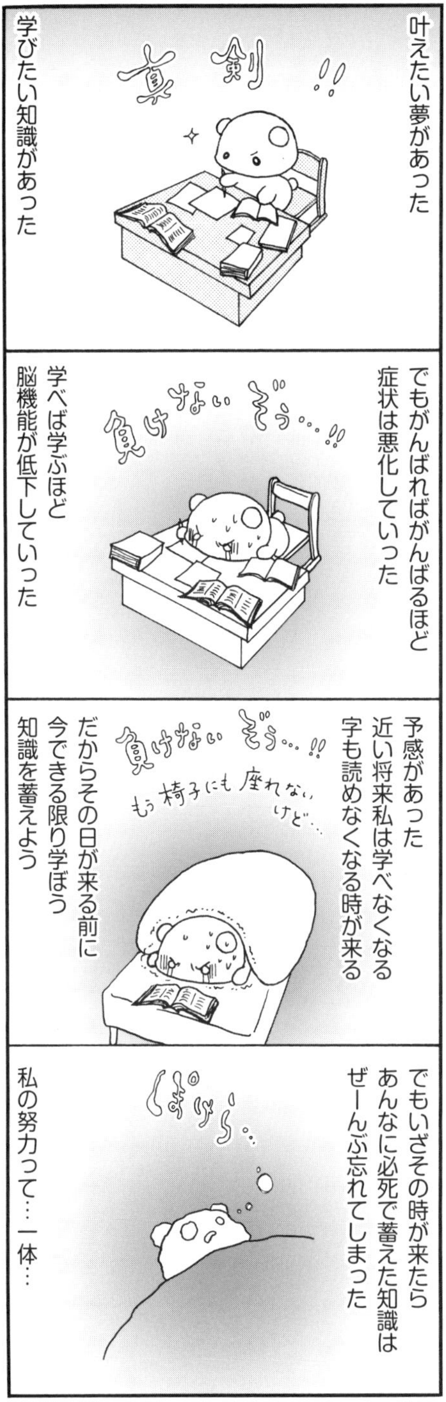

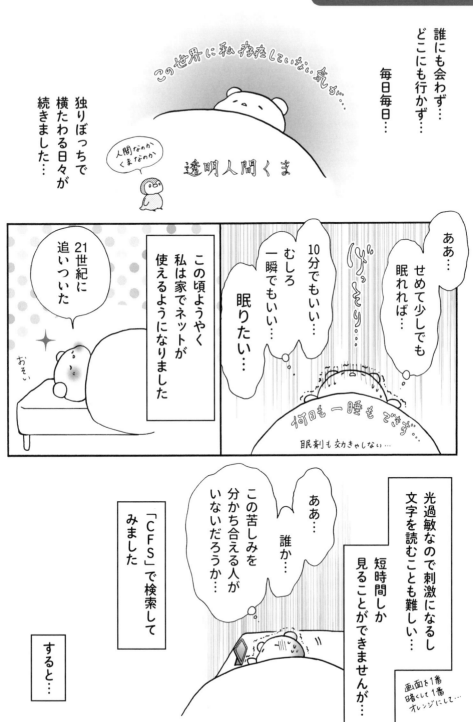

誰にも会わず…
どこにも行かず…
毎日毎日…
この世界に私存在していない気分…
透明人間くま
人間なのか くまなのか
独りぼっちで横たわる日々が続きました…
ああ… せめて少しでも眠れれば…
げっそり…
10分でもいい… むしろ一瞬でもいい… 眠りたい…
何日も一睡もできず…
眠剤も効きゃしない…
この頃ようやく私は家でネットが使えるようになりました
21世紀に追いついた
おそい
光過敏なので刺激になるし文字を読むことも難しい…
短時間しか見ることができませんが…
画面を1番暗くして1番オレンジにして…
ああ… 誰か… この苦しみを分かち合える人がいないだろうか…
「CFS」で検索してみました
すると…

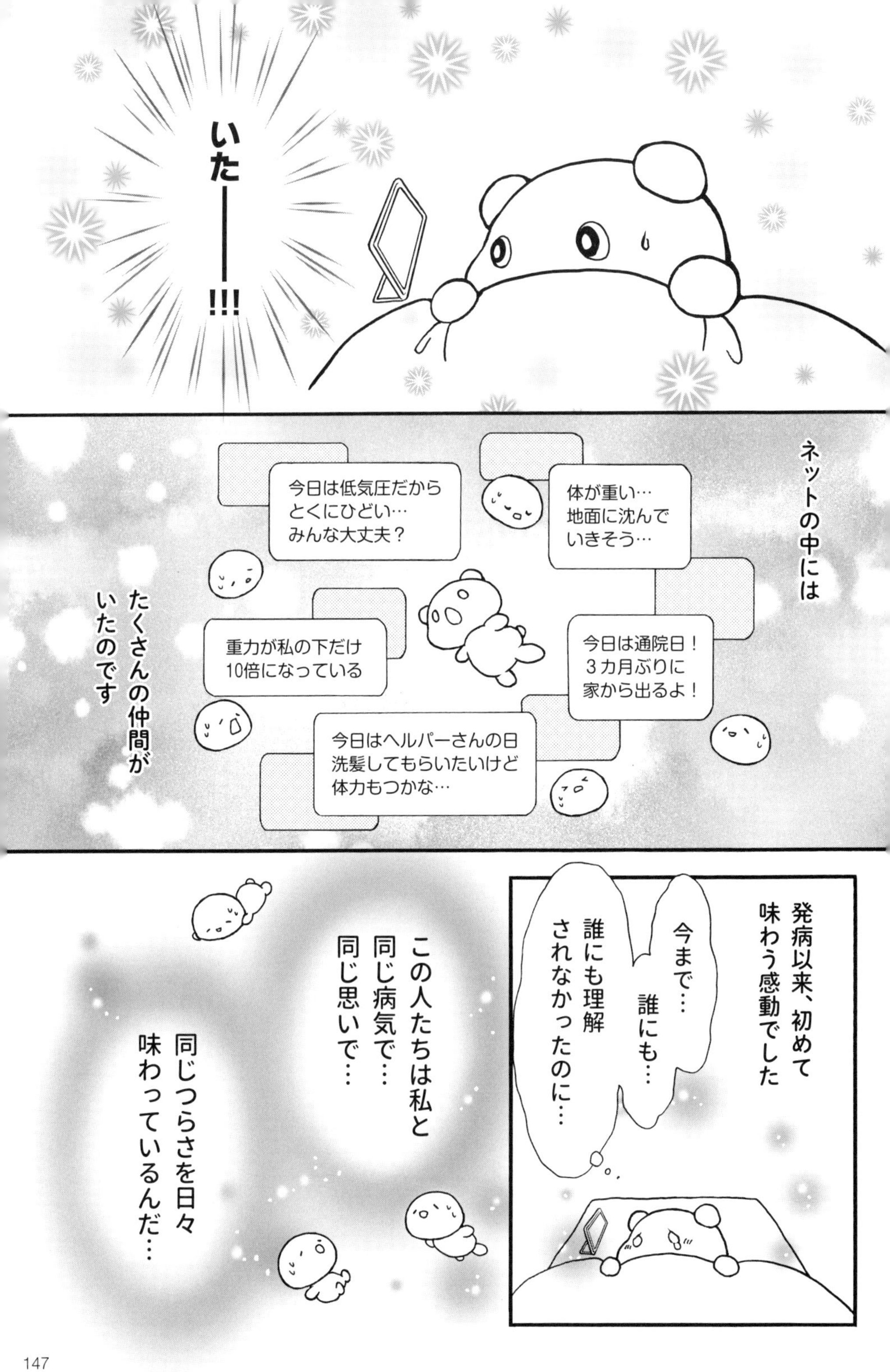
いた───!!!
ネットの中には
体が重い…地面に沈んでいきそう…
今日は低気圧だからとくにひどい…みんな大丈夫？
今日は通院日！3カ月ぶりに家から出るよ！
重力が私の下だけ10倍になっている
今日はヘルパーさんの日 洗髪してもらいたいけど体力もつかな…
たくさんの仲間がいたのです
発病以来、初めて味わう感動でした
今まで…誰にも…
誰にも理解されなかったのに…
この人たちは私と同じ病気で…同じ思いで…
同じつらさを日々味わっているんだ…

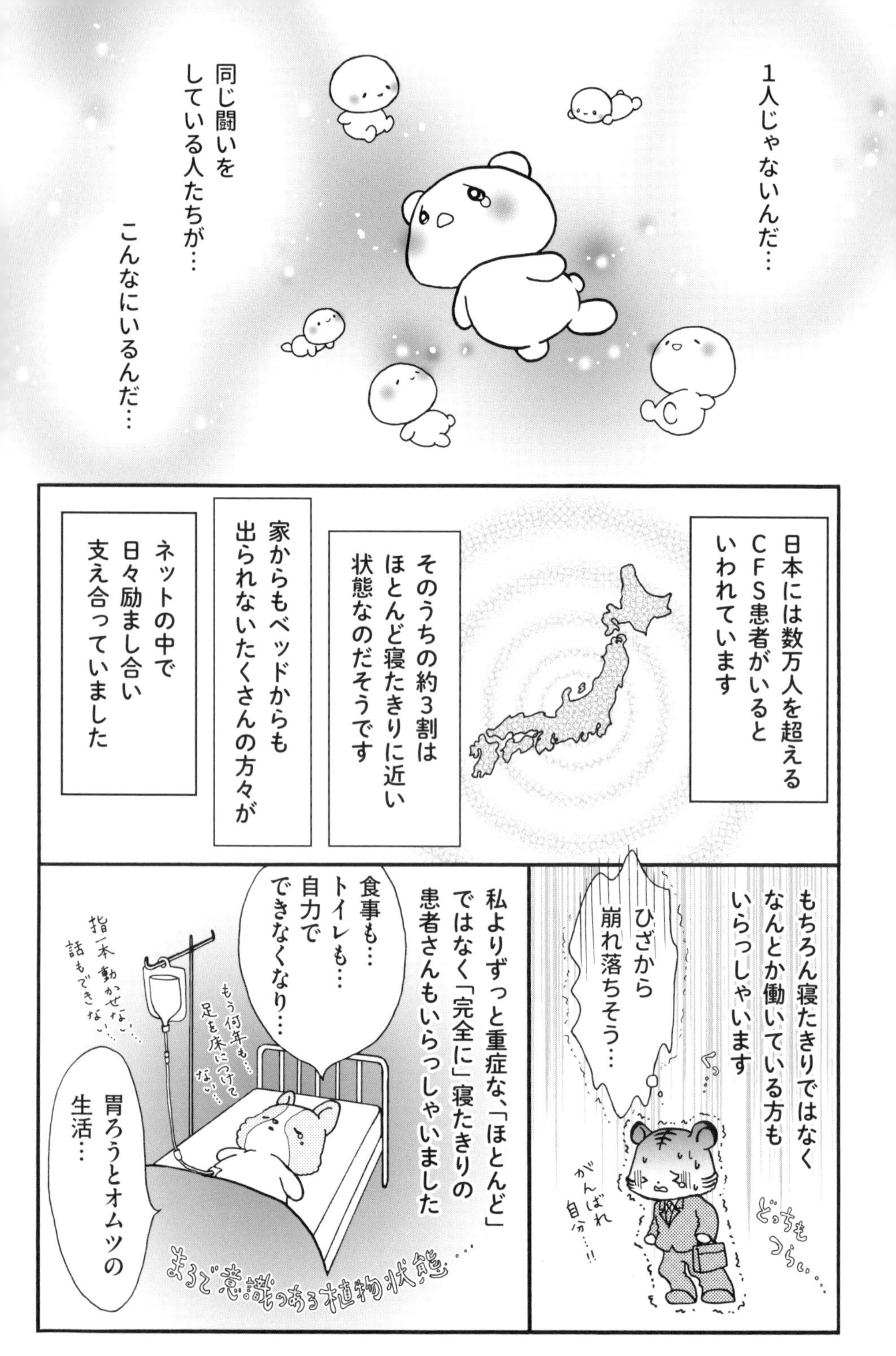
1人じゃないんだ…
同じ闘いを
している人たちが…
こんなにいるんだ…
日本には数万人を超える
CFS患者がいると
いわれています
そのうちの約3割は
ほとんど寝たきりに近い
状態なのだそうです
家からもベッドからも
出られないたくさんの方々が
ネットの中で
日々励まし合い
支え合っていました
もちろん寝たきりではなく
なんとか働いている方も
いらっしゃいます
ひざから
崩れ落ちそう…
くっ
がんばれ
自分…!!
どっちも
つらい…
私よりずっと重症な、「ほとんど」
ではなく「完全に」寝たきりの
患者さんもいらっしゃいました
食事も…
トイレも…
自力で
できなくなり…
もう何年も…
足を床につけてない…
指一本動かせない…
話もできない…
胃ろうとオムツの
生活…
まるで意識のある植物状態…

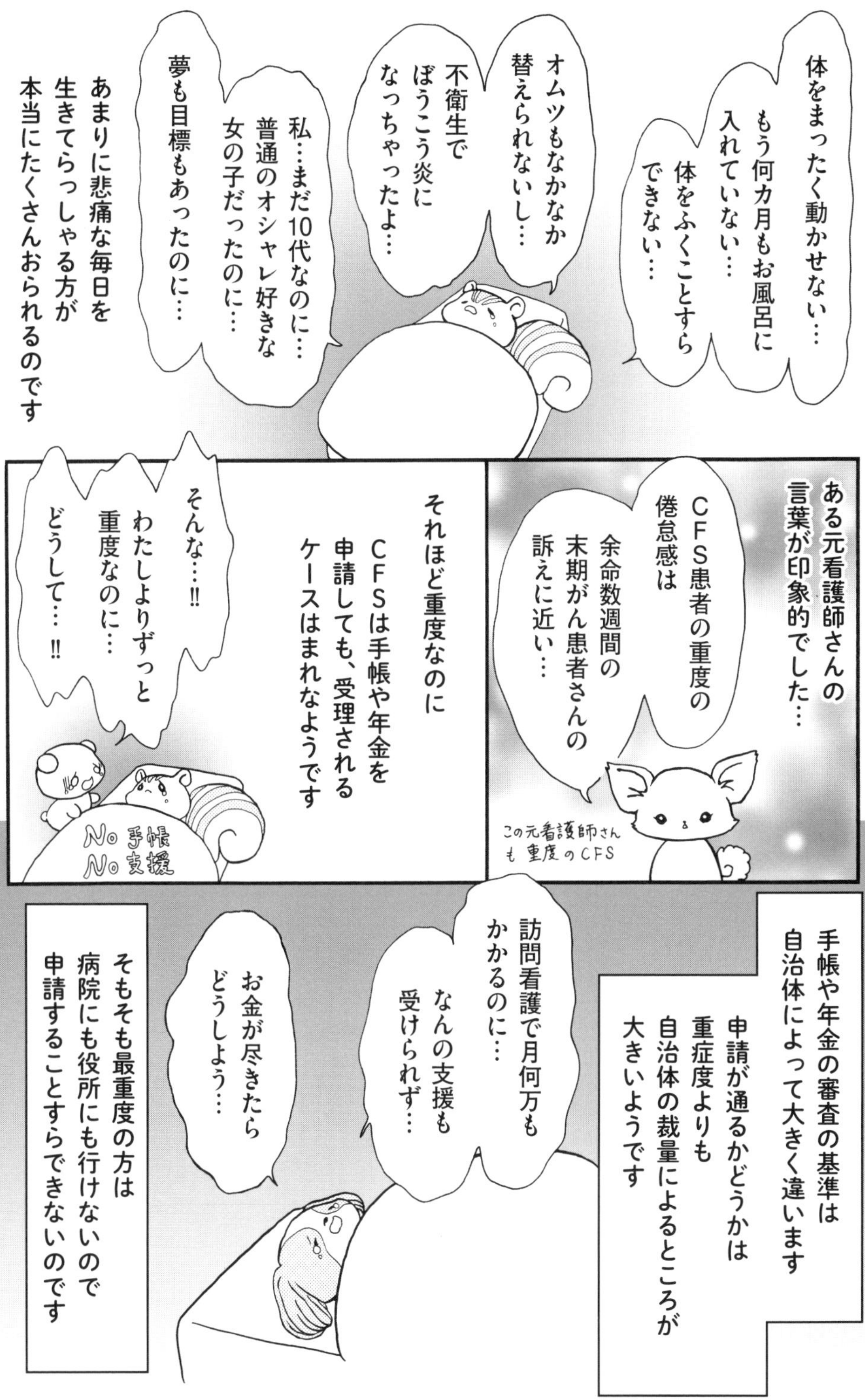

体をまったく動かせない…
もう何カ月もお風呂に入れていない…
体をふくことすらできない…
オムツもなかなか替えられないし…
不衛生でぼうこう炎になっちゃったよ…
私…まだ10代なのに…普通のオシャレ好きな女の子だったのに…
夢も目標もあったのに…
あまりに悲痛な毎日を生きてらっしゃる方が本当にたくさんおられるのです
ある元看護師さんの言葉が印象的でした…
CFS患者の重度の倦怠感は
余命数週間の末期がん患者さんの訴えに近い…
この元看護師さんも重度のCFS
それほど重度なのにCFSは手帳や年金を申請しても、受理されるケースはまれなようです
そんな…!!
わたしよりずっと重度なのに…どうして…!!
No手帳
No支援
手帳や年金の審査の基準は自治体によって大きく違います
申請が通るかどうかは重症度よりも自治体の裁量によるところが大きいようです
訪問看護で月何万もかかるのに…
なんの支援も受けられず…
お金が尽きたらどうしよう…
そもそも最重度の方は病院にも役所にも行けないので申請することすらできないのです

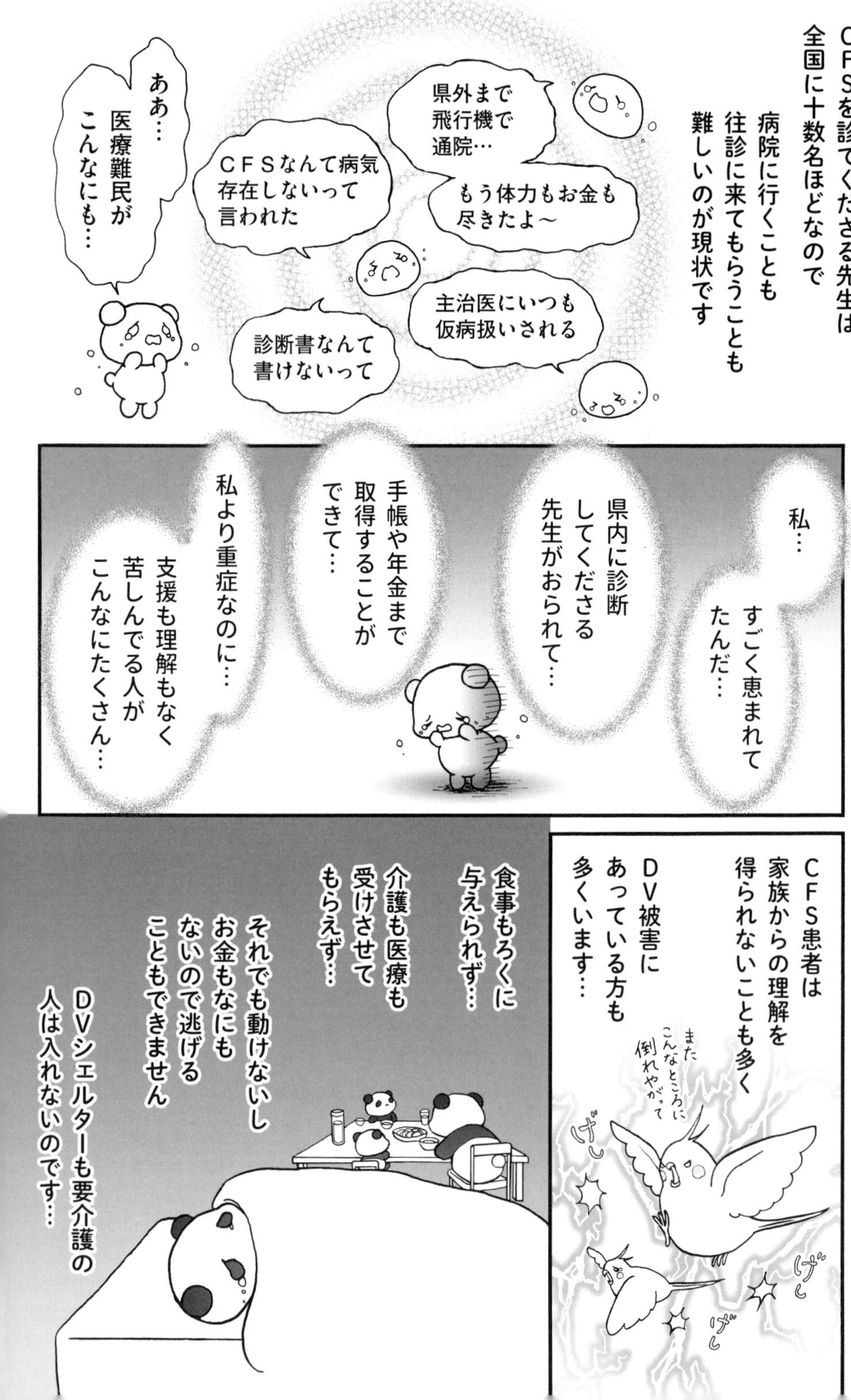
CFSを診てくださる先生は全国に十数名ほどなので
病院に行くことも往診に来てもらうことも難しいのが現状です
県外まで飛行機で通院…
もう体力もお金も尽きたよ～
CFSなんて病気存在しないって言われた
主治医にいつも仮病扱いされる
診断書なんて書けないって
ああ…医療難民がこんなにも…
私…
すごく恵まれてたんだ…
県内に診断してくださる先生がおられて…
手帳や年金まで取得することができて…
私より重症なのに…
支援も理解もなく苦しんでる人がこんなにたくさん…
CFS患者は家族からの理解を得られないことも多く
DV被害にあっている方も多くいます…
また こんなところに倒れやがって
げし
げし
げし
食事もろくに与えられず…
介護も医療も受けさせてもらえず…
それでも動けないしお金もなにもないので逃げることもできません
DVシェルターも要介護の人は入れないのです…

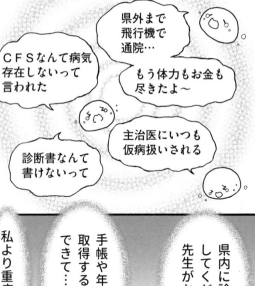

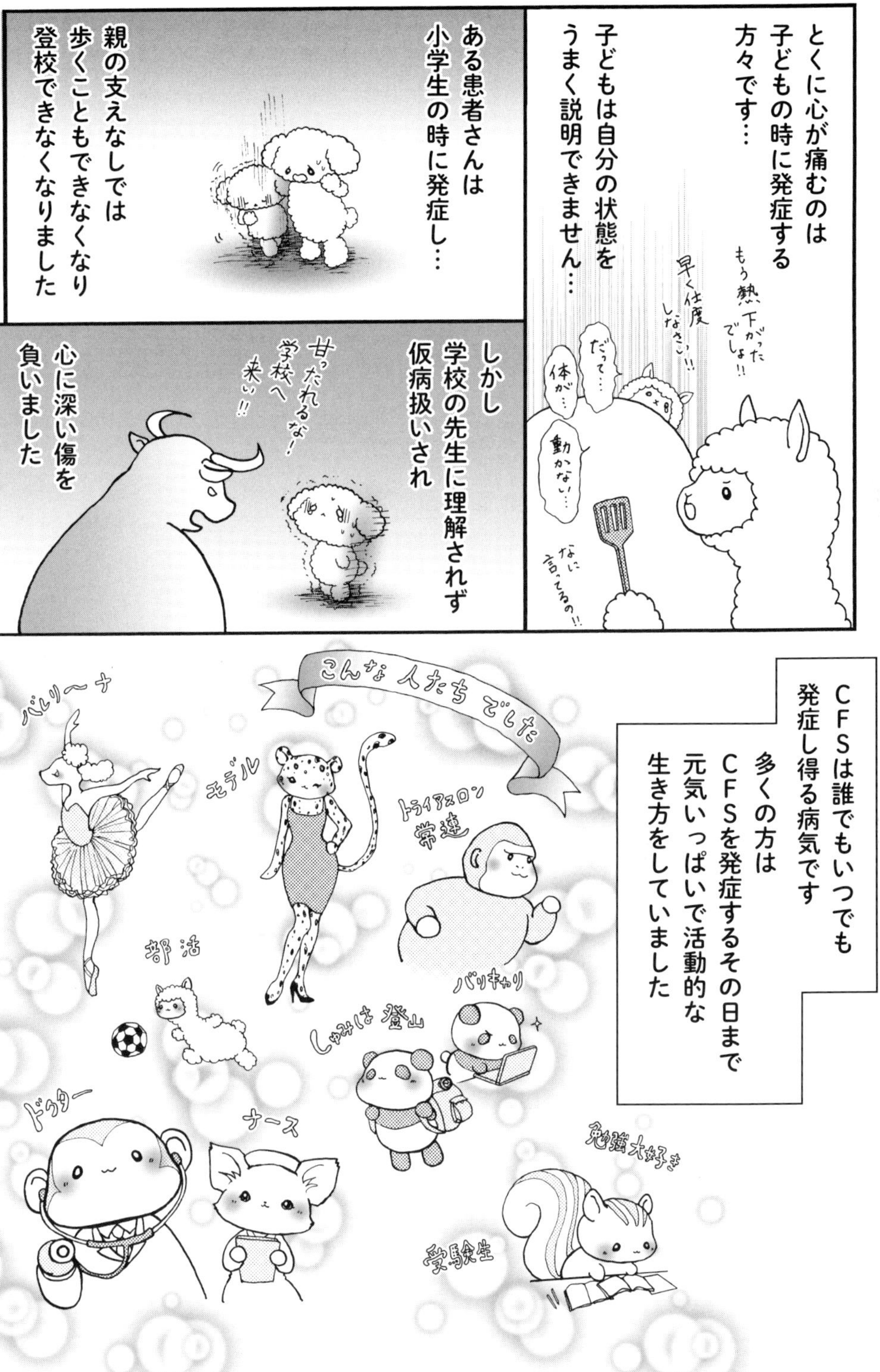
とくに心が痛むのは
子どもの時に発症する
方々です…
子どもは自分の状態を
うまく説明できません…
もう熱下がったでしょ!!
早く仕度しなさい!!
だって…
体が…
動かない…
なに言ってるの!!
ある患者さんは
小学生の時に発症し…
親の支えなしでは
歩くこともできなくなり
登校できなくなりました
しかし
学校の先生に理解されず
仮病扱いされ
甘ったれるな!
学校へ来い!!
心に深い傷を
負いました
CFSは誰でもいつでも
発症し得る病気です
多くの方は
CFSを発症するその日まで
元気いっぱいで活動的な
生き方をしていました
こんな人たちでした
バレリ〜ナ
モデル
トライアスロン常連
部活
バリキャリ
しゅみは登山
ドクター
ナース
勉強大好き
受験生

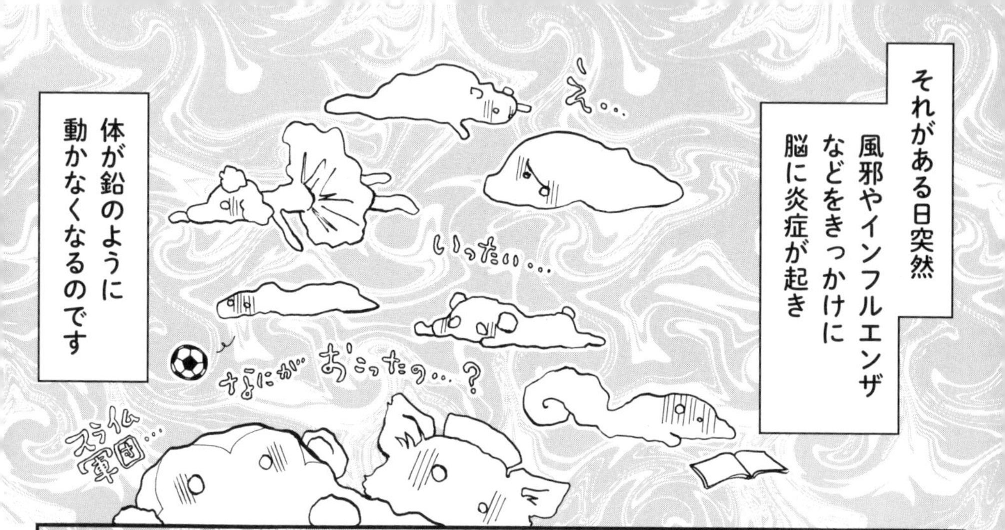

それがある日突然
風邪やインフルエンザなどをきっかけに脳に炎症が起き
え…
いったい…
体が鉛のように動かなくなるのです
なにがおこったの…？
スライム軍団…

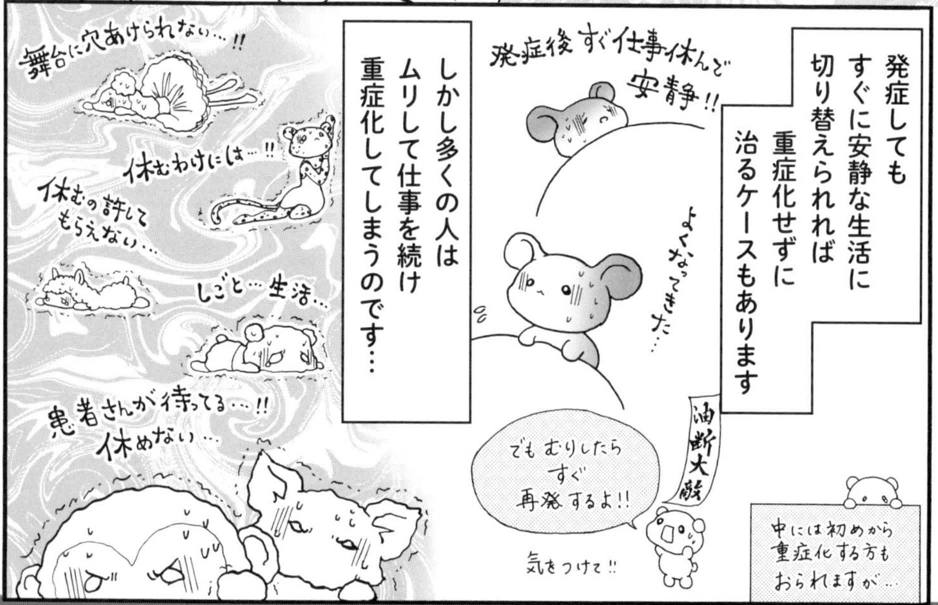

社会から隔絶され…
いないものとして
扱われ…
十分な理解も支援も
得られず…
音も光もない…
暗い部屋の
隅っこで…
1人静かに
苦しみに耐える…
生き地獄の日々…

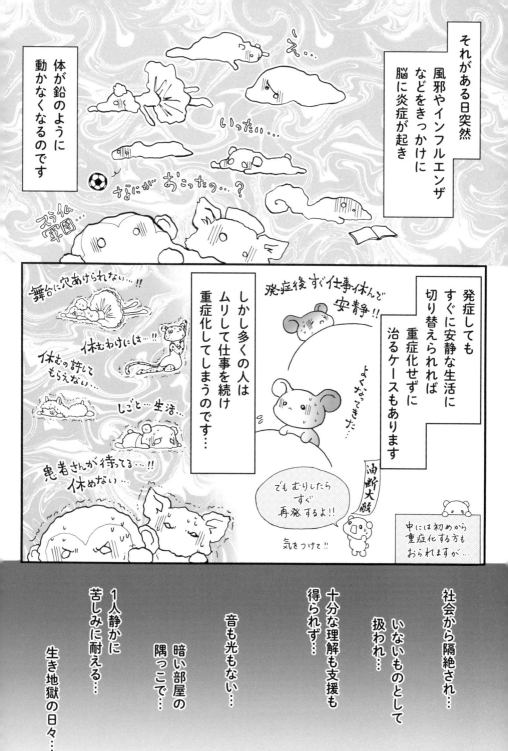

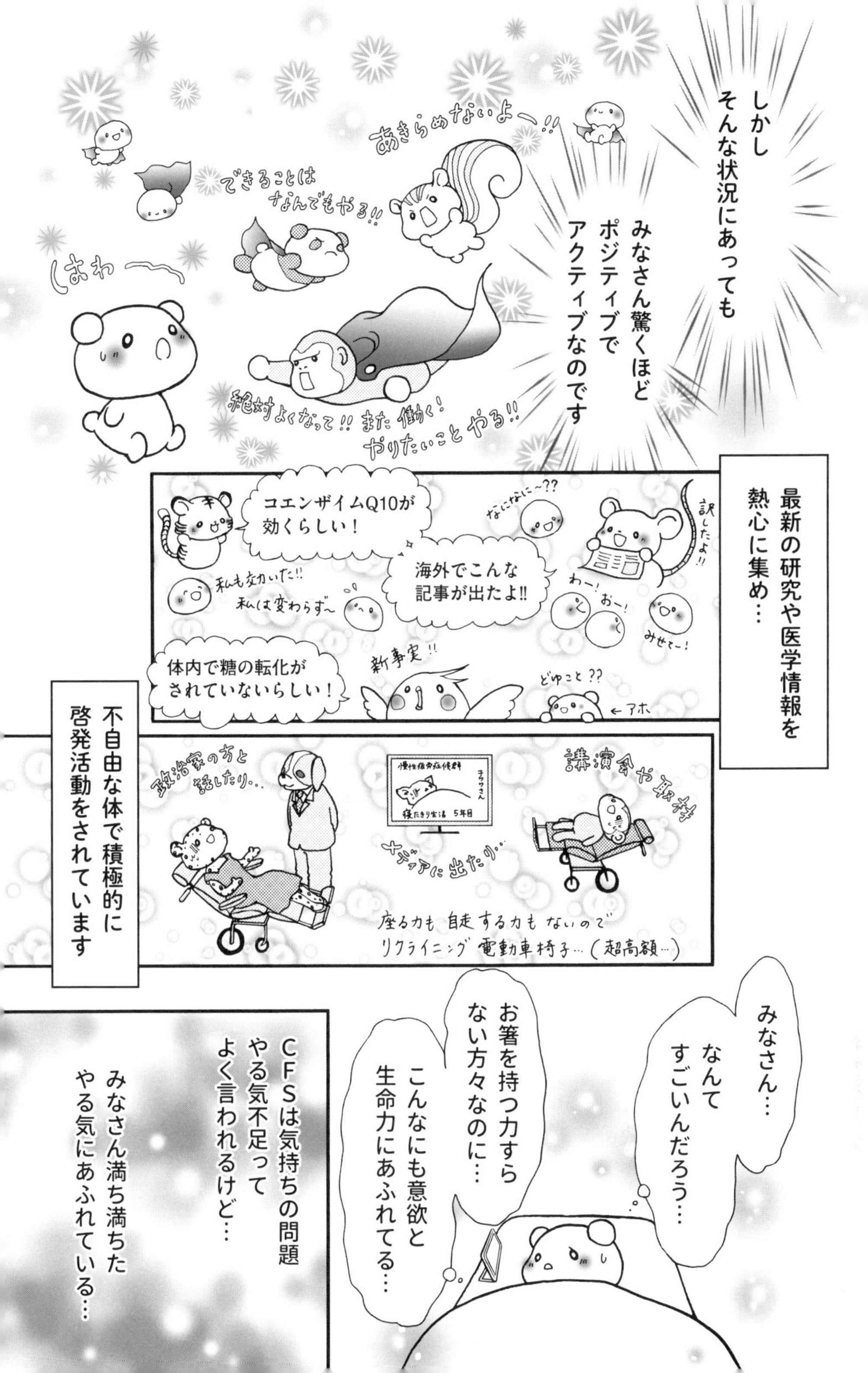
しかし
そんな状況にあっても
みなさん驚くほど
ポジティブで
アクティブなのです
あきらめないよー!!
できることは
なんでもやる!!
はわ〜〜
絶対よくなって!! また働く!
やりたいことやる!!
最新の研究や医学情報を
熱心に集め…
コエンザイムQ10が
効くらしい!
なになに〜??
訳したよ!!
海外でこんな
記事が出たよ!!
私も効いた!!
私は変わらず〜
わー!
おー!
みせてー!
体内で糖の転化が
されていないらしい!
新事実!!
どゆこと??
←アホ
不自由な体で積極的に
啓発活動をされています
講演会や取材
慢性疲労症候群
チワワさん
寝たきり生活 5年目
メディアに出たり…
政治家の方と
話したり…
座る力も 自走する力もないので
リクライニング 電動車椅子…(超高額…)
みなさん…
なんて
すごいんだろう…
お箸を持つ力すら
ない方々なのに…
こんなにも意欲と
生命力にあふれてる…
CFSは気持ちの問題
やる気不足って
よく言われるけど…
みなさん満ち満ちた
やる気にあふれている…

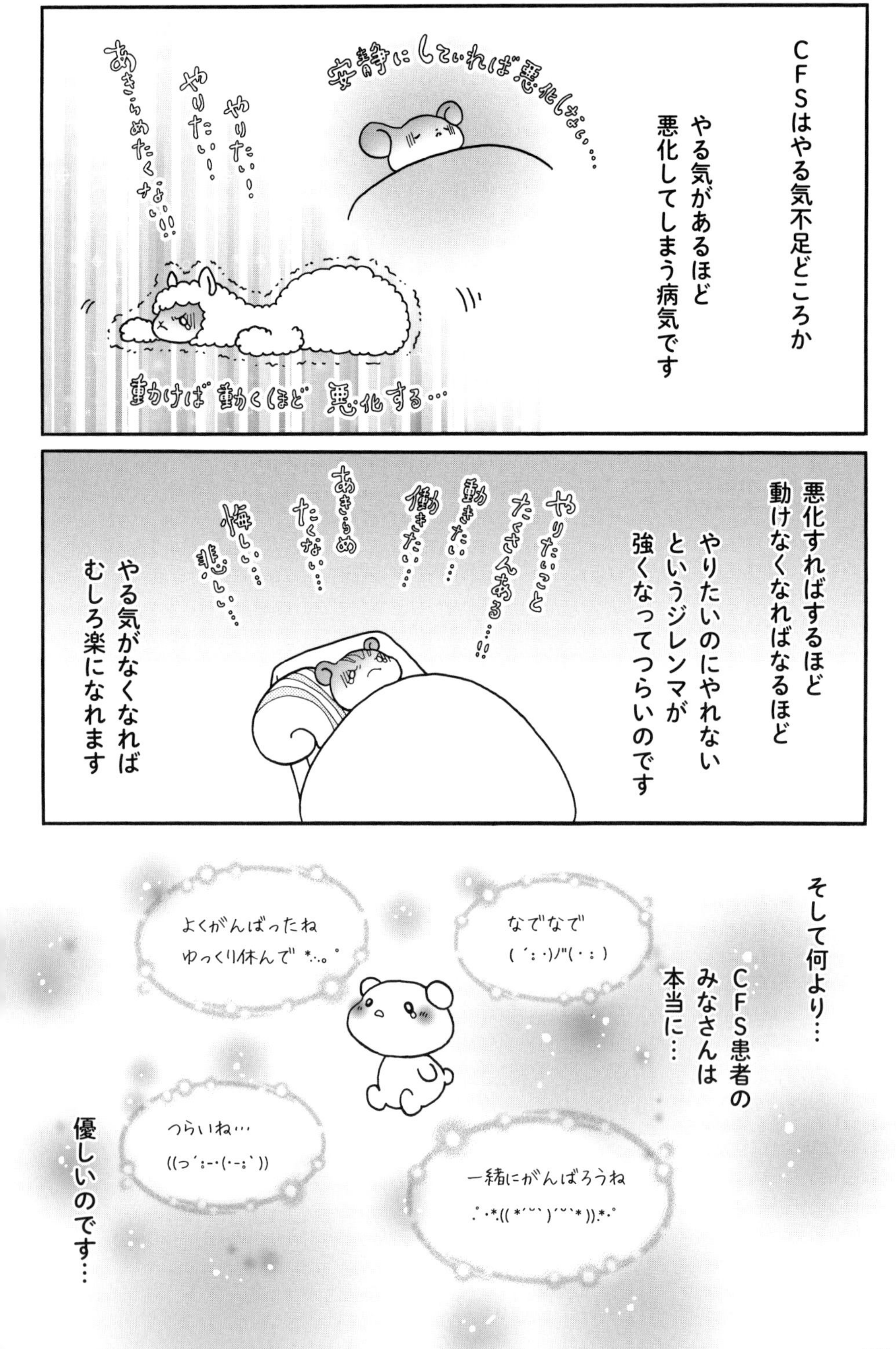

CFSはやる気不足どころか
やる気があるほど
悪化してしまう病気です
安静にしていれば悪化しないし…
やりたい!
やりたい!
あきらめたくない!!
動けば動くほど悪化する…
悪化すればするほど
動けなくなればなるほど
やりたいのにやれない
というジレンマが
強くなってつらいのです
やりたいことたくさんある…!!
動きたい…
働きたい…
あきらめたくない…
悔しい…
悲しい…
やる気がなくなれば
むしろ楽になれます
そして何より…
CFS患者の
みなさんは
本当に…
よくがんばったね
ゆっくり休んで
なでなで
つらいね…
一緒にがんばろうね
優しいのです…

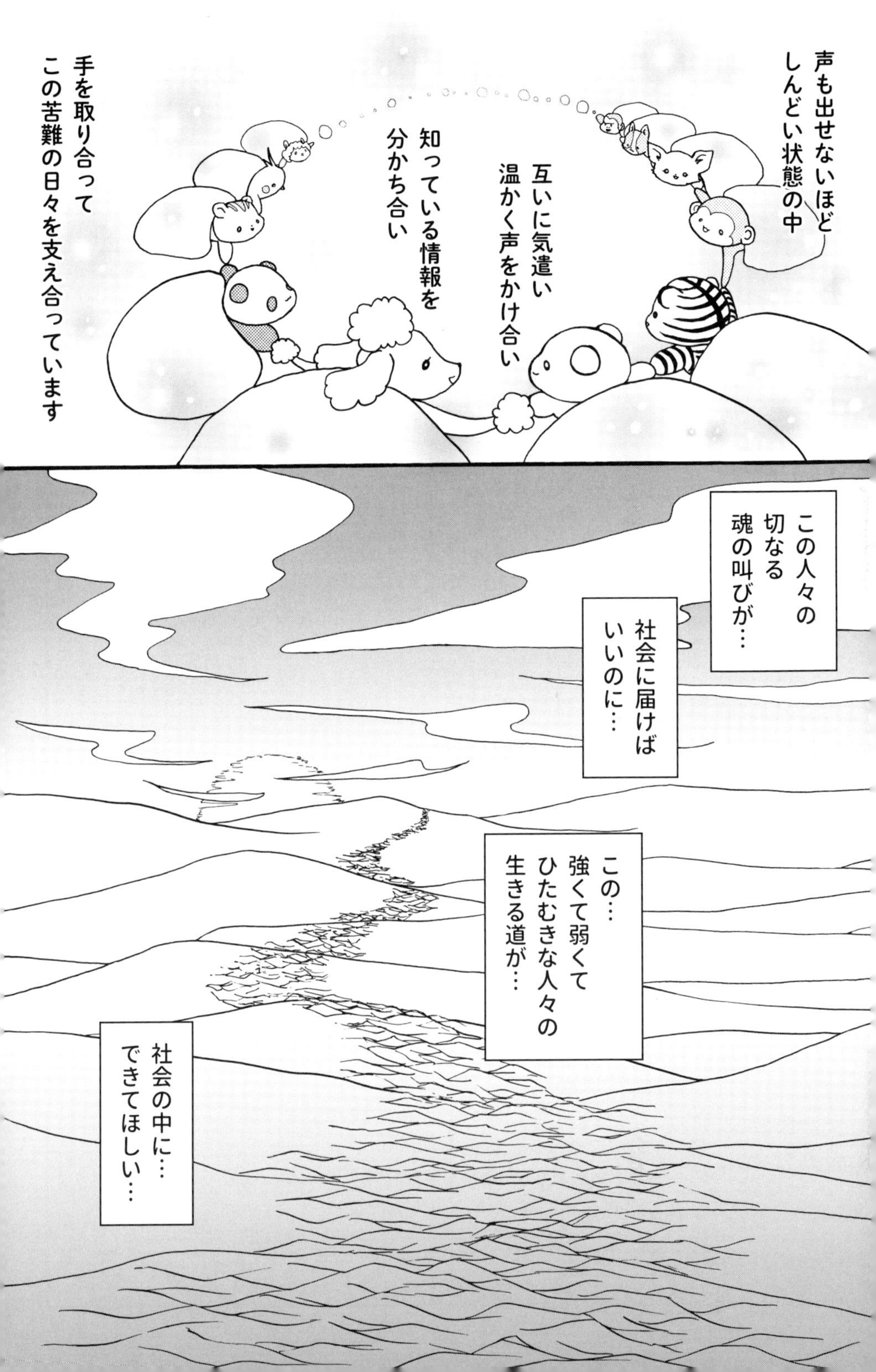
声も出せないほど
しんどい状態の中
互いに気遣い
温かく声をかけ合い
知っている情報を
分かち合い
手を取り合って
この苦難の日々を支え合っています
この人々の
切なる
魂の叫びが…
社会に届けば
いいのに…
この…
強くて弱くて
ひたむきな人々の
生きる道が…
社会の中に…
できてほしい…

みんな違ってみんなつらい

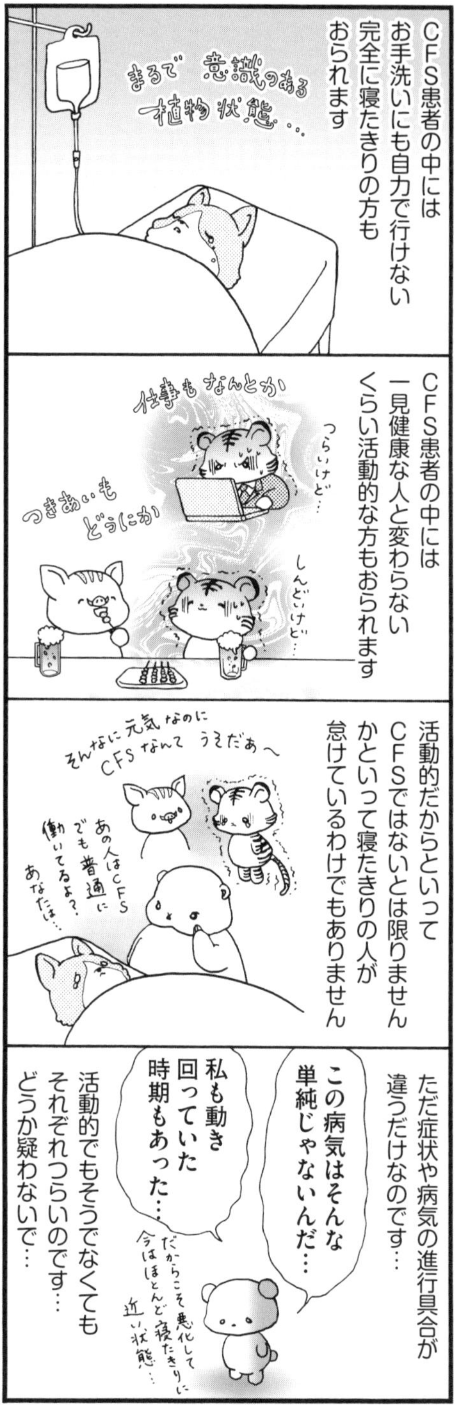
CFS患者の中には
お手洗いにも自力で行けない
完全に寝たきりの方も
おられます
まるで 意識のある 植物状態…
CFS患者の中には
一見健康な人と変わらない
くらい活動的な方もおられます
仕事も なんとか
つらいけど…
つきあいも どうにか
しんどいけど…
活動的だからといって
CFSではないとは限りません
かといって寝たきりの人が
怠けているわけでもありません
そんなに元気なのに CFSなんて うそだあ～
あの人はCFSでも普通に働いてるよ？ あなたは…
ただ症状や病気の進行具合が
違うだけなのです…
この病気はそんな単純じゃないんだ…
私も動き回っていた時期もあった…
だからこそ悪化して今はほとんど寝たきりに近い状態…
活動的でもそうでなくても
それぞれつらいのです…
どうか疑わないで…

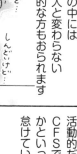

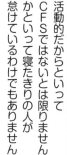

病気に、感謝…？

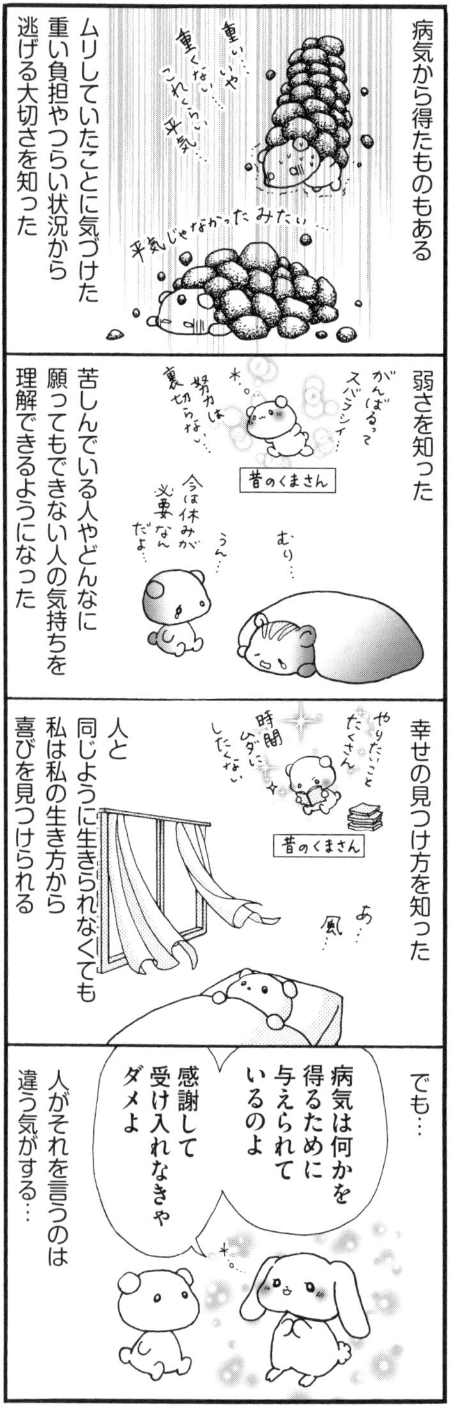
病気から得たものもある
重い… いや 重くない… これくらい… 平気…
平気じゃなかったみたい…
ムリしていたことに気づけた
重い負担やつらい状況から
逃げる大切さを知った
弱さを知った
がんばるってスバラシイ… 努力は裏切らない…
昔のくまさん
今は休みが必要なんだよ…
うん…
むり…
苦しんでいる人やどんなに
願ってもできない人の気持ちを
理解できるようになった
幸せの見つけ方を知った
やりたいことたくさん 時間ムダにしたくない
昔のくまさん
あ… 風…
人と
同じように生きられなくても
私は私の生き方から
喜びを見つけられる
でも…
病気は何かを得るために与えられているのよ
感謝して受け入れなきゃダメよ
人がそれを言うのは
違う気がする…

道

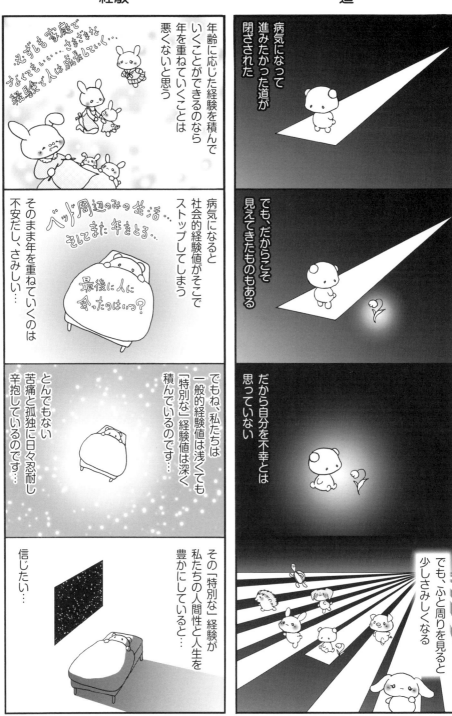

病気になって
進みたかった道が
閉ざされた
でも、だからこそ
見えてきたものもある
だから自分を不幸とは
思っていない
でも、ふと周りを見ると
少しさみしくなる

経験

年齢に応じた経験を積んで
いくことができるのなら
年を重ねていくことは
悪くないと思う
必ずしも家庭で
なくてもいい…さまざまな
経験で人は成長していく…
病気になると
社会的経験値がそこで
ストップしてしまう
そのまま年を重ねていくのは
不安だし、さみしい…
ベッド周辺のみの生活…
そしてまた年をとる…
最後に人に会ったのはいつ?
でもね、私たちは
一般的経験値は浅くても
「特別な」経験値は深く
積んでいるのです…
とんでもない
苦痛と孤独に日々忍耐し
辛抱しているのです…
その「特別な」経験が
私たちの人間性と人生を
豊かにしていると…
信じたい…

16話　生きてゆく

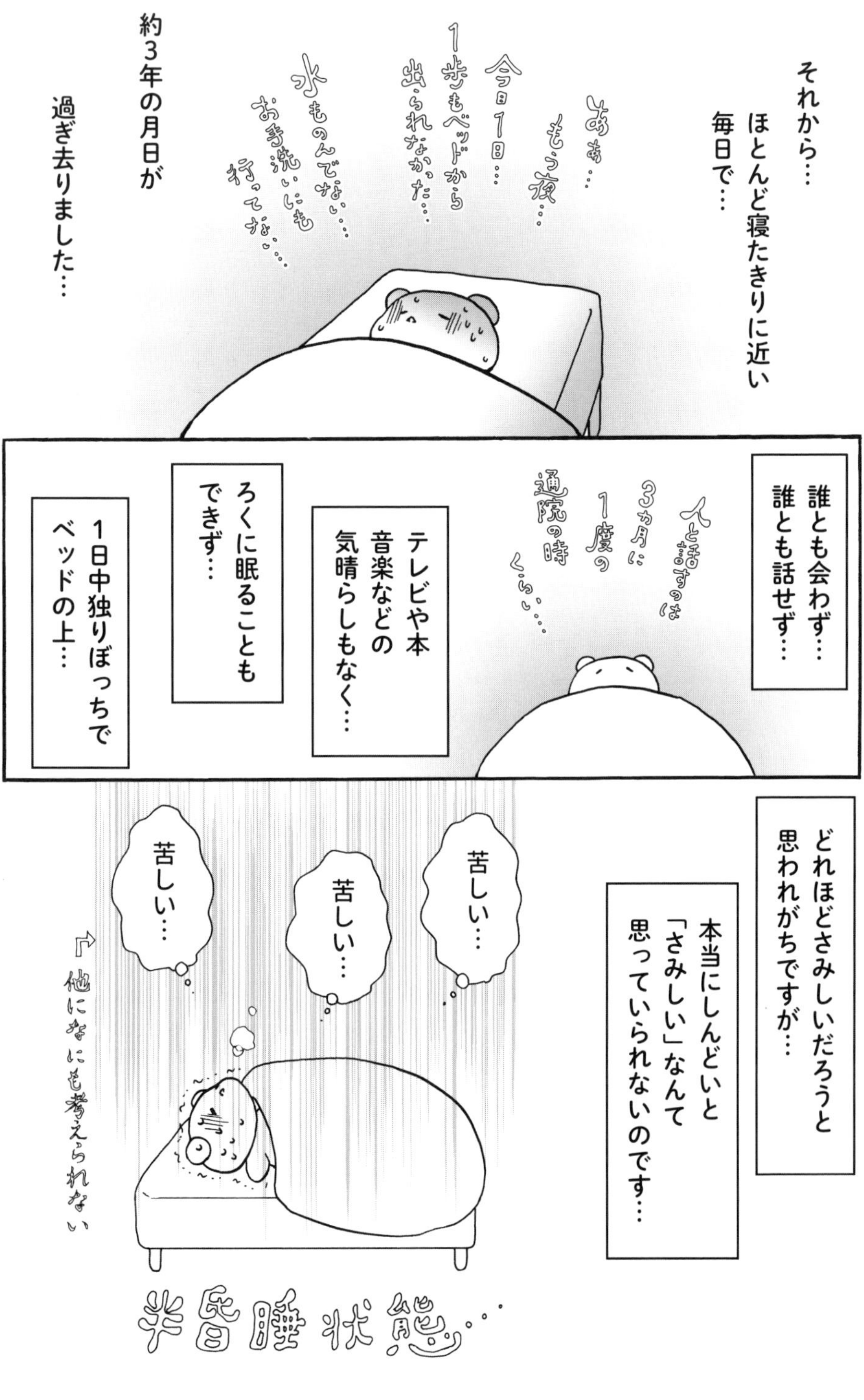

それから…
ほとんど寝たきりに近い
毎日で…
ああ…
もう夜…
今日1日…
1歩もベッドから
出られなかった…
水ものんでない…
お手洗いにも
行ってない…
約3年の月日が
過ぎ去りました…
誰とも会わず…
誰とも話せず…
人と話すのは
3カ月に
1度の
通院の時
くらい…
テレビや本
音楽などの
気晴らしもなく…
ろくに眠ることも
できず…
1日中独りぼっちで
ベッドの上…
どれほどさみしいだろうと
思われがちですが…
本当にしんどいと
「さみしい」なんて
思っていられないのです…
苦しい…
苦しい…
苦しい…
他になにも考えられない
半昏睡状態…

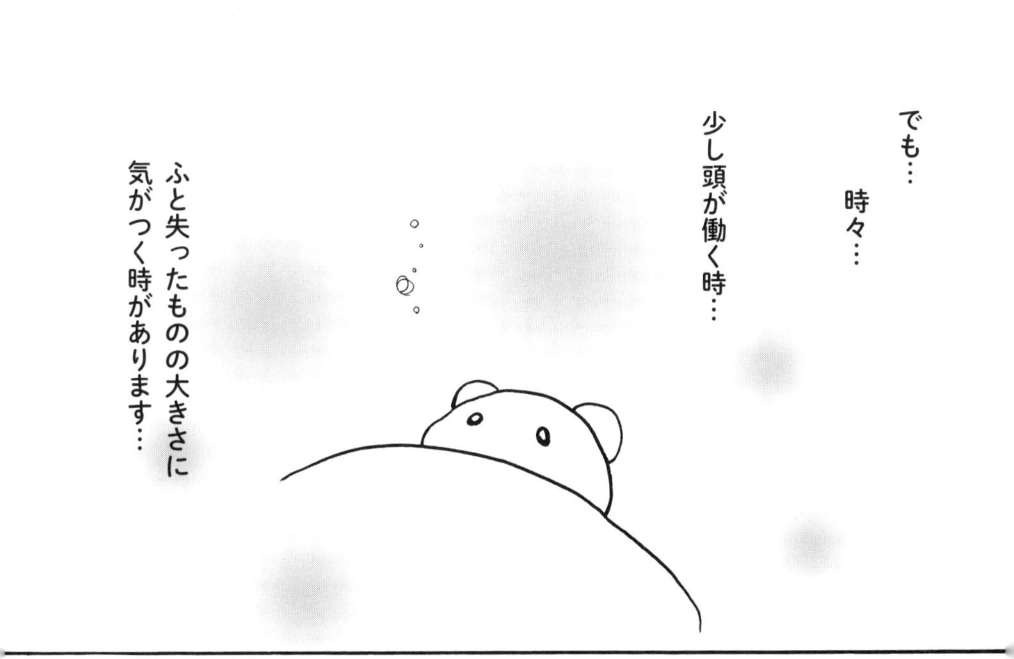
でも…
時々…
少し頭が働く時…
ふと失ったものの大きさに
気がつく時があります…

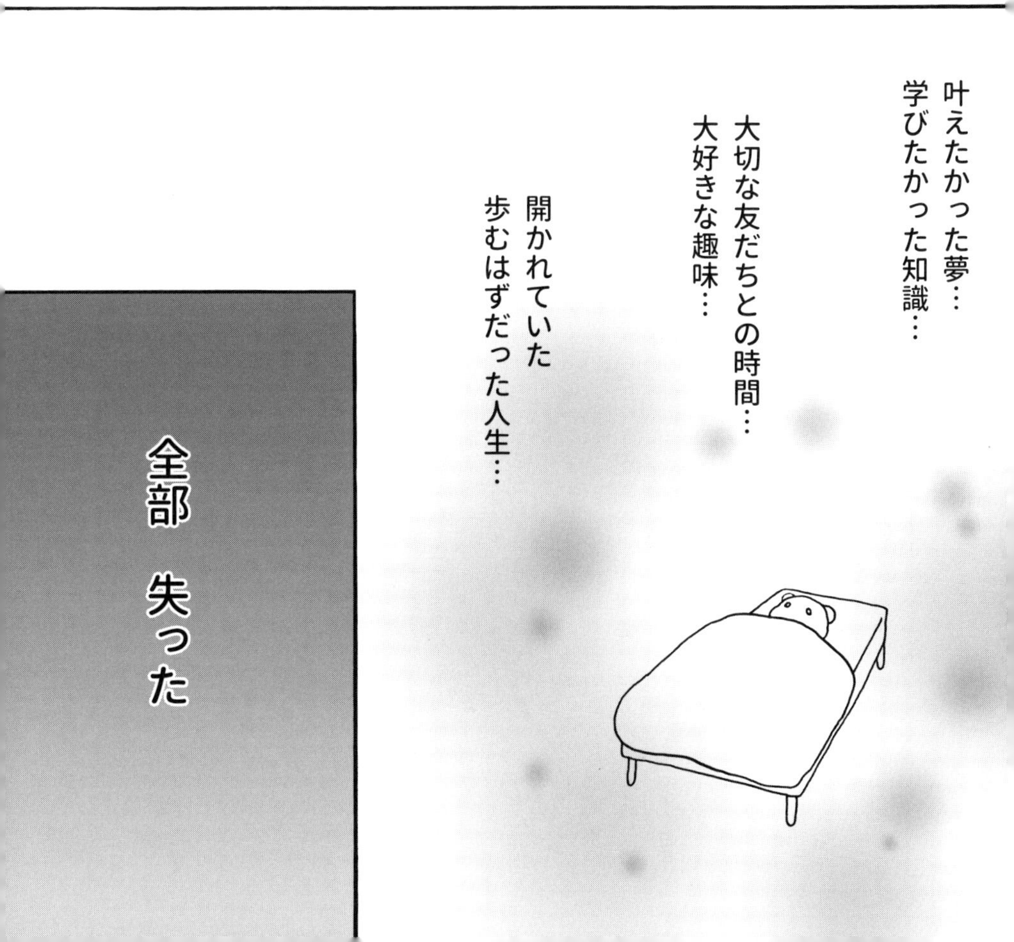
叶えたかった夢…
学びたかった知識…
大切な友だちとの時間…
大好きな趣味…
開かれていた
歩むはずだった人生…
全部 失った

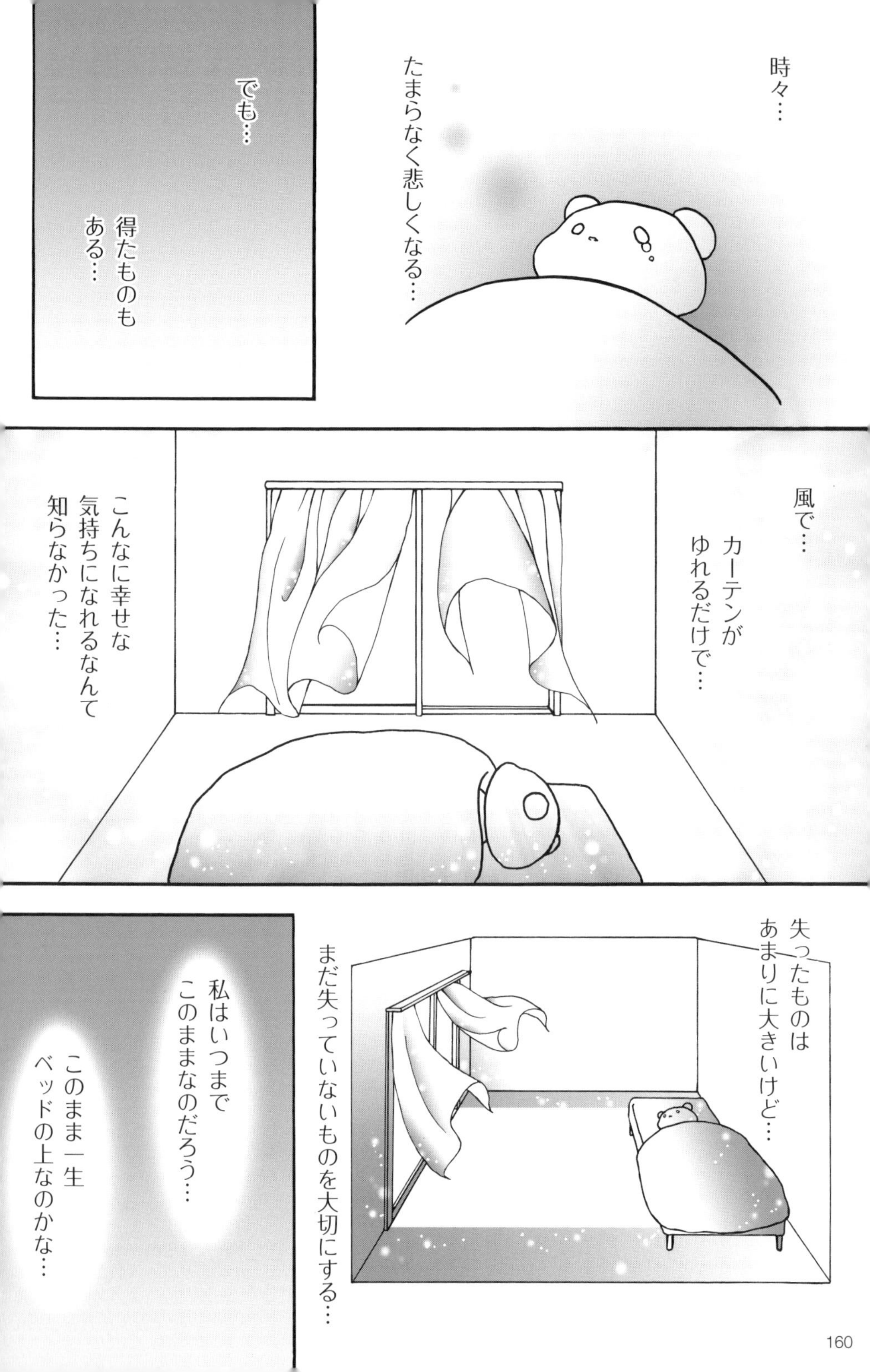
時々…
たまらなく悲しくなる…
でも…
得たものも
ある…
風で…
カーテンが
ゆれるだけで…
こんなに幸せな
気持ちになれるなんて
知らなかった…
失ったものは
あまりに大きいけど…
まだ失っていないものを大切にする…
私はいつまで
このままなのだろう…
このまま一生
ベッドの上なのかな…

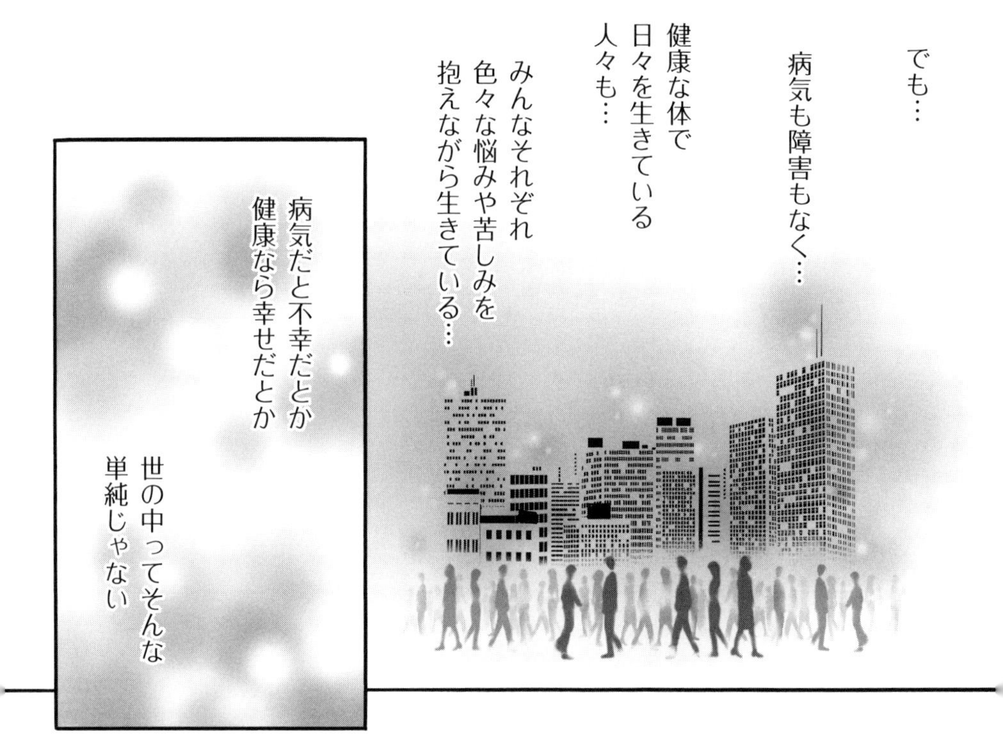
でも…
病気も障害もなく…
健康な体で日々を生きている人々も…
みんなそれぞれ色々な悩みや苦しみを抱えながら生きている…
病気だと不幸だとか健康なら幸せだとか
世の中ってそんな単純じゃない

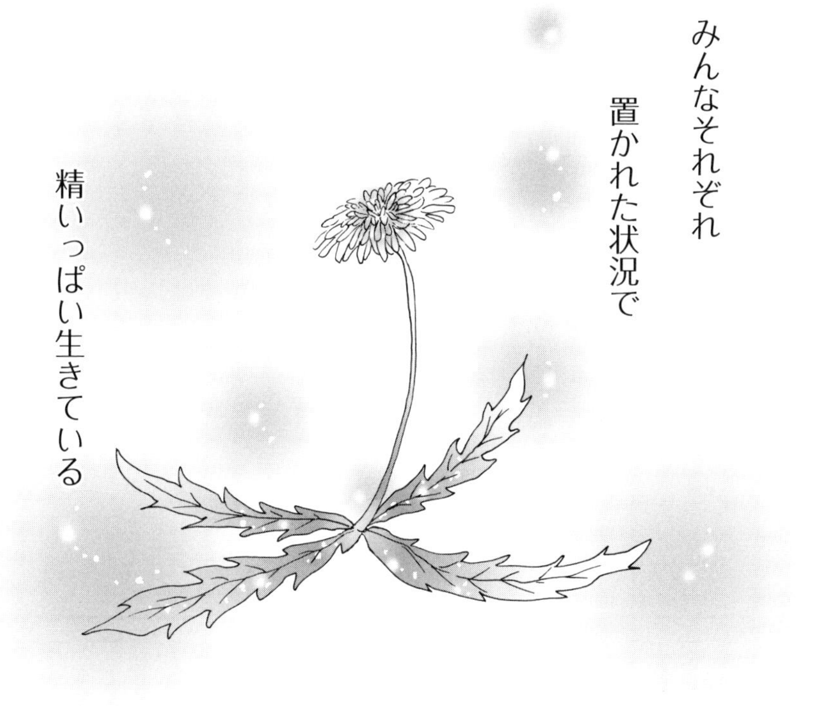
みんなそれぞれ
置かれた状況で
精いっぱい生きている

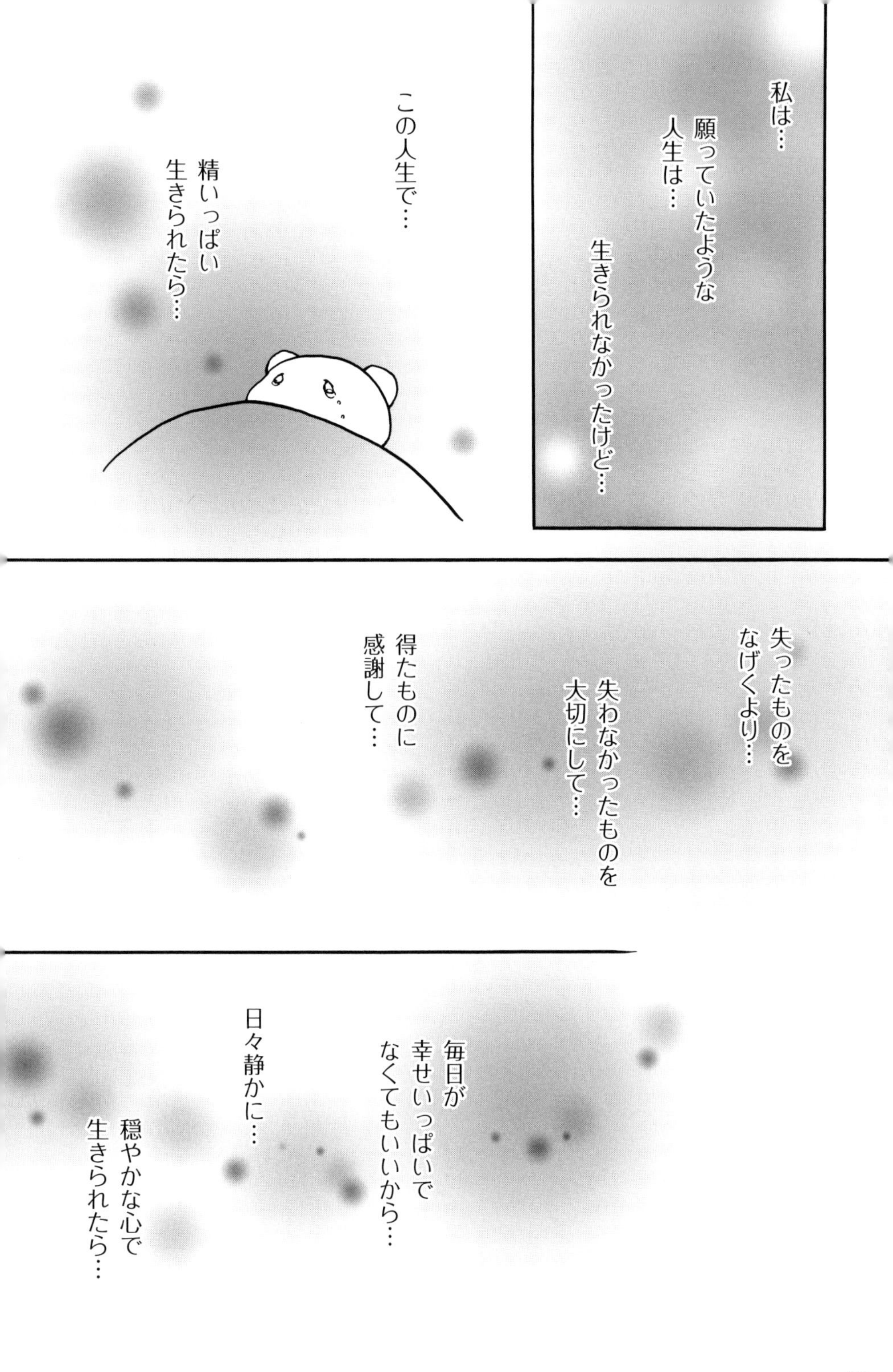
私は…
願っていたような
人生は…
生きられなかったけど…
この人生で…
精いっぱい
生きられたら…
失ったものを
なげくより…
失わなかったものを
大切にして…
得たものに
感謝して…
毎日が
幸せいっぱいで
なくてもいいから…
日々静かに…
穏やかな心で
生きられたら…

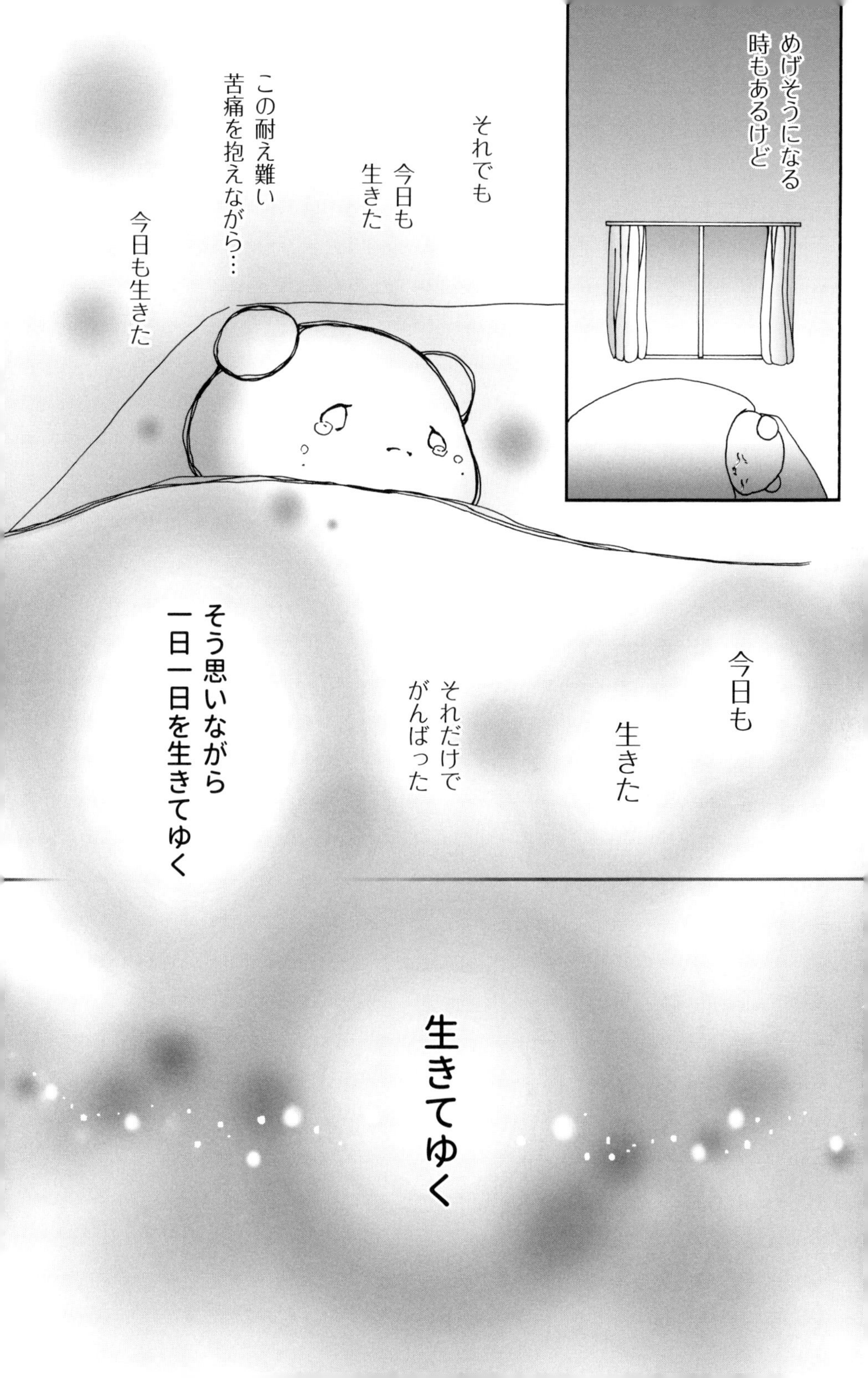
めげそうになる
時もあるけど
それでも
今日も
生きた
この耐え難い
苦痛を抱えながら…
今日も生きた
今日も
生きた
それだけで
がんばった
そう思いながら
一日一日を生きてゆく
生きてゆく

あとがき

「慢性疲労症候群」と言われると、どんな病気を思い浮かべるでしょうか。疲れやすい人、疲れの取れない人かな？…と思われるかもしれません。私もそれかも…なんて思われた方もきっといらっしゃるでしょう。でも慢性疲労症候群の症状は、「疲れ」とは別物です。

一番わかりやすく例えるなら、40度くらいの高熱が24時間３６５日、何年も絶え間なくずっと続く病気…という感じです。悪寒がし、冷や汗が流れ、体中が痛く、歩くことも座ることもままならず、横になっていても楽ではありません。意識が朦朧とし、会話も困難になり、小さな光や音もつらくなります。

１、２週間休めば回復していく風邪と違い、慢性疲労症候群はどれだけ休んでも回復しません。休んでばかりでは生活できないので「40度の高熱」のような症状のまま、必死で日常生活に戻ろうとします。そうして無理をし、病状はどんどん悪化し、ほとんど寝たきりに近い状態にまでなってしまう方が少なくありません。

ネットを通して初めて他の患者さんたちの生のお声を聞いた時、こんなにも身の置き所がない苦しみを日々感じてらっしゃる方がたくさんおられるのだ…と驚き、本当になんとかならないだろうかと思いました。この病気は大抵突然発症し、突然生活が成り立たなくなり、突然社会から切り離されます。家族や友人、職場や医師からも理解されず、仮病扱いされ、物理的にも精神的にも孤独を味わい、生活手段も失います。毎日ベッドで天井を見上げながら泣いてらっしゃる方々の切なる叫びが、まったく世間に届いていない…どうにか…どうにか届けたい…と思い、漫画を書き始めました。漫画はほぼベッド上で寝ながら書く…という状態でした。うつ伏せに寝ながらどうにか漫画原稿を書き、PCで仕上げをし、どうしても寝たままできない細かな作業は少し体を起こして…という感じで、少しずつ、何年もかけて、どうにか形にすることができました。私はまだ「完全な」寝たきりではないので、なんとか書けたのだと思います。もっと重度の方はペンを持つこともできないでしょう。

患者さんお一人お一人症状も状況も違い、本書はあくまで私の経験を書かせていただいているので、とてもとてもみなさんのお声を代弁できたとは思っておりませんが…それでもとにかく、この病気は「疲労」ではないのです…もっと深刻なものなのです…！ ということが読んでくださった方に伝われば、本書を執筆したかいがございました。

この本を手に取り、慢性疲労症候群という病気の存在に興味を示していただいたことに心から感謝申し上げます。

慢性疲労症候群や、それに類似する病気のみなさま、類似していなくても日々病気や障害と闘っているみなさま、病気も障害もなくても、日々何かの誤解や理不尽、生活上のストレスの中、懸命に生きてらっしゃるすべてのみなさま、生きてるだけでがんばっている、を合言葉に、どうにか一日一日を紡いで参りましょう。

むん ᕦ(.ω.)ᕤ

２０１９年４月

ゆらり

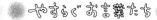

悲しいお言葉たち		やすらぐお言葉たち
甘えだよ。怠けだよ		つらいね
本当につらいのです…		うん…
やる気ないんでしょ		○○さんの根性は相当だよ
やる気があるのに できないからつらいのです…		うれしい…
気の持ちようだよ		マイペースでいいよ
気持ちで治るなら もう治ってる…		こんなに超スローなのを 許してくれてありがとう…
○○したら良くなるよ		ＣＦＳのこと、調べてみたよ
大抵の健康法 治療法は試し済みで 効果はなかったのです…		わざわざ調べて くださったなんて…
いいな～私も休みたい		どんな病気なの？　教えて
休んでも休まらない病気なの… 私も病気からのお休みがほしいよ…		まず聞いてくれる… うれしい…
元気そうだね！　よかった		しんどそうだね
全然元気じゃないよ…		わかってもらえてうれしい…
	善意なのは…	
あきらめちゃダメ！ もっと前向きに努力しなきゃダメ！		大変だね。むりしないで
あきらめず、ムリして 努力し続けたから悪化したの… 今はあきらめて休むことが 前向きな努力…		ほっとします…
	善意なのはわかっているんだ…	
絶対治るよ！ 信じなきゃダメだよ！	でも…	完治は難しくても 少しでも楽になるといいね
それは妄信的希望…		とても現実的希望…

理解しているよ。よくわかるよ

病気は当人にしかわからないもの…
「わかった気」でいる人ほど
誤解や偏見が多いのです…

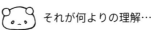

理解してあげられなくてごめんね
でも理解したい

それが何よりの理解…

○○はできたのに
△△はできないの？

○○したから
△△する力が残らないの…
もしくは ○○と△△は全く別物なの

寝ててもつらいんでしょう？
息をするのも大変なんでしょう？

そこまで気づいてくれたなんて…

大げさだよ～
またまた～うそだあ～

大げさどころかすごく
控えめに言っているのです…
現実はもっともっと過酷…

そうなんだ

ただ聞いて、それを信じて
もらえるだけでうれしい…

あなたはまだ恵まれているよ
もっと苦労している人もいるの
だから感謝しなきゃダメだよ

たとえそうでも
私の「つらい」という気持ち
を否定しないで…

ちょっとの風邪でもつらいのに
もっとひどいのがずっと続くなんて
私だったら耐えられないよ

深い想像をしてくださって…

病気を言い訳にするな

言い訳じゃなくて
事情を説明してるだけなの…

言い訳しようと思えばできるのに
しないでよくがんばってるね

泣けること言わないで

私もＣＦＳかも～

ＣＦＳは慢性疲労とは違います

よくがんばっているよ

ありがとう…

疲れやすいってこと？

ＣＦＳは慢性疲労とは（略）

生きているだけでがんばっているよ

究極のお言葉…

これくらいできるでしょ？

できるなら…やってる…

にこっ

ただほほえみかけて
もらえるだけで…

私個人の感じ方なので…患者さんによって感じ方は違うかもです… ご参考までに

ペコリ

かいせつ

関西福祉科学大学健康福祉学部 教授
大阪市立大学医学部 代謝内分泌病態内科学 客員教授
倉恒弘彦

慢性疲労症候群（CFS）の呼び名の由来

１９８４年、アメリカ・ネバダ州のインクライン村において、長期にわたる激しい倦怠感や脱力、全身の痛み、思考力の低下などを訴える患者の集団発生（約２００名）が報告されました。その症状の重篤さは、日常生活や社会生活に支障をきたすほどでした。

報告を受けたアメリカ疾病対策センター（ＣＤＣ）は、研究者グループを組織して、慢性的な疲労を特徴とするこの原因不明の病態の解明に乗り出しました。

研究者グループは、まず、ウイルス性感染症の可能性を疑いました。当時、類似の症状が、「慢性活動性ＥＢウイルス感染症」（ヘルペスウイルスの一種であるＥＢウイルス（Epstein-Barr Virus）を原因とする慢性感染症）によって引き起こされることが知られていたからです。

しかし、調査の結果、Ｂ細胞（リンパ球の一種）の活性化やいくつかのウイルスの感染を示唆する所見はみられたものの、病原ウイルスと呼べるものを特定することはできませんでした。

１９８８年、ＣＤＣはこのような不可解な病態の解明に向けて、調査対象を明確にするための調査基準を発表しました。

この調査基準こそが、その後、世界中で広く診断基準として利用されるようになったＣＤＣのＣＦＳ診断基準です。呼び名に関しては、病因が明らかではないため、多くの患者に共通していた臨床病態（慢性的な疲労）から、慢性疲労症候群（ＣＦＳ）と名付けられました。

ヨーロッパにおけるCFSの歴史的経過

ヨーロッパでは、19世紀ごろよりウイルス感染後に筋力低下、筋肉痛、知覚異常などを訴える患者がしばしば発生していました。当時流行していたポリオウイルスによる感染症の症状との類似性が指摘されましたが、典型的なポリオとは症状が異なるため、不全型もしくは非定型ポリオなどとして報告されていました。

１９５５年、イギリスのロイヤルフリーホスピタル（Royal Free Hospital）で、看護師を中心とした医療関係者２９２名が、頭痛、全身倦怠感、咽頭痛、消化器症状、発熱、リンパ節腫大、脱力、筋肉痛、中枢神経症状を訴える集団発生がありました。ウイルス感染に基づく脳神経系の炎症である可能性が考えられましたが、病因となるウイルスを特定することはできませんでした。

多くの患者に筋肉痛がみられたことなどから、臨床的な判断に基づき「筋痛性脳脊髄炎」（Myalgic Encephalomyelitis：ＭＥ）という病名がつけられましたが、脳脊髄炎を裏付ける客観的な臨床データがみられなかったため、多くの医師の間では、ＭＥという病態への理解はなかなか進まない状況が長らく続いていました。

しかし、しだいにこの病態に対して診断・治療を行なう重要性が認識されるようになり、２００７年、イギリスの国立医療技術評価機構では、一般の臨床医が用いることのできる「ＣＦＳ／ＭＥに対する診断と治療に関する臨床ガイドライン」を発表しています。

２０１１年には、多くの研究者や臨床医の合意に基づく「国際的なＭＥ診断基準」が学会誌に発表され、最近の国際的な医学雑誌ではＭＥ／ＣＦＳとしてこの病気を取り上げることが増えてきています。

日本では1990年から研究が始まった

日本においては、１９９０年に日本内科学会地方会においてＣＦＳ診断基準を満たす症例が報告されたことをきっかけに、翌91年、厚生省ＣＦＳ研究班（班長：木谷照夫、大阪大学）が発足しました。

当初はＣＦＳの原因を感染症と想定し、原因ウイルスを探す研究が積極的に進められましたが、病因ウイルスと呼べるような明確な感染症は見いだすことはできませんでした。しかし、多くのＣＦＳ患者において神経系、免疫系、内分泌系の異常が確認され、これらの異常に基づく病態である可能性が提唱されています。

ＣＦＳ研究班の発足以降、日本では、このような原因不明の慢性的な激しい疲労によって、日常生活や社会生活に支障をきたす病態に対してCFSという病名を用いるようになりました。しかし、疲労という誰もが日常生活で経験している症状を病名としていることから、「サボっているのではないか」「症状を過剰に表現しているだけではないか」といった誤解や偏見を受けやすい側面もありました。

そうした実態を受け、厚生労働省「慢性疲労症候群の病因病態の解明と画期的診断・治療法の開発」研究班（2013〜15年、代表研究者：倉恒弘彦）の臨床診断基準検討委員会（委員長：伴信太郎）において、日本で用いる病名について詳細に検討した結果、2016年4月以降は世界的に広く用いられている筋痛性脳脊髄炎／慢性疲労症候群（ME／CFS）を正式病名とすることが決められています。*

CFS患者が感じる疲労

CFSの中核的な症状は、インフルエンザなどの感染症に罹患した時に自覚するような極度の消耗、衰弱が長期間続き、いくら安静にしていても疲労が抜けず、休息や睡眠をとっても回復しないというものです。本書でゆらりさんが訴えるように、休息や睡眠をとることで疲れが軽減し、回復するといった、健康な人が自覚する疲労感とはまったく異なるものです。

日本におけるCFS患者の割合

1999年、厚生省研究班（班長：木谷照夫）は「疲労の実態調査と健康づくりのための疲労回復手法に関する研究」において、15〜65歳の一般地域住民4000名を対象にアンケート調査を行ないました。その結果を分析したところ、有効回答数3015名のうち8名（0・3％）がCFSの臨床診断基準を満たしていたことがわかりました。

また、2012年、厚生労働省研究班は、同一地区の一般地域住民を対象に再びアンケート調査（「慢性疲労症候群の実態調査と客観的診断法の検証と普及」、代表研究者：倉恒弘彦）を実施しています。その結果、有効回答数1164名のうち1名（0・1％）がCFSの臨床診断基準を満たしていました。

このことから、日本におけるＣＦＳ有病率は０・１～０・３％と考えられています。日本の15～65歳人口、およそ８０００万人に単純にこの数字をあてはめてみると、８万～24万人がＣＦＳに罹患していると推定されます。

なお、これらの疫学調査ではＣＦＳ診断基準におけるＰＳ３（全身倦怠感のため、月に数日は社会生活や労働ができず、自宅にて休息が必要である）に分類される比較的症状が軽く、通常の仕事を続けることが可能な状態の患者も含まれていますので、日常生活や社会生活において大きな支障を抱えている患者の数だけを表しているものではありません。

長期間重篤な状態が続く2、3割の患者

２０１２年の調査で、研究班の医師が勤務する医療機関を受診していたＣＦＳ患者４７０名についても調査を行ないました。その結果、10年以上の長期にわたって専門医療機関で治療を受けていても症状の回復がみられない患者も多くみられ、ＰＳ７（通常の社会生活や軽労働は不可能である）以上の状態から回復がみられず、日常生活においても大きな困難を抱えながら生活している患者が１２０名（25・５％）いることが明らかになりました。

さらに２０１４～15年に実施された厚生労働省「慢性疲労症候群患者の日常生活困難度調査事業」（代表研究者：遊道和雄）においても、ＣＦＳ患者２４８名のうち、症状が重いＰＳ８（しばしば介助が要り、日中の50％以上は就床している）～ＰＳ９（身の回りのことはできず、常に介助が要り、終日就床を必要としている）の患者が75名（30・２％）認められ、ＣＦＳによる日常生活困難者に対する早急な支援体制構築・対策の検討が必要であることが示されています。

また、２０１６～17年に厚生労働省ＣＦＳ研究班が行なった最新の調査でも、専門的な治療を受けているＭＥ／ＣＦＳ患者３１４名のうち、ＰＳ７以上の状態から改善のみられない患者が75名（23・９％）存在することが確認されました。ＰＳ８になると、身の回りの整頓や食事の準備などの簡単な作業さえも困難で、日常生活や社会生活に大きな支障をきたしていることが多く、日中もほ

とんど横になり、家族の生活支援を必要としています。
長期間にわたり症状の改善がみられない患者に対しては、早急な公的支援の検討が必要です。
一方で、この調査では幸いPS2（通常の社会生活ができ、労働も可能であるが、全身倦怠感のため、しばしば休息が必要である）以下の状態に回復し、会社や学校に休むことなく復帰できている患者も66名（21％）いることが確認されました。これまで述べてきたように、CFSは予後の良くない疾病ではありますが、CFSと診断されても回復できるという希望は残されています。

最新の知見

2000年代に入り、脳内の神経炎症を直接調べることができる特殊な検査法（ポジトロンCT）が開発され、アルツハイマー病などの神経変性疾患においても、脳に神経炎症が存在することが報告されるようになりました。
厚生労働科学研究費補助金（障害者対策総合研究事業）「慢性疲労症候群の病因病態の解明と画期的診断・治療法の開発」研究班（2013～15年、代表研究者：倉恒弘彦）は、CFS患者9名と健常者10名に対して、ポジトロンCTを用いた脳内における神経炎症の分析を行ない、CFS患者は視床、中脳、橋などにおいて神経炎症がみられることが世界で初めて明らかになりました。
さらに、自覚症状と神経炎症との関連を調べたところ、中脳、扁桃体などでの炎症が強い場合は、思考力の低下など認知機能障害が強くなり、帯状回や視床の炎症が強い場合は頭痛や筋肉痛などの痛みが強くなり、海馬での炎症が強いほど抑うつ症状が強く現れることがわかりました。
つまり、炎症が起きている脳の部位とCFS患者が自覚している症状には関連があることが判明したのです。この発見は、ハーバード大学のコマロフ博士が発表した2014年におけるCFSに関する世界10大発見の1つに数えられています。
CT検査やMRI検査では異常がみられなかったCFS患者の頭部でも、ポジトロンCT検査によって神経炎症が確認されています。このことから、保険診療では異常がみられないCFS患者でも、脳内で神経炎症が起こっている可能性が考えられます。
今後は、CFS患者に対しても、脳内の神経炎症の有無を調査し、CFSにおいて脳内の神経症の存在が共通の病態であるか否かの確認検査が重要となります。日本国内では、2017年から、国立研究開発法人日本医療研究開発機構の研究班（代表：渡辺恭良）によって、100名のCFS患者を対象にポジトロンCTによる検査が進められています。

CFSは誰もがかかる可能性のある病気

CFSは、どんな人がどのようなことをきっかけに発病するのでしょうか？　前述の厚生労働省「慢性疲労症候群患者の日常生活困難度調査事業」（代表研究者：遊道和雄）の調査によると、「発熱」「感染症」「過労・ストレス・環境変化・人間関係等」が関与したと回答している方が多くみられました。このことから、CFSの発病のきっかけには、感染症や生活環境ストレスなどが関係していると考えられます。本書の中でも紹介されているように、発病するまでは元気に普通の生活をされていた方がほとんどです。すなわち、誰もがCFSに罹患する可能性があるといえます。

米国医学研究所がCFSは全身性の複雑な慢性疾患と発表

2015年に大きな転機が訪れました。それは、米国の国立衛生研究所（NIH）や米国疾病予防センター（CDC）に勧告する立場にあり全米アカデミーの1つである医学研究所（IOM）が、世界中で報告されてきたCFSやMEに関する論文9112編をレビューし、2015年2月にME／CFSに対する新たな疾病概念として全身性労作不耐疾患（SEID、Systemic Exertion Intolerance Disease）を提唱したことです。この提言では、これまで症候群として取り扱われてきたME／CFSを、患者の健康や活動に深刻な制限をもたらす全身性の複雑な慢性疾患であると認定するとともに、臨床医に対して、このような病態が重篤な全身疾患であることを理解して、診断、治療に取り組むようにと呼び掛けています。

この発表を受けて、ＮＩＨでは全米の国立神経疾患・脳卒中研究所が中心となって対応することを決めるとともに、ＮＩＨクリニカルセンターにおいて、病因・病態の解明に向けた臨床研究を開始しています。

読者のみなさまには、本書を通じて、ぜひＣＦＳについて正しくご理解をいただき、ＣＦＳに対する知識の普及・啓発にご協力いただけると幸いです。また、本書が、ＣＦＳで苦しんでおられる多くの患者さんへの支援に少しでも役立つことを心より願っております。

２０１９年4月

＊現時点では多くのＭＥ／ＣＦＳ患者に、保険診療で用いられている頭部ＣＴ検査やＭＲＩ検査を実施しても、脳脊髄にほとんど異常がみられないため、脳脊髄の炎症を示唆するＭＥの病名を現時点で用いることに慎重な意見もあります。

本解説は、慢性疲労症候群に罹患された著者・ゆらりさんの体験をもとに、この疾病のおかれている現状や問題点などについて述べられています。原稿の監修に際しましては、紹介されている内容についてはできるだけ手を加えず、医学的観点からチェックを行ないました。

●著者

ゆらり（作中・くま）

介護士になろうと専門学校に入学するも、在学中にCFS（慢性疲労症候群）を発症。どうにか働こうと奮闘するが10年間の闘病生活で徐々に悪化し、線維筋痛症や化学物質過敏症なども併発する。現在はほとんど寝たきりに近い状態。ベッドの上で時々マンガを描く。

●監修者

倉恒弘彦（くらつね・ひろひこ）

医学博士。1987年、大阪大学大学院医学系研究科博士課程を修了。同大学微生物病研究所の助手、大阪大学医学部講師・助教授を経て、2003年より関西福祉科学大学健康福祉学部教授。大阪市立大学医学部の客員教授も務め、同大学疲労クリニカルセンターにおいて患者の治療にあたる。2009～2017年までは東京大学特任教授も兼務。専門は、内科学、疲労科学。

2009～2011年度「客観的な疲労診断法の確立と慢性疲労診断指針の作成」研究班、2012年度「慢性疲労症候群の実態調査と客観的診断法の検証と普及」研究班、2013～2015年度障害者対策総合研究事業、神経・筋疾患分野における厚生労働科学研究費補助金「慢性疲労症候群の病因病態の解明と画期的診断・治療法の開発」研究班など、厚生労働省研究班の代表研究者を務める。

●編集協力

石川真紀　CFS（慢性疲労症候群）支援ネットワーク会長

CFS支援ネットワーク

医療、福祉等の専門家や関係団体相互の情報交換と連携を図り、
CFS（慢性疲労症候群）患者の生活の安定と向上に寄与することを
目的とする非営利団体。

事務局住所：〒030-0842　青森県青森市浦町奥野332-6

ホームページ：https://cfs-sprt-net.jimdo.com/

Email：cfs-sprt.net@outlook.jp

組版：大村晶子
装丁：合同出版制作室

ある日突然、慢性疲労症候群になりました。
この病気、全然「疲労」なんかじゃなかった…

2019年 4 月25日　第1刷発行
2022年10月10日　第4刷発行

著　者　ゆらり
監修者　倉恒弘彦
発行者　坂上美樹
発行所　合同出版株式会社
東京都小金井市関野町1-6-10
郵便番号　184-0001
電話　042(401)2930
振替　00180-9-65422
ＨＰ　https://www.godo-shuppan.co.jp/
印刷・製本　株式会社シナノ

■刊行図書リストを無料進呈いたします。
■落丁・乱丁の際はお取り換えいたします。

ISBN978-4-7726-1380-4　NDC 146　210×148